第2版

わかりやすい
臨床
中医診断学

王 財源 著

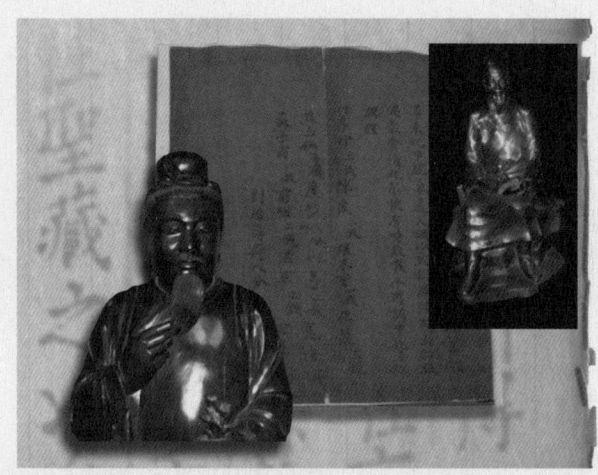

医歯薬出版株式会社

This book was originally published in Japanese
under the title of :

WAKARIYASUI RINSHOU CHUI SHINDANGAKU

(Illustrated, Diagnostics of the Clinical Traditional Chinese Medicine)

WANG, Cai Yuan
  Professor,
  Kansai University of Health Sciences

© 2003 1st ed.
© 2016 2nd ed.

ISHIYAKU PUBLISHERS, INC.
  7-10, Honkomagome 1 chome, Bunkyo-ku,
  Tokyo 113-8612, Japan

第 2 版　序文

　中国伝統医学では、患者さんの病態を診断する上で、現代医学と同様な診断の概念があります。「診」とは診る、「察」とは観察して身体の情報を理解し、病態を判断し、分析することです。正確な治療をする前提には、必ず的確な診断を行わなければなりません。

　伝統医学では診断の方法を四診とよびます。伝統医学の診察は、現代医学のような素晴らしい精密機器を用いるのではなく、望診、聞診、問診、切診の四つの診察技術を用いて診断します。四診の特徴には、コミュニケーション能力が必要とされる「問いかけによる情報の収集」や、集中力が要求される「視覚で確認すること」はもちろんのことですが、そこには研ぎすまされた感性で「触れて知る」という、精密機械では読み取ることができない、身体に隠された繊細な情報を熟知するところにあります。

　本書は 2003 年に初版を上梓して以来、版を重ね、学生諸氏を初めとし、多くの教育者、臨床家の先生方に愛読していただきました。医書『黄帝内経』の成立以降、伝統医学は中国の近隣諸国にとどまらず、欧米でも伝統医学の研究所や、鍼灸や漢方を専門職として取り扱う養成機関が増設され、そこには中国伝統医学の理論と実践方法を、臨床現場に取り入れて実用化させ、それぞれの国で、独自の伝統医学の一部として市民権を得る状態にまで至っています。さらに中国伝統医療文化における研究分野も、理系、文系を問わず、その裾野は広がりを見せる現状にあります。

　古代から継承され続けた伝統医学的診断法は、歴代医家らにより紡ぎ出された珠玉の記録書であり、これらは人類の遺産として今後も研究が重ねられ、後世に受け継がれることでしょう。

　今回の第 2 版改訂版の特徴を上げると

①初版の中医診断学にはなかった、八綱、気血津液、蔵府、経絡等々の弁証学を加えたことにより、四診を弁証学へと結び付け、病証をより深く理解し、臨床現場で弁証ができるようにしました。

②初学者でも容易に弁証するための「ピラミッド弁証法」と、専用の弁証シートを付け加えました（詳しくは『入門・目で見る臨床中医診断学』医歯薬出版にも記載）。

　なお、本書は中国伝統医学に則る蔵象学理論に軸足を置いているため、現代医学的な解剖学上の「臓」「腑」の意味と混同を避けるために、「臓」「腑」という用語を『黄帝内経』に基づき「蔵」「府」で統一しました。

　本書に使用した表紙や扉絵などは、著者が北京の紫禁城（故宮博物院）や、杭州の胡慶余堂を巡り、現存する当時の資料を撮影したものの一部を紹介しています。伝統医学を知る上で参考にしていただければ幸いです。また、本書は公益社団法人東洋療法学校協会編『新版・東洋医学概論』『東洋医学臨床論（はりきゅう編）』の補助教材として、随所に詳細な内容が網羅されています。不十分な点もあるかもしれませんが、今後、読者のご意見を頂きながら加筆を行う所存です。

2016 年 5 月

王　財源

はじめに

　深夜、大学から帰宅する列車の中で、隣りの席でこくりこくりと居眠りをしている若者がいた。膝の上には一冊の医学関係の書物がのっていました。どんな本なのか目を凝らしてみると、現代医学の診断学でした。たぶんアルバイトをして自宅に帰る途中だったのか、冷めかけた肉まんがバッグの口から顔をのぞかせていました。

　帰宅後「東洋医学には診断学の本があるのかなぁ？」という疑問がふと脳裏をかすめ、東洋医学的な病証を考える前の、鍼灸や漢方の診断書がまだないのではと、過去にも多くの卒業生が「どうやって患者を診ればよいのかわからない！」と訴えていたのを思い出しました。

　中国医学の影響を強く受けた東洋医学には、四診と呼ばれている診断方法が存在します。これは先人らが、人体の変化を詳細に観察して、経験と実践の積み重ねにより築き上げた学問です。その基本的な原則は体表から体内を診察することです。わたしたちは患者さんの体内から体表に送られているシグナルを通して「何を、どう考えるか？」ということについて、多くの情報を分析し、これらの因果関係を明らかにしていくことで、治療原則と治療方法が生み出されてくるのです。このことは誰もが授業で学んだことだと思います。しかし、学生や卒業生のみなさんから「どのように患者を診て、どのように考え、どのような治療を行えばよいのでしょうか？」という質問をよく受けます。体から出るさまざまな情報から何を考えていくか。これが初学者にとってはたいへんに苦労することなのです。

　診断学は弁証を行ううえでの情報源として、証を決定するための必要不可欠な材料でもあり、病証を決定することで、治療手段の選択を行う基準がここで作られます。しかし、中医学には多くの診察方法があり、すべてを網羅するのには情報量があまりにも多くなりすぎ、その診療する手段が必ずしも実用的とは言えません。そこで学校協会推薦の指定教科書などから、基本的なものに的を絞り、鍼灸、漢方で活用できるようにしてみました。

　臨床現場での声に耳を傾け「生きた診断学を伝え、弁証に結びつけることが可能な手引き書」を作りたい、これが本書の生まれるきっかけとなりました。原稿は仕事の後や、宿泊先のホテルなどで少しずつですが深夜遅くまで執筆作業を進めました。

　瞬間、瞬間に変化する人間の生命を東洋医学的にとらえ「いかに弁証するか！」その指標を四診から収集した情報を、治療手段へと活用できる書としてお伝えできれば幸いです。また、読者の方がたのご要望、ご意見をいただけることを願っています。

　本書の出版にあたり多くの方がたにお世話になりました。特に扉絵作品を快く提供してくださった上海中医薬大学の楼紹来先生、お世話になった本学卒業生の川野原亜樹さん、大谷泰弘さん、担当編集者の医歯薬出版の吉田邦男氏にこの場を借りて謝辞申し上げます。

（※なお、引用文献は後頁に一括掲載した。詳しくは原書を参照されたい）

2003年6月

王　財源

目次

第2版　序文 iii
はじめに iv

巻頭カラー図譜
舌診の症例 xi
舌診：舌色の変化を診る xii

第一章　基礎概論　*1*
小宇宙の縮図である人体が体外にシグナルを送るという考え方

A．体の情報を知る診断方法 *2*
B．東洋医学とは生活方法 *2*
C．体表面から体内をみる東洋医学 *3*
D．部分が全体に、全体が部分に集約される東洋医学 *3*
E．中国古代の自然哲学──陰陽学説 *4*
F．「治病求本」のための診断学 *6*
G．「四診合参」は診断学の基本 *8*

第二章　診断学の基礎　*11*
内にあるものは必ず外に現れる

A．内的な変化は外的なものとして現れる──人体のなかの五蔵六府 *12*
B．外部との通路である「五識」 *12*
C．痛みとは異常を伝える「体からのSOS」 *12*
D．弁証でなにがわかるか *13*
E．急則治標、緩則治本という考え方 *13*
F．異病同治、同病異治という考え方 *14*
G．症候、体質、病態から割り出す鍼灸・漢方治療の指針──証について *14*
H．現代人の心のすき間を狙う鬱証とはどういうものか *15*

第三章　病因論　*17*
環境と人体、精神との因果関係を探る法則

A．病を引き起こす原因を追及する「病因論」 *18*
　外部からわたしたちの体を侵す六淫（外因） *18*
B．外部から疾患を誘発させる外感六淫 *18*
　風 *18*
　　内風と外風を区別する！──*19*

v

寒 ·· 19
　　　　内寒と外寒を区別する！—21
　　　湿 ·· 21
　　　　内湿と外湿を区別する！—22
　　　熱（暑） ··· 22
　　　燥 ·· 23
　　　火・熱 ··· 23
C．内部から疾患を誘発させる内傷七情 ·· 24
　　　「喜」 ·· 25
　　　「怒る」 ··· 25
　　　「思う」 ··· 25
　　　「憂う・悲しむ」 ·· 25
　　　「恐れる」 ··· 26
　　　「驚く」 ··· 26
　　　1. 諸風掉眩、皆属于肝—28　　2. 諸寒収引、皆属于腎—29　　3. 諸気膹鬱、皆属于肺—29
　　　4. 諸湿腫満、皆属于脾—29　　5. 諸熱瞀瘛、皆属于火—29　　6. 諸痛痒瘡、皆属于心—29
　　　7. 諸厥固泄、皆属于下—29　　8. 諸痿喘嘔、皆属于上—30　　9. 諸禁鼓慄、如喪神守、皆属于火—30
　　　10. 諸痙項強、皆属于湿—30　　11. 諸逆衝上、皆属于火—31　　12. 諸脹腹大、皆属于熱—31
　　　13. 諸躁狂越、皆属于火—31　　14. 諸暴硬直、皆属于風—31　　15. 諸病有声、鼓之如鼓、皆属于熱—32
　　　16. 諸病胕腫、疼酸驚駭、皆属于火—32　　17. 諸点反戾、水液渾濁、皆属于熱—32
　　　18. 諸病水液、澄澈清冷、皆属于寒—32　　19. 諸嘔吐酸、暴注下迫、皆属于熱—33
D．内生五邪 ··· 34
　　　内風 ··· 34
　　　内寒 ··· 35
　　　内湿 ··· 35
　　　内燥 ··· 36
　　　内熱・内火 ·· 36

第四章　弁証学
四診情報をキャッチして弁証しよう！　37

A．八綱弁証——疾病の綱領を知る ·· 38
　　　弁証の要点 ·· 38
　　　正邪の闘争 ·· 38
B．気血津液弁証——体内のエネルギー ·· 40
　　　弁証の要点 ·· 40
　　　気血間の協調関係 ·· 40
C．蔵府弁証——四肢百骸を栄養する工場 ··· 43
　　　弁証の要点　蔵府相関図 ··· 43

八綱と蔵府の関係 ... 43
心（君主の官）・小腸（受盛の官）―44　　肝（将軍の官）・胆（中正の官）―45
脾・胃（倉廩の官）―46　　肺（相傳の官）・大腸（伝導の官）―47
腎（作強の官）・膀胱（州都の官）―48

蔵府間病証 ... 49
心腎不交証―49　　心腎陽虚証―49　　心肺気虚証―49　　心脾気血両虚証―49　　心肝血虚証―49
脾肺気虚証―49　　肺腎陰虚証―49　　肝火犯肺証（木火刑金証）―50
肝胃不和証（肝気犯胃証、肝気鬱証）―50　　肝脾不和証（肝脾不調証、肝鬱脾虚証）―50
肝腎陰虚証―50　　脾腎陽虚証―50

D. 経絡弁証——生体内外の情報伝達路 ... 51
弁証の要点 ... 51
手太陰肺経への証候分析 ... 51
手陽明大腸経の証候分析 ... 52
足陽明胃経の証候分析 ... 52
足太陰脾経の証候分析 ... 53
手少陰心経の証候分析 ... 53
手太陽小腸経の証候分析 ... 54
足太陽膀胱経の証候分析 ... 54
足少陰腎経の証候分析 ... 54
手厥陰心包経の証候分析 ... 55
手少陽三焦経の証候分析 ... 55
足少陽胆経の証候分析 ... 56
足厥陰肝経の証候分析 ... 56
督脈証候分析 ... 57
任脈証候分析 ... 57

第五章　診断学各論
望診・聞診・問診・切診について　*59*

診断の種類 ... 60
A. 望診 ... 60
舌診方法―61
蔵府と舌の関係 ... 61
舌色を診よう！ ... 63
蔵府に実熱あるいは虚熱が存在した状態を比較してみましょう！―63
舌の形と状態を診よう！ ... 66
舌の形態―66　　舌の運動―68
舌苔を診てみよう！ ... 71
苔の特徴を把握する―71　　苔質の変化を知る―72

舌質と舌苔の組み合わせで診断してわかることは！ 81
　　淡白舌をベースに考える 81
　　淡紅舌をベースに考える 83
　　紫舌・青紫舌をベースに考える 88
　人中診察法 90
　　口唇の状態から何がわかるか 90
　　　病態を推測する唇の色—91　病態を推測する唇の形—92　病態を推測する人中—93

B．聞診 96
　声音を聞こう 96
　言葉を聞こう 97
　呼吸を診よう 98
　咳嗽を診よう 99
　吃逆を診よう 99
　げっぷを診よう 99

C．問診 100
　寒と熱を問いましょう——正常・寒・熱——いずれかを選択 100
　発汗を問いましょう——正常・自汗・盗汗・大汗・局所の発汗——いずれかを選択 103
　頭身痛を問いましょう——痛みの性質と痛みの部位，時間を確認 104
　胸脇腹の痛みを問いましょう 106
　耳目を問いましょう——耳鳴・耳聾・眼の痛み・めまい——いずれかを選択 107
　睡眠を問いましょう——正常・少ない・多い——いずれかを選択 107
　飲食と味覚を問いましょう——正常・なし・旺盛——いずれかを選択 108
　口渇を問いましょう——あり・なし——いずれかを選択 109
　大小便を問いましょう——回数・状態・量・感覚——いずれかを選択 110
　　便秘について考えてみましょう—110　下痢について考えてみましょう—111
　　小便を寒熱に分けて考えてみましょう—112
　月経を問いましょう——周期・量・色質・疼痛・帯下——いずれかを選択 113
　　閉経—113　月経痛—114　崩漏—114　帯下—114　倦怠感の異常—114

D．切診
　Ⅰ-切経 116
　Ⅱ-切穴 116
　兪募穴の反応を診る 116
　郄穴の反応点を診る 118
　　郄穴上に出現する感覚異常—118
　原絡穴の反応を診る 118
　下合穴の反応を診る 119
　　消化器系疾患の反応穴—120　呼吸器系疾患の反応穴—120　神経系疾患の反応穴—121
　　循環器系の反応穴—121　産婦人科系の反応穴—122

代表的な診察点と治療穴 ... 123

関元―124　腎兪―125　膏肓―125　心兪―125　合谷―126　尺沢―126　孔最―126
太乙―126　大横―127　帰来―127　帯脈―127　維道―127　欠盆―127　庫房―127
気穴―128　大赫―128　膺窓―128　乳根―128　不容―128　梁門―128　璇璣―129
紫宮―129　兪府―129　彧中―129　天突―129　華蓋―129　日月―130　曲骨―130
腹通谷―130　石関―130　歩廊―130　幽門―130　外陵―131　大巨―131　神蔵―131
神封―131　肓兪―132　中注―132　四満―132　横骨―132　淵腋―132　京門―132
玉堂―133　建里―133　石門―133　中極―133　雲門―134　中府―134　水分―134
陰交―134　厥陰兪―135　天枢―135　中脘―136　膻中―137　中庭―137　鳩尾―137
巨闕―138　上脘―138　神闕―138　気海―138　期門―139　章門―139　脾兪―139
次髎―139　肺兪―140　神堂―140　足臨泣―140　三陰交―141　温溜―141
陽陵泉―141

Ⅲ‐尺膚診病法 ... 142
尺膚とは前腕部にある診察部位 ... 142
『黄帝内経霊枢』論疾診尺篇第七十四に説かれている尺膚診病法 ... 142

Ⅳ‐腹部診病法 ... 144
腹診時の具体的な操作方法 ... 144
腹診から得られる情報 ... 145

Ⅴ‐脈診 ... 150
健康人の脈――胃・神・根（脾・心・腎）―151
脈診の部位と蔵府の配当 ... 151
脈診の分類―151
脈診を行う際の指の力と姿勢 ... 154
七死脈―155
脈状診が現している体内のシグナル ... 156
脈状診でなにがわかるか考えてみよう！ ... 156

浮―156　沈―158　遅―160　数―161　滑―163　芤―164　渋―166　虚―167
実―169　長―169　短―171　洪―172　微―173　緊―175　緩―177　弦―178
革―179　牢―181　濡―182　弱―183　散―184　細―186　伏―187　動―189
促―190　結―191　代―193　疾―195　大―196

参考文献 ... 197

誰にでもできるピラミッド弁証法　198
身体にみえる羅針盤―198　ピラミッド弁証法―199　弁証シートを使おう！―201

資料――各疾患の鑑別法　203

索引 ... 209

コラム

気色と眼神てなぁに？	2
六淫がまだよくわからない	4
挟雑症状に注目	19
寒の病	20
陰寒内盛	20
湿邪による病証	21
寒湿の邪が内部に侵入して脾胃を損なう	22
暑邪は湿邪と合体して「暑湿証」を形成	22
陰虚内熱	23
陽盛亢熱	23
軽揚と善行而数変	32
内寒の慢性化	35
鼻煽気灼	47
五軟	48
余瀝	48
滑精	48
失気	50
舌の構造を教えて	61
外感病証と内傷病証のいずれかに区別すること	62
陰虚と陽虚のときに出現する舌の変化を考えてみよう	64
滑・燥苔のいずれにせよ、陽虚がかかわっています	72
「熱の象」か「寒の象」かを分けて考える	82
舌診の注意事項を教えて	89
十問歌	101
瘀血って知っている？	144
瘀血証が発生する原因を教えて	145
脈診の何をとるか教えて	154
脈取りのポイントを忘れないで	155
左側関位が沈脈の主な証候	159
芤脈の治療のポイント	164
気と血の関係について教えて	165
体液と芤脈との関係	165
虚脈のこんなこと知っている？	168
実脈の注意点	168
左寸短脈の主な疾患	171
右関微脈の主な疾患	174
右尺微脈の主な疾患	174
左寸弦脈の主な疾患	178
左尺弦脈の主な疾患	178
脈と蔵府の関係を教えて	183
右尺弱脈の主な疾患	184
右尺散脈の主な疾患	185
左寸伏脈の主な疾患	188
左関伏脈の主な疾患	188
右寸伏脈の主な疾患	188
六脈が伏脈となる主な疾患	188
左尺結脈の主な疾患	192

巻頭カラー図譜
舌診の症例

70歳　女性　主訴：下肢の痛み

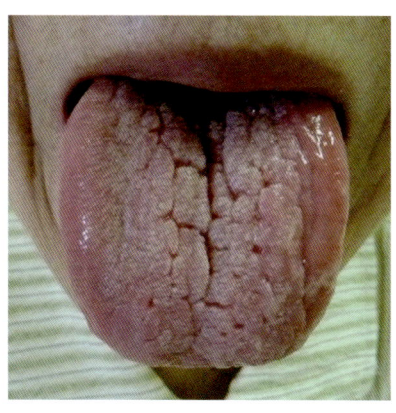 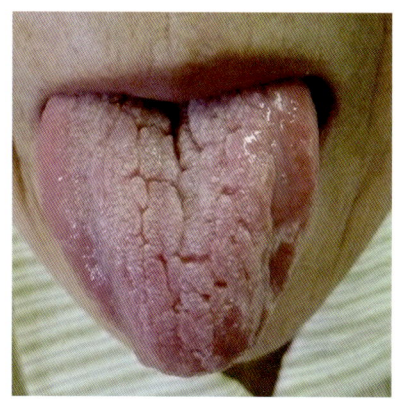

　初診時の舌象では、鮮明な縦裂紋、横裂紋が診られることから気陰両虚証を呈している。

　とくに舌中部に深い溝がみられることから、胃気の損傷がある。また、舌質はやや紫舌を呈し、白苔が舌面に散在していることから、気虚の症状が進行しつつある。

　これらの多くは精血の虧損や陰虚、脾気虚弱、胃燥熱実などにみられる。もし、舌色が紅絳舌で裂紋があれば、陰虚火旺により、陰液を損ない舌が滋養できない状態を呈する。

鍼灸治療　一週間後

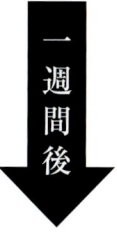

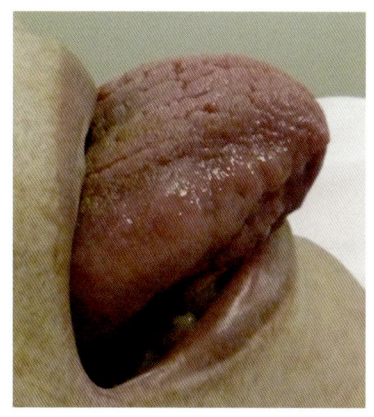 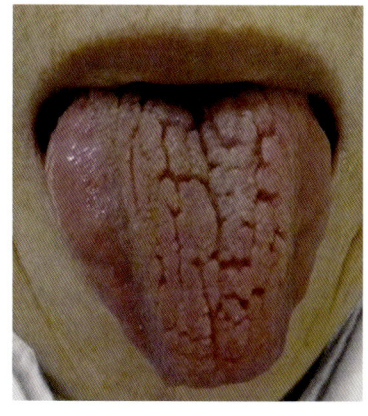

　一週間後に来院、舌色は初診時の紫舌から淡白色に変わり、舌面の白苔も薄くなった。しかし、舌色が淡白で裂紋があるので血虚の徴候がみられる。

※胖嫩舌があり、舌辺に歯痕がみられ、裂紋がある場合は脾気虚の徴候である。

（著者撮影）

xi

舌診：舌色の変化を診る（p 63 参照）

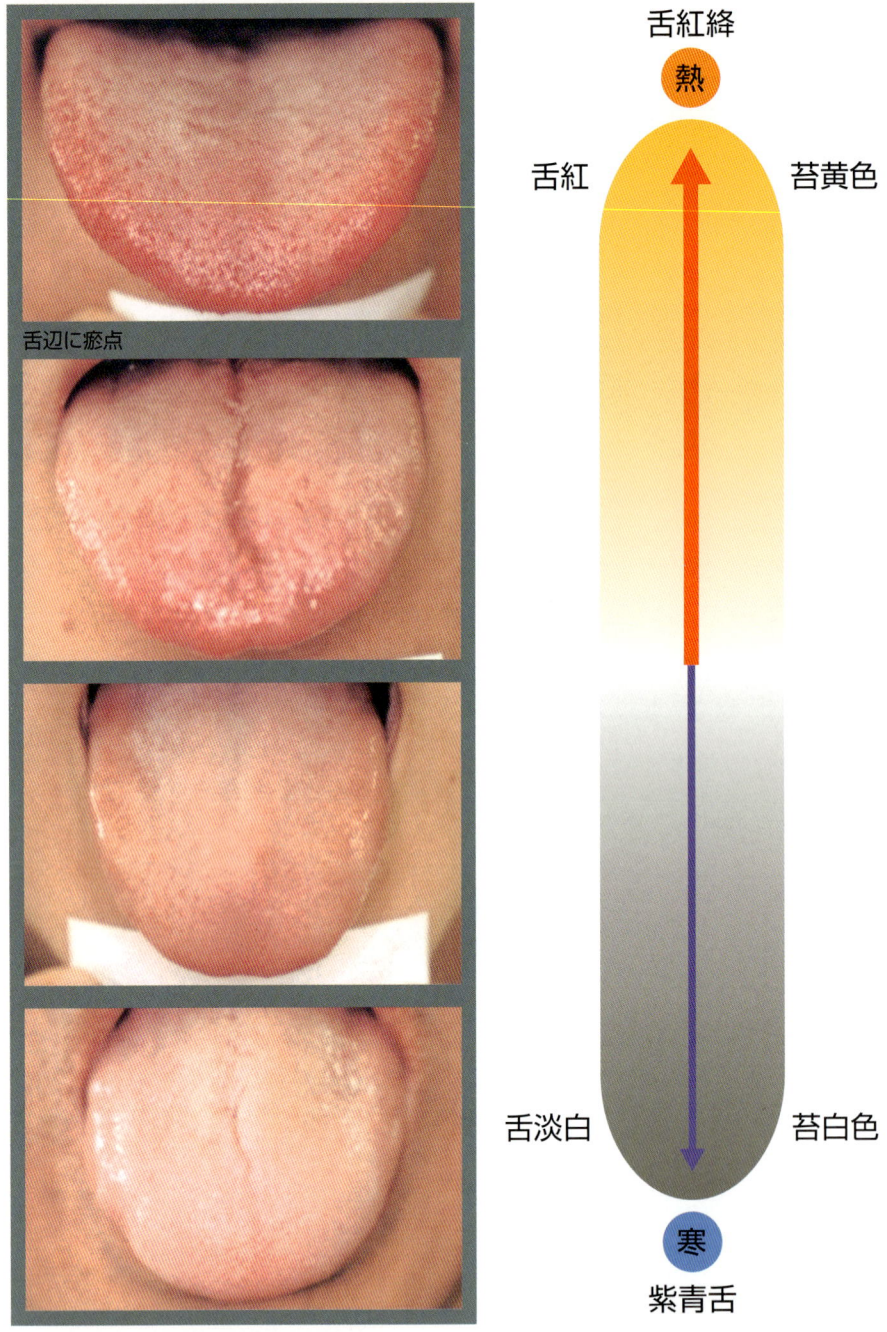

舌辺に瘀点

舌紅絳
熱
舌紅　　苔黄色

舌淡白　　苔白色
寒
紫青舌

舌の望診は舌神、舌色、舌形、舌態、舌苔（苔色・苔質）を観察します。特に寒・熱・虚・実を弁証するうえでは、舌診は大切な診断方法です。舌の淡白色や苔の白色は気血の不足や陽虚を示し、舌の紅（絳）色や苔が黄色の場合には熱証を表しています。また、舌体がやせて小さく薄くなったものは虚証で、陰液や陽気が不足したために舌体を満たすことができません。逆に舌体が正常な状態から大きく厚い場合には実証を表すことが多いようです。舌は八綱、気血、蔵府弁証を行うときに容易に客観的な観察が可能なのです。

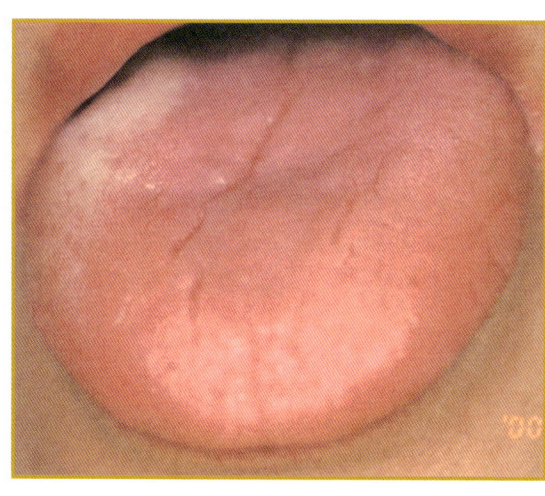

① 紅舌・偏右苔 （p 74 参照）

舌象の所見 舌は淡紅色で嫩舌。舌苔が右側に偏り紅点を挟んでいます。
中央部は無苔で、裂紋を生じています。

主病 病邪が侵入して半表半裏に位置しています。湿熱が営陰を損なっています。
肝胆湿熱、胃陰を損なった状態が示唆されます。

弁証 湿鬱肝胆、化熱傷陰（黄疸や腹水などが見られ、膵癌にも見られます）

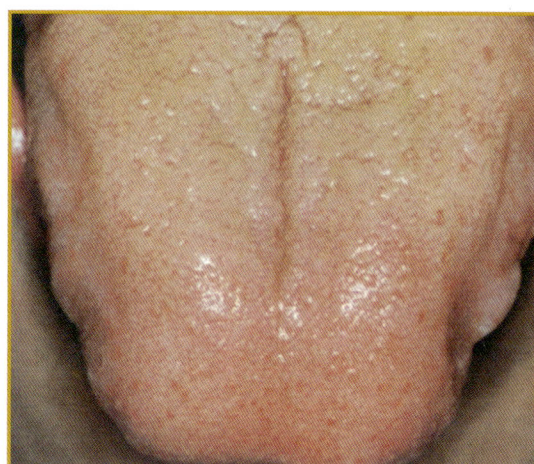

② 淡紅・紅点舌・薄白膩・黄苔 （p 84 参照）

舌象の所見 舌は淡紅色で胖舌。舌の辺縁に紅点を挟んでいます。
薄白膩苔に黄色みを帯びています。
中央部では縦裂紋を生じています。

主病 病邪が侵入して裏に位置します。
湿熱が血分に蘊蔵します。

弁証 湿鬱肝胆（胆道感染や胆石症などを生じやすい）

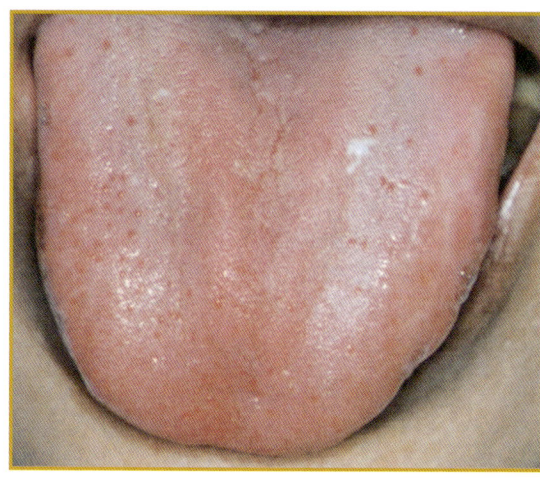

③ 紅舌・歯痕に薄白燥苔 （p 84 参照）

舌象の所見 舌は紅舌で軟らかく潤いがあります。
舌の辺縁に歯痕を挟んでいます。
薄白燥苔は薄く、紅点はわずかであるがなかには黒点を生じます。
中央部では人裂紋を生じています。

主病 実熱裏証が去った後で、邪熱が裏に伝えられて（邪熱伝裏）、熱が退散して津液が損なわれ気が消耗し、気虚を形成します（熱退津傷気虚）。

弁証 気陰両虚、燥熱傷津（糖尿病、熱性疾患に見られます）

④ 淡泊舌黄粘膩苔 (p 79 参照)

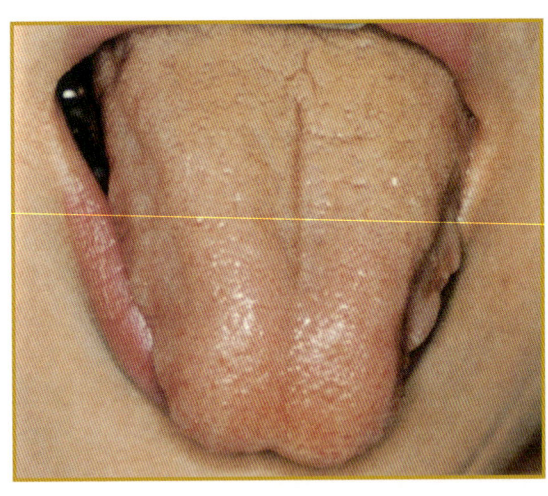

舌象の所見 舌は淡紅色で嫩舌。舌の辺縁に歯痕を挟んでいます。
薄白苔に黄色みを帯びていることから、苔が白色から黄色に変わったものです。顆粒は緊密です。
中央部では縦裂紋を生じています。
主病 気虚湿阻血瘀
弁証 脾虚痰湿、化熱（哮喘、心肺疾患などを生じやすい）

⑤ 淡紅・紅刺・白膩苔 (p 77 参照)

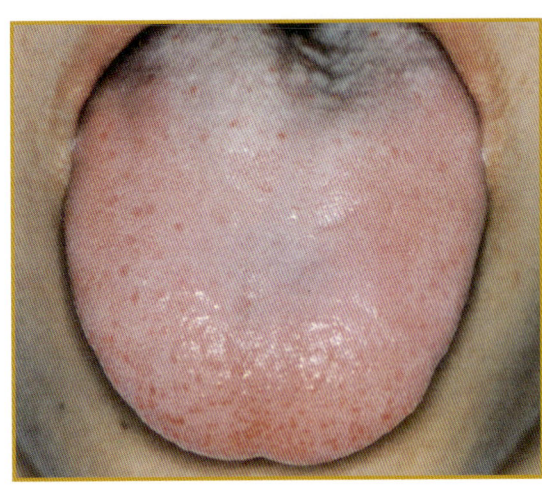

舌象の所見 舌は淡紅色で嫩舌。舌の辺縁から舌尖部には多くの紅刺が散在しています。白苔が舌根に多く、舌面には白膩を帯びているが厚くありません。
主病 寒湿痰飲が停滞して化熱していることが示唆されます。
弁証 気虚血瘀

⑥ 厚苔 (p 72 参照)

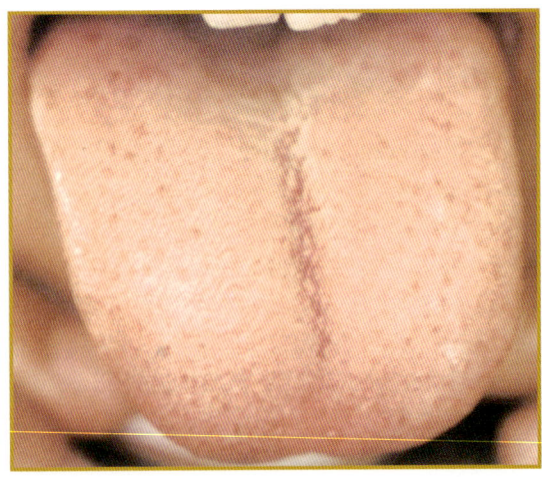

舌象の所見 舌は紅色に近い淡紅色の舌を示し、白苔が舌面を覆っています。厚苔があり舌尖部がやや紅く（偏紅）、舌中部に縦裂紋が見られ、紅点が認められます。
主病 痰湿熱
弁証 舌尖部が紅いので内熱があり、白苔、厚苔による痰湿飲があります。

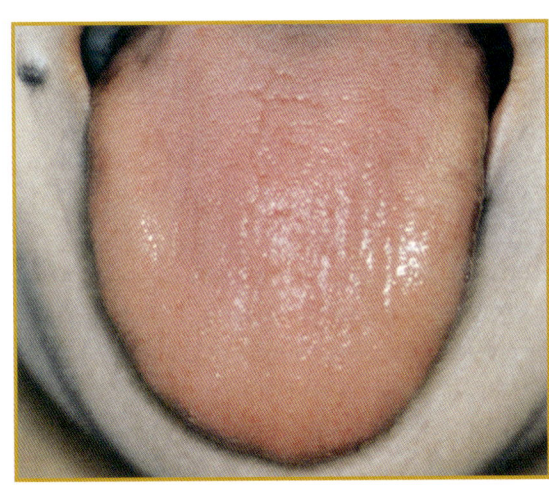

❼ 瘀点 （p 68 参照）

舌象の所見 舌は紅色に近い淡紅色の舌を示しています。舌苔は少なく、舌尖辺縁部に瘀点が散在しています。舌中部がやや紅くて浅い裂紋がみられます。

主病 内傷雑病

弁証 気血瘀滞、治療原則は生津化瘀（津液を生じて瘀を化かす）を主とします。

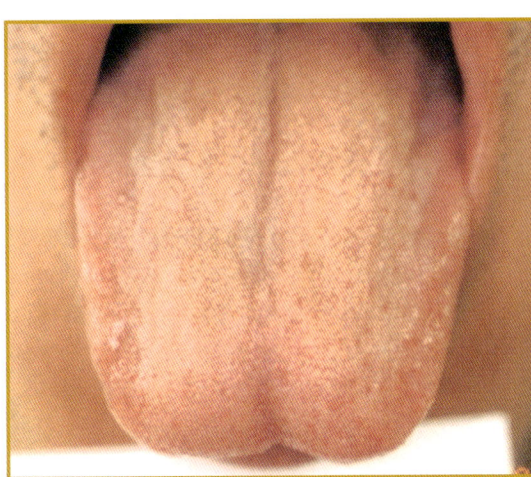

❽ 紅舌・裂紋に薄白苔 （p 67 参照）

舌象の所見 舌は紅舌で肥大しています。舌の辺縁に歯痕を挟んでいます。舌中部に縦裂紋を生じます。薄白苔があり、紅点はわずかですが生じます。

主病 気と陰の両方が虚しています。陰虚による内熱、脾気虚により湿邪が侵入します。

弁証 気陰両虚、脾虚湿侵、陰虚内熱（気管支炎、肺疾患に見られます）

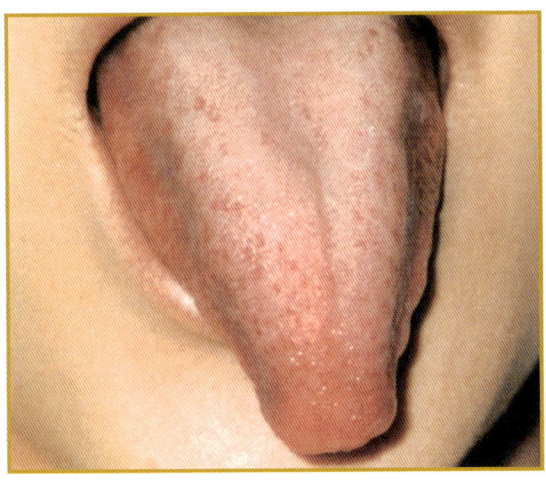

❾ 淡紅・舌尖紅・紅点・白膩燥苔 （p 86 参照）

舌象の所見 舌は淡紅色で痩薄舌。舌の辺縁から舌尖部には瘀斑と多くの紅点突起が散在しています。舌苔は乾燥しています。

主病 気血両虚、陰虚火旺、湿熱が血分に蘊蔵されます。
著しいときには、熱毒乗心、湿熱入血、津液が損なわれて、湿が停滞します。

弁証 血分湿熱（発熱性消耗疾患に生じやすい）

XV

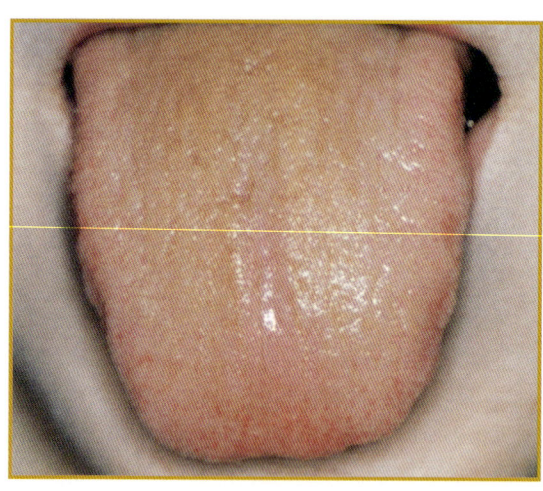

⑩ 淡白舌・両黄苔 （p 78 参照）

舌象の所見 舌は淡紅色でやや黒く痩薄舌。舌の辺縁から舌尖部には多くの紅点突起が散在しています。
舌辺には歯痕があり、舌面には薄白苔が広がり、舌中の両側に黄苔が生じています。

主病 外邪が入裏して化熱し、表証がまだ解けていない状態。あるいは内傷により胃腸に熱が集まり、脾胃虚弱、痰湿の停滞があります。

弁証 気虚血瘀により湿を阻んでしまう状態。胸痺（心肺部の疾患に生じやすい）

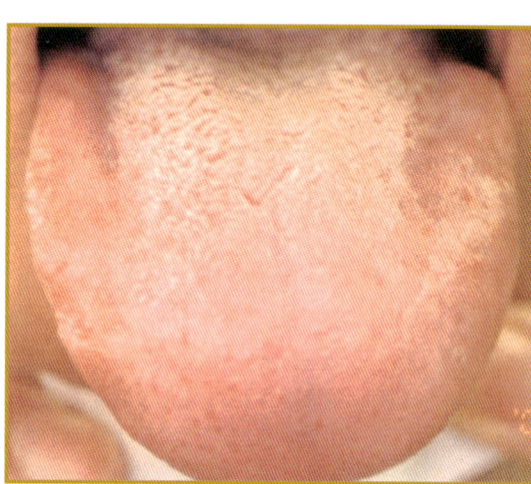

⑪ 淡紅舌・白膩苔 （p 76 参照）

舌象の所見 舌は淡紅色で舌の辺縁と、舌尖部に紅点が見られます。
舌辺は無苔、舌根部から舌中部の苔は白くて厚く、舌尖部は薄白苔です

主病 脾気虚により運化作用が衰えて湿が下焦に停滞します。また、寒湿が下焦に発生しやすくなります。虚陽が浮上するために湿のめぐりが悪くなります。痰飲などを生じやすくなります。

弁証 湿熱下注（泌尿器の感染症、慢性腎炎、大腸炎）

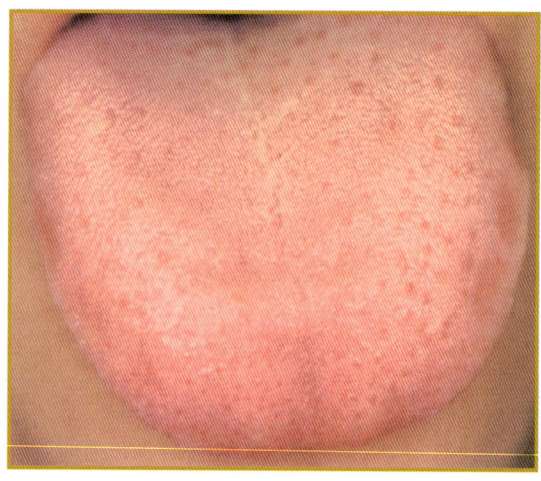

⑫ 淡紅舌・瘀斑・紅点舌に白苔 （p 66 参照）

舌象の所見 舌は淡紅色で歯痕があります（本証では舌の辺縁で特に左側が淡紫色の瘀斑が認められます）。苔は薄くて白く、舌面には紅い点が全体に散在していることがわかります。

主病 脾気虚により運化作用が衰えて湿が停滞して血瘀を生じます。湿熱が血分に蘊結して、中焦の寒湿により痰飲が停滞し、邪が裏に伝わります。

弁証 脾虚、肝鬱血瘀

xvi

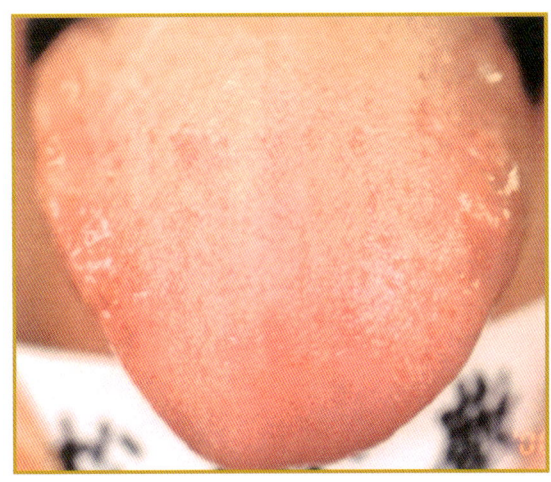

⑬ 淡紅舌・紅点・薄白水滑苔 （p 73 参照）

舌象の所見 舌は淡紅色で薄く、苔は薄くて白く潤いがあります。舌の辺縁には光沢があり、歯痕を挟んでいます。水分が多い。紅点はわずかですが生じます。

主病 寒湿により痰飲が停滞して化熱し、湿熱が血分に蘊蔵されて、湿熱の邪が脾胃も蘊結し、運化作用と受納機能を失い、昇清降濁作用が衰えます。

弁証 血蘊湿熱（感染症などに見られやすい）

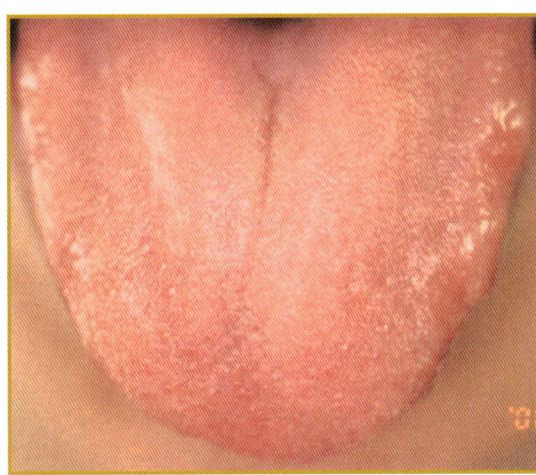

⑭ 紅舌・歯痕に薄白滑潤苔 （p 64 参照）

舌象の所見 舌はやや紅くて薄い。苔は薄くて白く潤いがあります。光沢があり、舌の辺縁に歯痕を挟んでいます。水分が多い。
紅点がわずかに生じ、中央部では縦裂紋を生じています。

主病 営熱が湿を挟んだ状態です。気血の両方が虚しています。陽虚により湿の流れが衰えて湿が盛んになります。

弁証 気陰両虚、痰湿不化

xvii

第一章
基礎概論

小宇宙の縮図である人体が体外にシグナルを送るという考え方

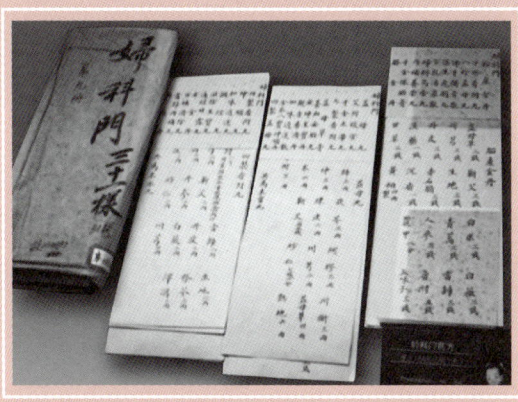

婦科門薬方
紫禁城で使用された婦人科疾患に用いられた
漢方の処方書(1644-1911 年)。(著者撮影)

本章で学ぶ内容

　伝統医学を臨床で用いる第一歩が、四診の基礎的な知識について理解を深めることです。中国の伝統医療文化を軸足として、各国で発展した独自の伝統医学の自然観と人体との関係について知識を深め、体表に現れるさまざまな所見より体内の状況を探り、疾患を引き起こす根本的な原因を知るための伝統医学の概念について学習します。

---

1. 東洋医学の診断学
2. 東洋医学と身体観
3. 四診合参を基盤とする東洋医学

A 体の情報を知る診断方法

悠久の歴史を経て築かれた、鍼灸や漢方などの伝統医療文化には、望診、聞診、問診、切診という、四つの診察法が存在しています。

『重廣補注黄帝内経素問』巻第二十三、疏五過論篇七十七には「凡欲診病者、必問飲食居處、暴樂暴苦、始樂後苦」（凡そ病人を診察する者は、必ず食べ物や居住地の環境、突然、喜んだり、また、急激に苦しんだり、始めは楽であったが後に苦しんだかを問う）。【中略】「凡診者、必知終始、有知餘緒。切脉問名、當合男女」（凡そ病を診療する者は、必ず発病と発病後の経過を知り、そこで初めて（病の）根本と枝葉を知る。脉を切診して名を問い、男女間の違いに注意すべきである）と、すでに医書である『黄帝内経』には患者に対する診察姿勢への詳細な記述があります。つまり、四診は、患者の生活環境や日常の生活習慣、精神状況の変動に、病を形成する根本原因が隠されていることが述べられています。これらの罹患状況は、日夜、身体の体表面に送り出されています。そして臨床家は、この体表面に伝えられた身体の情報を観察して、発病の原因を探り、治療方針を導き出します。

東洋医学の診断方法とはまずこのように、体表面から送られてくる、さまざまなシグナルをとらえ、触れる、見る、聞く、問うなどの方法で、東洋医学的なテクニックを用い、体の表面反応から体内の症状を探るのです。

B 東洋医学とは生活方法

わたしたちがよく耳にする言葉に「転ばぬ先の杖」というのがあります。日常の生活のなかでは、自分自身の舌を洗面所の鏡などで見ては、体調などを気にしたりはしないでしょうか。

舌の先がヒリヒリする、真っ白になっている、朝起きたら舌が腫れていた。といった具合に病の予兆を知ることが伝統医学の礎でもあります。

日常、背中がよく「こる」ので押さえてもらうと、とても気もち良いところがあったり、唇や爪の色が気になったり、肌のかさつきを気にしたりしては、何気なく自分の健康状態を意識していることが多くあります。

特に肉体的な負担をかける青年期、壮年期においては、過労による眼の疲れ、倦怠感、気力が湧いてこないなどの、肉体的な症状としては出現しているのですが、病気とはいえない状況にあることも少なくはありません。

では、果たしてこれらの現象は病気といえるのでしょうか。東洋医学は肉体的に出現する病気を未然に防ぐことで、これらの体表面に起こる反応をすみやかにチェックして、「出るべき」

気色と眼神てなぁに？

気色とは全身の栄養のことです。東洋医学的には、血は気の働きのひとつである推動作用により全身へ営気・営血を供給して、全身を栄養します。営気や営血が不足すると供給する血が充分に供給できずに偏りを生じるために血色に変化が出現します。

眼神とは精神状態が眼部に反映した状態を指します。心は神志と呼ばれ、意識活動はすべて心蔵象の働きです。したがって神志の状態を現す眼には、精神活動や元気の消耗状態が出現します。

であろうという病気を予測して対応します。

　悪くなってから治療を行うと治療期間が長く、経済的な負担も多いので、定期的な予防を行うことが必要なのです。

C 体表面から体内をみる東洋医学

　体の表面は体内の異常を映し出す鏡です。『霊枢』邪気蔵府病形編という書籍には「十二の経脈と三百六十五絡の気血はすべて顔面に上がって空竅に走る」と記載されています。

　これは全身を流れる気血は、すべての経絡を介して顔面に集まります。つまり、五蔵には気が出入りする穴（空竅）があると説明したものです。五蔵六府の気の抜け穴には、顔の鼻、口、耳、眼窩と通じていることからも、五蔵六府の異常が、頭部や顔面部、また、舌部に出現していることを指し示しています。このように視覚を通じて見る方法が望診といわれているものです。望診の「望」はのぞむと書かれ「望んで知る」を望診と名づけています。この場合は気色や眼神を診て診断情報の一部とします。

　これらは中医学の「内なるものは必ず外に現れる」という考え方に基づいています。

　では東洋医学における体質の変化を、どのようにしてとらえているかというと、虚と実という基本的な二つの言葉で表します。

　「虚」とはエネルギーの過不足の状態を指します。「実」とは逆にエネルギー過剰を指します。もう少し詳しく説明すると、「虚」は正気の不足を主とする病理反応です。抵抗力の減退によって病気にかかりやすい体質と、それによる体内の生理機能の減退を引き起こした状態です。

　中医学では「邪之所湊、其気必虚」つまり、邪気が生体の内部に侵入できるのは、必ずやその生体の正気が弱っているからだといわれています。

　一方、「実」は邪気の亢進です。邪気の旺盛な状態を主とする病理反応です。過剰なエネルギーによって生体に異常を引き起こし、体内の病的産物の蓄積により病的な現象が出現します。

D 部分が全体に、全体が部分に集約される東洋医学

　鍼灸治療は「整体観念」という、人体と自然は一体であるという考え方があります。「整体観念」には、人は自然とのかかわりのなかに生活し、自然が人体にさまざまな生理学的、病理学的な変化をもたらすため、自然の変化に応じた働きを人体が行うことにより、人と自然は統一体であるという考え方をもちます。中医学ではこれを「外感」と「内傷」の二つに分類して、発病の原因を探っていきます。

　「外感」は六淫とも呼ばれ、風・寒・湿・暑・燥・火という六つの自然現象が有害化したものを指しています。外部から人体を侵すために外感病（外部から感受する）と呼ばれているのです。

　「内傷」は七情が傷れた状態ともいわれ、わたしたちの感情が蔵府に対する反応を表したものです。七情とは怒・喜・思・憂・恐・驚・悲と七つに分類し、それぞれが五蔵六府と関係しています。

3

したがって五蔵六府に病があれば、わたしたちの感情は大きく左右されるわけです。また、日常生活のなかで生活をしているわたしたちも周辺に起こるさまざまな環境変化によって、日夜、感情が大きく動かされているので、大きな感情面での変化は、すべて五蔵六府に収められ、五蔵六府に負担をかけています。

よくみかけられるものでは、ストレスなどがその代表的なものとしてあげることができます。肝は怒、喜は心、思は脾、憂・悲は肺、恐・驚（『鍼灸資生経』『景岳全書』『医宗金鑑』等々では、驚と心の関係を強調している）は腎というように、実は人体に大きな影響を与えているのです。したがって五蔵六府の病は経絡という気血の通路を経て体表面に出現します。

中国古代の自然哲学──陰陽学説

陰陽学説によれば、自然界の根源である大極から陰陽の二気が生じ、それがまた太極に統合します。人体も大宇宙の縮図であり、陰陽の弁証法的一元論によって説明されうると考えられています。

呂不韋著『呂氏春秋』（B.C.241年頃）には「人の生命は陰陽の合することによって生じ、死は陰陽の分離である」と説かれ、病気は陰陽の不調和から発生すると考えられていました。

陰陽はさらに静的な「陰」と動的な「陽」に区別されます。「陽」は上昇し、「陰」は下降する性質をもっています。たとえば、気は「陽」の性質をもっているので常に上昇しようとします。血や水分などは「陰」に属するので下降しようとするのです。

これは気体と物体という形でとらえることができます。気球は上昇し大空高く舞い上がっていきますが、物体は万有引力の法則に従って地に降りようとします。体内でも同じような現象が起きています。

食事をとって栄養を吸収した後の残りかすは、直腸を経て体外に排泄されます。では吸収された栄養分はどこに運搬されたのでしょうか。実は分解された栄養分は東洋医学では水穀の精微といって心肺に送られていきます。そこで清気（酸素）と結合することによって、四肢末端にまで清気と血を送るという仕組みをもっているのです。

このときに注目すべきことは、血は気の働きを借りることによって、栄養分を両手両足にまで運搬しているのです。自力で食物から栄養素を吸収して、全身に供給しようとしているので「後天の精」ともいわれています。

また、人体も「陰」と「陽」とに分類されます。心、肝、脾、肺、腎などの実質性の臓器は

> **六淫がまだよくわからない**
>
> 六淫学説に出現する六淫は、わたしたちの周辺にある環境を考えます。つまり、気候や温度の変化が、自律神経などの働きに関与して、発汗の調節や血管の収縮拡張による体温の調節を行います。しかし、外部の環境によって狂いを生じることがあり、先人は六つの発病因子として区別しました。
>
> 現代では冷暖房器具の発達により、人工的に六淫がつくり出され、自らの肉体に対して影響を与えているので、わたしたちは気をつけなくてはなりません。

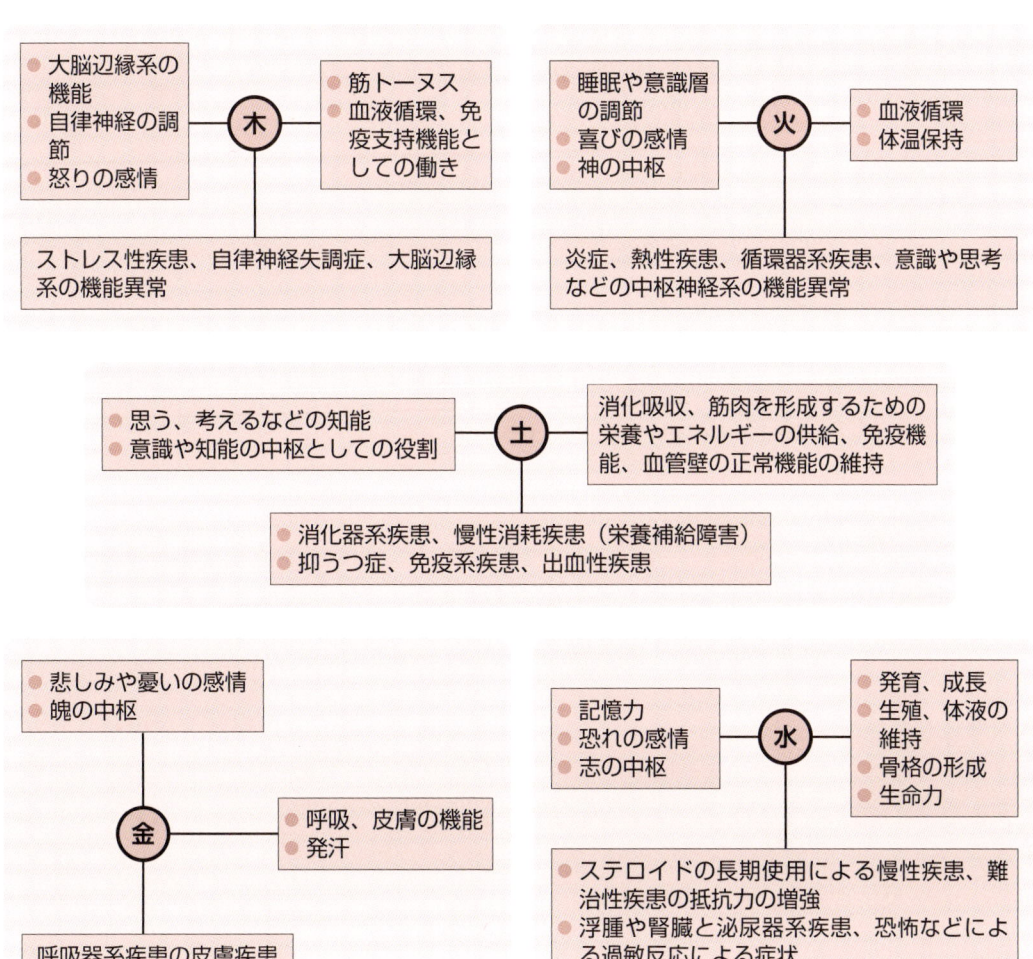

図1：現代医学からみた五行

「陰」で、胃、大腸、小腸、膀胱、胆などの中腔性の臓腑は「陽」であります。

　上半身は「陽」で、下半身は「陰」、背中は「陽」で、腹部は「陰」としています。病状に「陰」と「陽」を当てはめると、発熱状態は「陽」で、悪寒は「陰」であります。発散するという行為は「陽」で、抑制する働きは「陰」です。このようにお互いに拮抗する働きは、「陰」「陽」が生体のバランスをたえずコントロールしようとしているのです。

　漢方薬でも「陰」「陽」の概念を取り入れています。漢方薬の性質は寒・熱・温・涼の四種類に分けられています。これは「四性」と呼ばれています。「寒」と「涼」は「陰」に属し、「温」と「熱」は「陽」に属します。解熱を目的とした薬物には寒性あるいは涼性薬を使用し、対照的に「陰」寒の症状を治療する薬物は熱性薬を使用します。さらに薬物の味も辛・甘・酸・苦・鹹（塩からい）など五種類に分類し、これは薬物の「五味」といわれ、辛・甘などの甘い薬物の味は「陽」とし、酸・苦・鹹などは「陰」に属します。

「治病求本」のための診断学

中医学における病を治療する基本は「治病求本」です。つまり、病を治すのにはその原因を改善することの必要性を述べたものです。「求本」は病因、病位、病程、病性、正邪との関係性を弁証し、病気が発生する機序（病機）を求めます。そして「求本」により得たデータを基軸に発生するのが「治本」です、これは「同病異治」「異病同治」の原則に従って行う方法です。

『素問』陰陽応象大論に「治病必求于本」（疾病を治療するには必ず病の変化の根本を追究するべきである）。『素問病機気宜保命集』病機論にも「察病機之要理、施品味之性用其本、然後明病之本焉。故治病不求其本、無以去深蔵之大患」（病機を診察するときにはその要を理解し、治療を施す場合にはその根本を用いなさい。すると病の本質が明らかになります。病を治すのにその根本を治さなければ深く蔵されている大病を除去することができません）と記されています。

また『景岳全書』伝忠録・求本論では「万事皆有本、而治病之法、尤惟求本為首務。所謂本者、惟一而無両也。蓋或因外感者、本于表也；或因内傷者、本于裏也；或病熱者、本于火也；或病冷者、本于寒也；邪有余者、本于実也；正不足者、本于虚也。但察因何而起、起病之因便是病本」（すべての物事の中には本がある。病気を治療する場合も、本を求めることを最も中心の課題とする。本とは、ただ一つあるだけで二つはないものである。たとえば外感によるものは表を本とし、内傷によるものは裏を本とし、熱証の病は火を本とし、寒証の病は寒を本とし、邪気が有り余っているものは実を本とし、正気が不足しているものは虚を本とする。その病気が何によって起こっているのかというその原因を洞察し、これを病気の本とするのである）「万病之本、只此表、裏、寒、熱、虚、実六者而已」（万病の本は、ただ表・裏・寒・熱・虚・実の六者にあり、この六者を理解できれば、表に表証が有り裏に裏証が有るという具合に、寒・熱・虚・実のすべてにわたって理解できることになる）と記されている。これは病の本質を具体的に寒、熱、虚、実、表、裏に当てはめて病邪の実体を知る必要性が述べられたものです。したがって、治療は診断により処方が生み出されるので、診察方法を身につけることが肝要とされています。

「治病求本」の原則がわかれば、次に「正治」と「反治」を決定する大切なポイントがあります。「正治」は「逆治」とも呼ばれ、出現する病証とはまったく異なる治療原則を用いるのです（図2）。

たとえば寒証のものには、その性質がまったく違う熱を用いて治療をします。これは冷え症の患者に対して熱刺激であるお灸などを用いて行う方法が該当します。逆に熱の象が出現しているものには、寒性の性質のものを加えるのです。

虚証には補法、実証の者には瀉法といった具合に、出現している症状に対して、逆の性質のものを与えてバランスを保つのです。これが「正治」です。

「反治」は「従治」とも呼ばれ、病の本質が「寒」である場合には、たとえ仮象が「熱」であったとしても熱を加えて治療を行います。逆に疾患の本質に「寒」が潜んでいる場合には、仮象で「熱」が出現していたとしても熱を加えることです。これは根本に「寒」があるので「熱」を加えることを優先します。

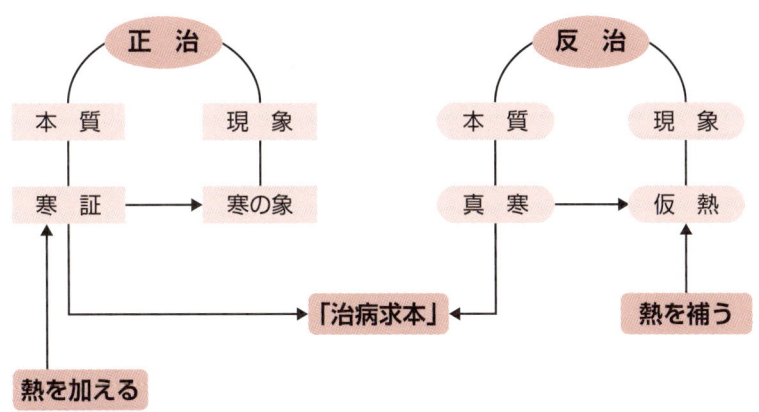
図2：正治と反治の考え方

　また、症状のみが「寒」の症状（寒の象）で、その本質には「熱」（真象）があったとします。わたしたちの臨床上における所見では「寒」（仮象）という症状が認められるので、治療原則は真熱に従って寒性の治療を行います。逆に真寒では「寒」に従って「熱」を加えます。
　したがって「熱」が本質にあるときには「寒」の治療を行います。仮寒や仮熱にまどわされないように注意をはらいます。
　『素問』至真要大論には「盛者瀉之、虚者補之」（盛んであればこれを瀉し、虚するものにはこれを補う）「寒者熱之、熱者寒之」（寒邪には熱法を用い、熱邪には寒法を用いる）「微者逆之、甚者従之」（病が軽微であれば病邪の気に逆らい、病が重大であれば病邪の気に従う）と記されています。
　「反治」には「寒因寒心」（寒には寒を用いる）「熱因熱用」（熱には熱を用いる）「塞因塞用」（塞には塞を用る）「通因通用」（通には通を用いる）の四つが臨床的によく使用されている考え方です。
- 「寒因寒用」は仮寒に対して寒を用いる。これは真熱が根本にあるからです。
- 「熱因熱用」は仮熱に対して熱を用いる。これは真寒が根本にあるからです。
- 「塞因塞用」は仮実に対して補法を用いる。これは真虚が根本にあるからです。
- 「通因通用」は仮虚に対して瀉法を用いる。これは真実が根本にあるからです。

　このように本質に対して仮の象が生じることが、中医学のなかでよくある証候のひとつです。わたしたちは臨床を行うなかで、表面に出ている症状のみを判断して処方を誤ると、治療効果が出ません。患者さんの症状をじっくりと聞いてあげながら、脈診法、舌診法、腹診法などを加味して、病の本質へと迫ることが必要です。
　中医学を学ぶわたしたちが、初学でまず挫折するのが、仮の象を見抜けないで、本質と仮象を混同することにより、証を立てるうえでの矛盾を感じたときです。冷えの象が出現しているが、脈状では浮数で相反する所見がみられたときには、必ず寒熱、虚実の真仮を考えて正治と反治を正しく使用するようにします。「治病求本」とは先人による表面の現象のみにとらわれず、その本質を見極めなさいという警告でもあります。
　現代社会においても同様なことがいえるのではないでしょうか、眼に映った現象のみを信じ

て、その本質を見抜くことができないのは、現代人の特徴のひとつかも知れません。安易にトリックにかかりやすいのは、人間本来の弱点なのかも知れません。そこで忘れてはいけないこと、「本質」を見極めていく力こそが中医学が訴えようとしている精神であるということです。

G 「四診合参」は診断学の基本

　わたしたちが鍼灸や漢方薬などで患者さんを治療する際に、必要なものが望診、聞診、問診、切診の四診法です。望診はわたしたちの視覚を通じて病態を診る方法で、血色や眼神、形態、姿勢、歩行にいたるまでの日常生活動作を、患者さんが診察室に入室してきたときから開始します。望診で代表的なものに舌診法があります。これは舌の形、舌の厚薄、舌の血色、舌上の苔の状態から、寒熱や虚実、また、病の位置を知る表裏などを診る方法です。

　「聞診」は入室後の患者さんが、術者の目の前に着席あるいはベッドに横たわったときに生じる体臭や、発声の力の有無などを診ます。術者の聴覚や嗅覚を用いて、患者さんの言語や身体から生じる異臭を生体情報のひとつとして加えます。

　「問診」は患者さんに問いかけることにより、患者さんの症状や体調などを詳しく診る方法です。しかし、ここで配慮しなければならないのは、必要な事柄以外は問診しないことです。患者さんのプライベートを守るうえで重要なことです。もし、個人情報を得れば守秘義務を忘れないでおきましょう。

　「切診」は望診、聞診、問診より知り得た情報に対して、体表の反応から裏づけをとる方法です。最も「手間がいる」といっても過言ではないでしょう。中医学では「体表に生じる反応は体内を映し出した鏡である」といわれています。現代医学でも内臓の異常は体壁部への反射として、生体の体表面に圧痛や硬結などの反応として出現するとされています。したがって体壁部に出現している、皮膚の軟弱、硬軟、凹凸、温度などの反応を触れて知ることにより、望診、聞診、問診の情報をより確実なものにしていくのです。

　切診で代表的なものには脈拍の強弱や血流速度、血管壁などの異常により、血流や脈拍に変化を引き起こす脈診法、腹壁の緊張や寒熱などを診る腹診法などがあります。

　これら知り得た情報から、治療方法を組み立てるのです。「どの蔵府経絡に」「どのような方法を用いて」「どのような刺激を加えて」「どのような効果を生じさせるか」そのための治療原則、すなわち治療目標の設定が重要になります。その治療目標に向けて、患者さんとともに連帯感を保ちながら治癒へと導くことも重要な手段です。

　現代医学も同様で、患者さんの主訴を診て、さまざまな検査を行い、知り得た情報から治療方針を組みたてて、必要な処置を行います。情報が少ない範囲での治療は医師自身の誤診や、治療上のミスにつながる可能性があるので、医師は必要な情報はすべての検査項目として取り上げているのです。

　わたしたちも治療方法を的確にするために、あらゆる身体の情報を収集しておきましょう。また、検査ということについては、必要に応じて大学病院での検査などを勧めなくてはならないこともあります。術者が患者さんの体の疾病に対する知識や情報量が多いほど、治療効果を高め、不必要な治療を避け、患者さんの肉体に加わる負担を少しでも軽減できることも重要な

ことです。

　故に、鍼灸治療は主訴に対して早急な鍼を刺したり、施灸するのではなく、しっかりとした診察を行った後で治療しましょう。それを詳細にカルテに書き込んで、記録として保存できるようにします（図3）。

　ここに述べたものは一例ですが、「四診合参」で欠けてよい情報は存在しません。わたしたちの臨床実践で、患者さんのために行う行為で無駄なものはありません。しかし長期に及ぶ臨床実践のなかで「捨脈従証」（脈を捨てて証に従う）「捨証従脈」（証を捨てて脈に従う）を行わなければならないこともあります。

　これは症状の「真仮」に応じて証を決定する際に、中医学はその選択肢が「捨脈従証」「捨証従脈」のいずれかを選択すると掲げられているわけです。

　『丹渓心法』には「欲知其内者、当以観乎外；診于外者、斯以知内。蓋有諸内者形諸外」（よくその内を知る者は、まさに外を観るべし、外を診する者は、これ内を知るべし。もろもろの内なるものは形になって外に現れる）とあり、これは身体内部の情報は四診を通じて身体内部のことを知る、これは内部で生じたものは必ず形となり、身体外部へ出現するという中医学の原則によるからです。

たとえばこのような患者さんが来た、みなさんはどのように考えますか？

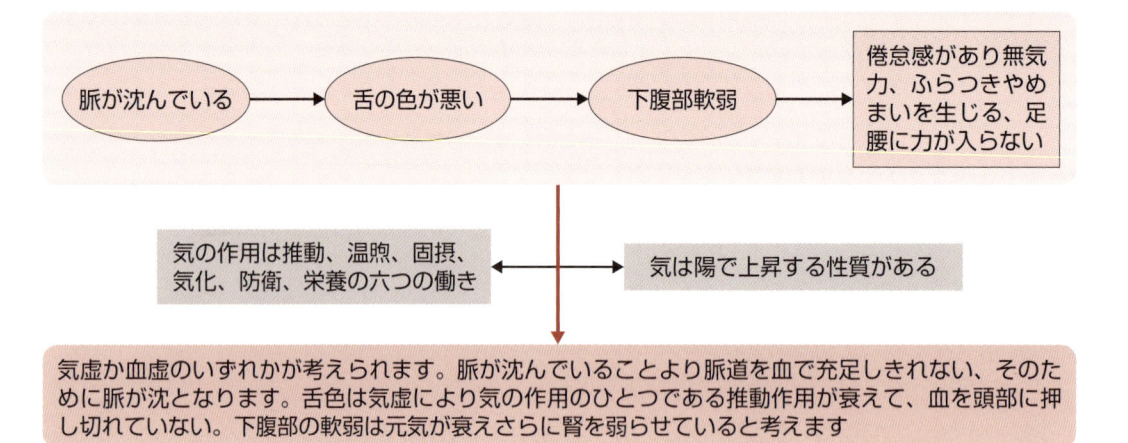

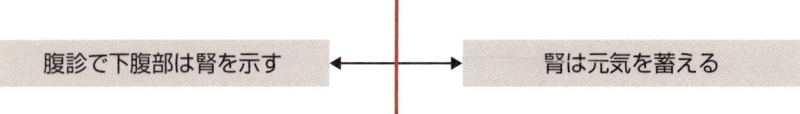

脈が沈んでいる → 舌の色が悪い → 下腹部軟弱 → 倦怠感があり無気力、ふらつきやめまいを生じる、足腰に力が入らない

気の作用は推動、温煦、固摂、気化、防衛、栄養の六つの働き ↔ 気は陽で上昇する性質がある

気虚か血虚のいずれかが考えられます。脈が沈んでいることより脈道を血で充足しきれない、そのために脈が沈となります。舌色は気虚により気の作用のひとつである推動作用が衰えて、血を頭部に押し切れていない。下腹部の軟弱は元気が衰えさらに腎を弱らせていると考えます

腹診で下腹部は腎を示す ↔ 腎は元気を蓄える

倦怠感と無気力は気虚、ふらつきとめまいは推動作用の低下により血が頭部に上がらない、足腰が無力であることからも腎気が衰えていることがわかります

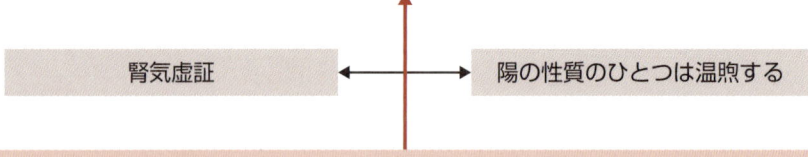

腎気虚証 ↔ 陽の性質のひとつは温煦する

ここで注目するべきことは寒が主訴にないので陽虚が生じているとは考えにくい。もし、明らかに陽虚があれば寒の症状があります

図3

第二章
診断学の基礎

内にあるものは必ず外に現れる

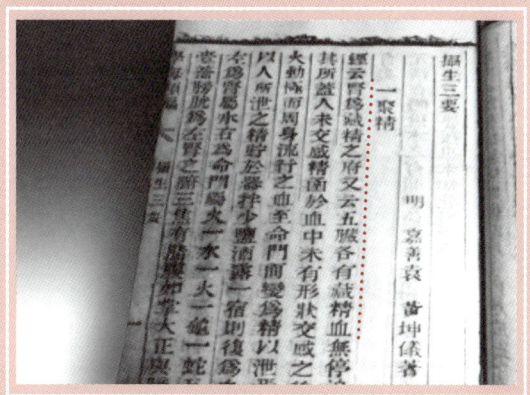

『攝生三要』
聚　精

明（1368～1644年）嘉善袁、黄坤儀著『攝生三要』。
第一の養生の要として「聚精」が載る、そこには「腎は蔵精の府」
また、「各々の五蔵には精血が蔵される」と記されている。（著者撮影）

本章で学ぶ内容

　体表の情報を集めて体内の状況を理解することは、ちょうど車体と、それらを操作する動力源の関係と同じです。精神状態や疾病の進行状況より治療手段の選択にも変化が加わるものです。伝統医学は病を癒やすことは当然のことですが、それらを主体としたものではなく、疾患の治療を目的としたものです。ここでは患者さんの状況より、どのような状態で疾患が変化しているのかを診断する「弁証」について学習します。

1．内外合一を主とする東洋医学
2．病変の状態を診断する弁証
3．四診合参からの治療指針

A 内的な変化は外的なものとして現れる
――人体のなかの五蔵六府

　東洋医学は肉体と精神を1ツとしてみています。人間の喜怒哀楽をはじめとする感情の変化は、全身の気血の運行や五蔵六府にまで影響を与えるとされています。このようなことは、日常、よくあることですが、じつは知らない間に体を蝕んでいるのです。肝は筋・眼・爪・魂を、腎は骨・耳・脳髄を、心は舌・血脈を、肺は鼻・皮膚を、脾は肌・口などを管理しています。したがって体内の異常は五蔵六府に影響を与えて、四肢末端に反応してくるわけですから、日常生活からどこが弱っているのか考えることができます。

　ここで注目すべきことは、身体の異常が経絡と経穴という特定な場所に反応点として出現し、診断点として活用が可能であることと、治療点としても配穴できることです。診断点としての経穴は後章でくわしく述べることにします。

B 外部との通路である「五識」

　みなさんは「五識」をご存じでしょうか。これは感覚器官である「五官」（眼、耳、鼻、舌、皮膚）による五通りの認識。つまり、見る（眼識）、聞く（耳識）・嗅ぐ（鼻識）、味わう（舌識）、触れる（身識）という、人間にとって、環境に対する「窓」のようなものであり、さまざまな外界の情報をこれによって認識します。この「五識」によってもたらされた個々の情報を統合し、識別・判断するまとめ役が「意識」なのです。たとえば「五識」は「今」存在するものを認識するだけですが、「意識」は過去や未来をとらえる働きをします。

　中医学はこのうちの見る、聞く、嗅ぐ、触れるという行為から体の変化を観察します。また逆に病人の五官を通して体内部の状態を診ていきます。

　これらのことを診察するうえで、わたしたちは伝統的な四つの診察技術を行います。それが望診（見る）、聞診（嗅ぐ）、問診（聞く）、切診（触れる）です。これらの情報を通して、体のなかの熱や冷えの状態、抵抗力の状態、疾病の進行具合から体内の生理的な変化をとらえ、その原因を分析して診断します。

C 痛みとは異常を伝える「体からのSOS」

　体のどこかが傷つく、当然、細胞が破壊されたので、この刺激は脳に伝えられます。これが「痛み」なのです。具体的には細胞が発痛物質というものをつくって、神経を通じて脳に伝えます。体に異常が発生したので、体は瞬時に「何とかしてもらいたい！」と大脳に知らせるのです。

　ところが痛みというものは、痛いと感じる本人にしかわからず、さらに個人差が激しく、痛み方、感受性も違います。また、痛みを測定することはできません。数値で表すことが難しいのです。

　血圧計で測定すれば血圧がわかります。血液中の血糖値を調べれば、糖尿病かどうかわかります。しかし、自覚的な痛みを測る機械はありません。

中医学はこのように数値上で出現しない痛み、冷え、熱をはじめとする体の変化を、弁証という診断方法を用いて、定量化が困難とされる体の異常を素早くキャッチして、治療方法を組み立てるのです。

D 弁証でなにがわかるか

中医の概念に「中医求本」「西医治標」（中医は病の根本を求めて治療し、西医は症状を治す）があります。これは中医は病の根本を治し、西医は病の現象を治すということを表しています。これは決して批判対比したものではありません。現代中国において中医も西医もお互いにその技術を伸ばし昇華させて、お互いに補っていくとの考え方なのです。本標の相対性を考える場合には、体内の症状を「本」とし、体表の症状を「標」とします。また、蔵府経絡では、蔵府が「本」、経絡を「標」とします。

ここで重要なことは「本」とは根本を、「標」とは枝葉末節を述べたものですが、疾病の根本が蔵なのか府なのか、経なのか絡なのかを四診を用いて探るのです。ただし現象面にとらわれてそれを根本とするのではなく、結果として症状を出現させている根本、つまり原因を明らかにすることにあります。

E 急則治標、緩則治本という考え方

「急則治標」「緩則治本」（急なれば標を治し、緩なれば本を治す）という考え方があり、「急則治標」とは、急性期の疾患に対しての部分的な症状を取り除くことで、局所に出現した症状に主眼をおきます。つまり局所の炎症症状などを抑制したり、筋の血行不良を促進させたりする対症療法がこれに相当します。

緩則治本とは慢性化した疾患に対して、病因を明らかにして、その原因を除去することが基本となります。これは疾患を誘発している原因をつきとめ「なぜ、このような体や症状が出現したか？」を分析して症状の改善に結びつけます。

たとえば、五十肩のような肩関節の運動障害が著しく、激痛で夜も眠ることができない患者に対しては、まず標である五十肩の痛みを軽減する治療を優先させ、それから五十肩になった主たる原因であり病状の根本である経絡蔵府の治療を進めます。

このほかにも主証と客証という概念もあります。これは複数に出現する症状に対して、主症状と合併症のようなもので、頭痛を起こして通院する患者さんが、その後、肩痛を起こした場合には、「主」は頭痛で肩痛は「客」であるのです。したがって主証は発病からその症状が引き続き変わらないものをいい、客証とは、時によって出没する症状や証を指すのです。しかし、重要なのは主証であり、客証はその次の問題として考えなくてはなりません。

標本、主客はその対象とする内容に違いがあり、標本では病状の根本と現象を問い、主客では病状の位置と相関性や順序などを対象とするのです。臨床的には二つ以上の症状が認められた場合には標本で分けずに、主と客で弁証します。

F 異病同治、同病異治という考え方

「異病同治」(異なる疾患に対して同じ治療方法)「同病異治」(同じ疾患でも異なる治療方法)という概念があります。「異病同治」は、さまざまな疾患に対してその用いる経穴は同じであることです。たとえば豊隆穴のひとつだけで喘息、インポテンス、胃腸疾患、精神不安を改善するといった「単穴」が複数の疾患に対して有効であることです。

「同病異治」は腰痛症なら腰痛をいくつかのケースに分類します。たとえば風寒型、寒湿型、腎虚型、労損型などに分類して、それぞれの異なった症状に当てはめて、異なる治療方法を用います。当然、このときにはどういうタイプに該当するかを証明するために、脈や舌の状態や腹部の反応を意識しなくてはなりません。同病異治は病名から経穴を配当するのではなく、全身の症状の変化に対して、発病の原因となるところに配穴していくのです。

わたしたちが使う特効穴の多くは、異病同治に属します。

このように鍼灸治療は、患者さんの訴える症状を詳しく分析して、その原因を探って、いくつかのケースに当てはめて、それが正しいか否かを、舌、脈、腹診を用いて裏づけるのです。

G 症候、体質、病態から割り出す鍼灸・漢方治療の指針
──証について

四診(望・聞・問・切)によって導き出される、疾病を治療するための指針の組み立て方です。中医学では弁証ともいわれています。

弁証は四診によって集められたさまざまな情報を分析していきます。それを蔵府、気血津液、八綱、経絡などの弁証方法を用いて証を判断します。つまり、患者さんの訴えや、体の表面に出ているさまざまな反応点、歩き方、話し方、立ち座り、顔色、呼吸の仕方、舌の色、脈の打ち方、おなかの緊張感、筋の状態にいたるまで、体から出てきた情報を分類して検討していくのです。

たとえば、患者さんの顔色が悪く、冷えの症状を訴え、下肢の痛みを訴え、脈に力がなくてしっかりと触れることができず、下腹部の筋の軟弱と冷えが認められたとします。この訴えからわたしたちは「何」を考えるかがポイントです。少なくても冷えが存在することで、温めるという機能が低下して、陽が減退しているために、陽虚が考えられます。また、顔色が悪くて舌色がさえないことから陽虚によって血が全身を供給できない、それが筋の滋養を損って、筋のしこりを発生させ、筋の緊張感を高め、末梢循環の障害を引き起こし、その結果、運動器系統の疾患を引き起こしているのではないかと考えることは可能です。したがってこのような症状を引き起こしている原因を、陽気の虚損として対応する必要があります。

治療方法としては陽を補って陰の巡りを促し、筋脈を養うことを重要視します。すると、鍼あるいはお灸のどちらを用いることが適しているかがわかります。症状の進行具合で刺激の「量」と「質」を定めて、陽気を高める、陰を潤す経穴を選んで配穴を行います。さらに蔵象説を用いて、五蔵六府の作用を引き出します。いわゆる疏泄作用や統血、宣発作用と呼ばれるものです。ただしここでは蔵府機能が正常に、さらに円滑に働いているのかが問題になってくるのです。正常に働いていなければ蔵府の作用をいくら期待しても思うような治療効果がでま

せん。したがって蔵府機能が円滑に働いていることを条件に、配穴を行う必要があります。症状によっては背部の兪穴を触って五蔵六府の反応を確かめてみたりします。中国明王朝時代の高武という名医は『鍼灸聚英発揮』蔵府井栄輸経合主治編において、いかなる疾病においても十二経脈の原穴に鍼を刺すことを強調し、これを「総刺(そうし)」と名づけました。このことからも体表面の経穴には、十二経絡と蔵府の機能異常をシグナルとして送っている反応経穴が存在しています。また、井、栄、輸(けつ)、経(こう)、合の五つの要穴も反応点もしくは治療点として活用されます。

　以上のことから肝の疏泄機能を促して陽の虚損を補い、腎を強化して陽気を保存し、全身に気血を広げるという治療目的が必要になってきます。たとえば腎の補気に原穴の太渓穴(たいけい)、漢方薬では八味丸、腎の滋陰に復溜穴(ふくりゅう)、漢方薬では六味丸などを用いて補気補血を促します、さらに兪穴による蔵府機能の促進と、症状の改善のために井、栄、輸、経、合穴を用いてその効能を引き出します。

H 現代人の心のすき間を狙う鬱証とはどういうものか

　中医学では過度の刺激、情緒的な感情の抑鬱によって中枢神経に変化をもたらし、この変化が「痰」という形で大脳の感情、思考などの領域にうっ滞を起こし、病変が引き起こされると解釈されています。

　鬱病は主に三つに分類されます。それは気鬱状態、肝気の鬱結、気血両虚によるものです。

　ひとつめの気鬱状態は「気」とは体のなかを流れているエネルギーと考えてもらえればよいと思います。気鬱とはこの「気」がスムーズに流れない状態で、「気滞(きたい)」と呼ばれているのがこれです。

　また「気」の流れが滞ると、それに伴って体のなかの水の流れも滞りやすい、湿や痰といわれる水の異常な状態が生じます。たとえば、のどに何かが詰まっていて、吐き出そうとするのに吐き出せないような症状が出現しました。中医学ではこれを梅核気(ばいかくき)と呼んでいます。

　これは気滞と、湿と痰がのどに滞ることによって引き起こされます。ヒステリー球と呼ばれているのがこれです。よく現れる梅核気の症状としては咽喉部に不快感が現れ、何物かによって塞がれているように感じ、嚥下を感じずに、胸が詰まったり、ため息をよくついたりします。時に悪心、嘔吐を起こすような症状がみられます。漢方薬は半夏厚朴湯(はんげこうぼくとう)が使われ、配穴では内関(ないかん)、豊隆(ほうりゅう)などが使われます。

　二つめは肝気の鬱結、すなわち肝の気鬱による鬱病です。中医学の蔵府学説では、肝蔵象の働きは「気を体のなかにスムーズに流して広げる役割」をもつとされています。ところが過度のストレスや、怒り、精神的な緊張などにより、肝の気を流す働きをスムーズに行うことができなくなります。このことを肝気の鬱結といいます。また、肝の働きが悪くなると、肝は筋を支配しているので、筋や腱が緊張して頭痛や頸部の肩こりなどを引き起こします。本来はスムーズに流れるべき気が流れないので気分的にも晴れ晴れとしないため、鬱的な気分状態になるわけです。合併症としては全身のだるさ、頭重感、胃の痛みなどがあります。肝の気鬱が長期化すると、肝火上炎となって口渇、頬が紅いなどの陰虚症状を伴うので注意を必要とします。漢方薬では、肝気の流れを改善する加味逍遙散などがよく用いられ、配穴では足三里(あしさんり)、合

谷、陽陵泉などが使われます。

　三つめの気血両虚は根本的な気と血の両方が不足している状態です。血は血液を含めた全身に栄養を与える働きをいいます。中医学ではこれを「血虚」（血の不足した状態）といいます。血虚は顔面蒼白などの色彩の変化となって現れるので、容易に鑑別が可能です。

　また、気の作用は血を推すことによって体内の血液循環を促す働き、すなわち推動作用により全身に栄養源を供給する役割があります。したがって気血両虚では、体力や活力の減退、思考力の鈍化、悲哀の気分など、全身のエネルギーが低下した状態が生じます。漢方薬では加味帰脾湯などがよく用いられ、配穴では太衝、足三里、三陰交、膈兪、気海などが使われます。

第三章
病因論

環境と人体、精神との因果関係を探る法則

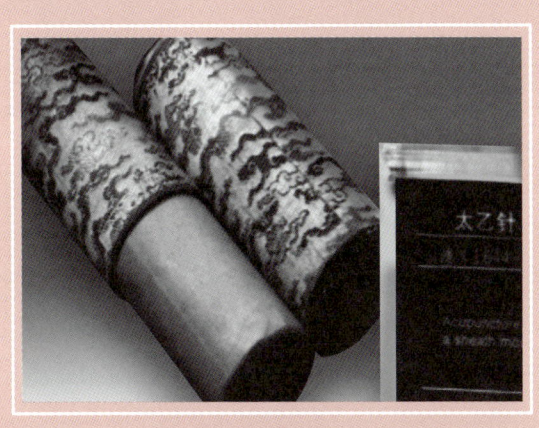

太乙神鍼方

紫禁城内で治療器具の一つとして使用された温灸器(1644・1911年)。
明(1368～1644年)の楊継洲『鍼灸大成』にみられる薬条温灸器。
清、范培蘭撰、曼荼羅華閣叢書所収『太乙神鍼方』一巻が残存する。
(著者撮影)

本章で学ぶ内容

　日常の生活で「病は気から」という言葉が、一般的にもよく用いられています。つまり、病が起きるその根底には、病因という東洋医学にみる疾病観があります。その発病の原因を、東洋医学に基づいた外感病や内傷病より身体との関係性を学習します。

1. 伝統医学の病因論
2. 外感六淫
3. 内傷七情
4. こころと身体の関係

🅐 病を引き起こす原因を追及する「病因論」

中医学では発病因子を「内因」「外因」「不内外因」と三つに分類しています。

中医学理論には、「内なるものは必ず形となって外部へ出現している」という概念があり、また、外部で受けたさまざまな情報が内部へ通じることにあります。したがって中医学では外部から襲ってくるものを外感病とし、内部から発生したものを内傷病とします。外感病証を発生させる因子が外因・六淫で、内傷病証を引き起こすものが内因・七情と呼ばれるものです。また、外因によって内傷病を起こすケースと、内因による外感病を引き起こすケースがあります。

外因・六淫は「風」「寒」「湿」「暑」「燥」「火」の六つに分類されます。特に季節や気候の温度変化との関係が深いようです。八綱弁証で診断する際の大切な手がかりとなるので、病因を明らかにするためには、疾患の性質、勢い、位置などを確認します。

外部からわたしたちの体を侵す六淫（外因）

外因は自然環境のなかで生活するわたしたちが必ず遭遇するものです。外因は気候や温度などの外部の環境の変化を六種類に分けたものです。寒いと体が冷える、暑ければ体が熱くなります。最近では冷房器具などの普及により、六淫の発病因子がさらに身近なものになりつつあります。中医学の理論で本来、六気はすべての生物を育てる天の正気として考えられています。したがってこれを「六気」とも呼んでいます。これら六気が条件の変化によっては抵抗力を失った生体で発病因子ともなるのです。そして疾患を発生させる邪気に転化した六気の外因を「六淫」と呼ぶようになりました。

また、「内風」「内寒」「内湿」「内熱」のように外部より襲ったものではないものには、「内」という言葉をつけ加えることによって区別します。

🅑 外部から疾患を誘発させる外感六淫

風

風の性質は「軽くて上がりやすく開泄しやすい、陽位を襲い易い」「善く行りて数変ず」「動を主る」「百病の長」なのです。

わたしたちがよく使う「風邪」すなわち「かぜ」のことです。『素問』風論編第四十二には「風は百病の長」であり、六淫のなかでは長として、他の六淫と合体して体のいたるところに邪を運ぶ性質をもつことが述べられています。したがって風熱や風湿、風寒などの症状を形成します。

固定せずに遊走する性質をもつ「風」は、「寒」や「湿」また「火」などを全身に広げる力をもちます。そのために疼痛などの諸症状は固定性ではなく遊走性であることから「行痺」と呼ばれています。

痺証：風寒湿の三つの邪気によって発生する運動器系を主とする症状で、痛みを訴える特徴を

もちます。

　風は陽邪に属し、陽は上行する性質をもつので、頭部や顔面部、気道などの部位に症状を引き起こします。その代表的なものには「面癱」と呼ばれているものがあり、現代の顔面麻痺に相当します。これは過労により正気が不足して経絡が空虚となり、虚に乗じて風邪が体内に侵入し、気血を阻滞することによって発生します。これを「乗虚而入」（虚に乗じて入る）という見方をします。代表的な中医薬では大秦艽湯などがあります。

　また、風邪は人体を防御している「衛気」を破って体内に侵入し、発汗の異常や悪風を引き起こします。これがわたしたちが日常よく用いる「かぜ」のことです。

　心病証の痰迷心竅証などにより発生する「痰」は、風邪が上部を侵す性質をもつことから、風と痰が結合することで、風痰が脳に上行して経絡が閉塞され、脳の障害を引き起こし鬱病などの疾患を引き起こす原因となります。したがって風邪は変化に富み、他の六淫との結合を行う性質が強いために百病の長とされました。

　蔵象では五蔵の肝と関係するので、肝気もまた風により上昇しやすい性質をもちます。肝の五志は怒であることから、肝の障害は怒りやすく肝気を上昇させます。そのため激怒による脳血管障害は、肝風内動によるものと中医学ではとらえています。

■ 内風と外風を区別する！

　臨床では運動麻痺や筋の痙攣やしびれ感などは必ず区別しておきましょう。外風はまず外部環境に原因があること。気候や気温の突然の変化、寒さや暑さが通常ではないときほど発生しやすくなります。そのほかにも細菌の感染などによるものが考えられます。さらに風は寒邪、湿邪、燥邪、熱邪と合体して風寒、風湿、風燥、風熱などの証候を形成します。内風では蔵府病証による陰虚証、血虚証などから、虚熱感を訴えます。肝風内動証などは内風に属し、痙攣、ピクピクと筋が不随意的に動くのは内風によるものと考えられています。外風による運動麻痺は末梢性に対して、内風は中枢性によるものが多くなります。

　治療原則として外風は祛風（風を祛す）を主とし、内風は熄風（風を静める）、疏風（風邪を流す）目的として行います。足少陽胆経の風池は祛風散寒、足太陰脾経の三陰交は滋水涵木、風市は下半身の風気が集まるところで、風の要穴です。

寒

　寒の性質は「陰邪、陽気を傷り易い」「凝滞性」「収引性」です。

　わたしたちがよく使う「冷える」「血のめぐりが悪い」という現象です。寒は陰性の性質をもつため、「冷え」により気血の循環が妨げられて、筋や経絡に気血が供給されなくなり、筋

挾雑症状に注目

　ここで注目すべきことは風邪が湿熱や寒湿と合体したりするケースがあることです。湿熱と合体すると風湿熱痺証となり、罹患部位に腫脹や発赤、疼痛や熱感などを生じます。

　寒湿と合体すると筋や関節への気血運行が閉塞を受けて、経脈へ流れなくなり関節の痛みや、屈伸障害を発生させます。このような状態を痺証と呼び、湿がかかわると着、寒がかかわると痛痺、風がかかわるときは行痺といわれています。痛みの種類は行、着、寒痺と分類して疼痛の性質を区別します。

B・外部から疾患を誘発させる外感六淫

の収縮や新陳代謝の障害が起こり、蔵府にも影響する性質があります。外感寒邪は傷寒とも呼ばれ、寒が衛気を損なって体内に侵入する現象です。衛気は体表を防衛する働きがあり、この防衛機能を損なうのを「傷寒」と呼ぶのです。外感病を引き起こす根拠は、外感によって侵された部位の深浅により、「傷寒」あるいは「中寒」と区別します。

一般的な「傷寒」は寒邪が肌表を損ない、衛陽を阻んで内に入るものを指すケースと、寒邪が直接、裏に入って蔵府の陽気を損なう中寒とがあります。従って寒邪が裏に入って発生する外感病と、直接蔵府に影響することで、体内の陽気が虚損状態になる内寒とは区別しておかなければなりません。

両者の特徴は、内外ともに陽虚の症状が著しく出現します。寒邪が肌表を侵すと、毛孔の収縮や拡張が閉塞を受け（腠理の閉塞）、悪寒発熱、無汗となります。さらに肺の宣発作用を妨げ、肺脈を侵して気血の循環を閉塞して、肌や筋を収縮させるように働きます。

寒邪が経絡関節を侵すと、筋脈、経絡が収縮拘急して、筋脈や関節の屈伸不利、拘急や攣縮による疼痛が発生します。

寒が厥陰経脈に入ると、すぐに経脈の拘急と攣縮を起こし、小腹部の拘急不仁を認めます。

寒邪が蔵府の脾胃を侵すと下痢、嘔吐、腹痛を引き起こし、腎、膀胱を侵すと頻尿となります。夏季時の冷たいものの多飲や、冷たい生ものの過食も影響します。

寒による激しい痛みは「痛痺」と呼ばれ、寒冷による痛みが著しく出現するものです。寒冷による気血の凝滞のために固定性の激痛や局所の寒冷感、痛みのために出現する運動障害があります。

凝滞とは「阻滞不通（そたいふつう）」という意味をもちます。すなわち阻んで滞ると通じなくなることです。人体の気血は運行を止めることはできないため、すべてを陽気の温煦（おんく）と推動作用に頼っているのです。

寒邪により経脈の気血が凝結、阻滞するとさまざまな疼痛が発生します。脈は弦緊で舌苔は

寒の病

寒の病は陰の性質をもつために陽を損ないやすく、肌表を損なって侵入したものが「傷寒」と呼ばれているのに対して、深く裏に入って直中（じきちゅう）したものを「中寒」といいます。寒邪の侵入経路は肌表より侵入し、まずは肌表を拘束します。拘束された肌表は衛気が鬱して悪寒、発熱、関節の疼痛を引き起こします。さらに入裏した場合には四肢の寒冷や下痢、腹部の冷えや痛みを生じます。肌表に侵入した場合には足太陽膀胱経に、入裏した場合は足陽明胃経の反応を診ましょう！

脈は沈み、舌色は淡白で赤みが少なく、舌苔が白い、さらに全身に血色が悪くて瘀血を形成しやすくなります。

陰寒内盛（いんかんないせい）

寒は陰に属しています。陽には属していないことからも温めるということは寒ではできないのです。温めるためには寒が去らなければならない、すなわち祛寒を治療目標におくのです。寒の内盛は体内で寒が盛んに活動しているということです。したがって温めることのできない寒が体内で活発に働いています。これは寒冷を体内に運んでいるのです。

白滑を呈します。『素問』痺論第四十三に「痛者、寒気多也。有寒故痛也」（痛いのは寒気が多いから痛むのです）とあります。

寒邪による発熱性の病証は後代には『傷寒論』六経弁証の基礎を築いたのです。

蔵象では五蔵の腎と関係するので、寒は陰性のために下行する性質をもちます。また腎の五志は驚、恐であるために、驚きや恐怖のために腎気は乱れて下肢にめぐらないためにぶるぶると震えたりします。

■ 内寒と外寒を区別する！

外部からの寒、すなわち外寒は「実寒」に属し、陽虚による内部の寒は「虚寒」に属しています。治療原則は外寒には「散寒」を行い、虚寒には「補陽」を行って陽気を増します。

五蔵六府の陽虚は、蔵府機能の減退を引き起こし、さらには四肢の末端における気血の進行を妨げて、肌表や筋を滋養しなくなります。これは筋の硬結や緊張、筋力の低下などを引き起こすことになり、各種の運動を行う際には支障をきたすことさえあります。鍼灸治療に用いられる気海と関元には、益気壮陽、運脾化湿を促す作用があります。

湿

湿の性質は「陰邪、気機を阻滞し易い、陽気を損傷させる」「重濁性」「粘滞性」「下に注ぎて、陰位を襲い易い」です。

わたしたちがよく使う「ジメジメする」という現象です。湿は陰性なので下注しやすく、下半身が侵されて湿がたまり、浮腫や下痢を起こしやすくします。

『重廣補注黄帝内経素問』太陰陽明論篇第二十九には「傷於湿者、下先受之」（湿邪に傷れば、先ず下部が侵されます）との記載があり、湿の性質を裏づけています。

湿は重濁性や粘滞性があり、全身倦怠感や体が重くて活動が鈍くなり、病を慢性化させる性質をもちます。特に粘滞性は湿邪によることが多く、舌診を行うときにも「ネバネバ」した苔などが認められ、さらに苔が黄色くなっている場合にはこれを湿熱として診ます。湿邪が人体を侵すと、蔵府経絡に湿邪がとどまり、気機の阻滞を引き起こします。

また湿邪が「重濁性」をもち、「重」は沈重、「濁」は混濁の意味をもちます。したがって湿邪の疾患は、排泄物と分泌物のなかに汚物が混ざっている特徴をもつことから、小便は混濁不清、大便は溏瀉、下痢、膿血、婦人では帯下が多く、肌表面に湿疹などに変わって出現します。

脾胃の運化作用の減退により湿が集まって痰を形成します。このような痰は熱が加わっていないために、舌上に粘滞性や苔黄色になってはいないので、鑑別が容易にできます。

> **湿邪による病証**
> 湿の性質は重く、粘っこい、濁って、滞りやすい、溜まりやすいと覚えておけば湿邪による病証が考えつきます。体が重い、口のなかが粘っている、痰があるなど、関節の働きが滑らかではないといった具体的な症状に当てはめてみましょう。また、舌診では膩苔などを形成しますので客観的に容易に判断できます。治療原則は清熱利湿を中心に行います。清熱は熱を冷ます、利湿は湿の流れを促すことです。足太陰脾経の陰陵泉は健脾利湿の効果があり、運化作用を促して湿濁を化します。

脾胃の五志は「思」であるために、思いつめると「気が結する」ので、気血の流れが損なわれ、腹部膨満や消化不良などの症状が認められます。脾の運化作用とは気血津液の流れを改善して、湿の運化を促し、体内への蓄積を阻むようにする働きがあります。暑くてむしむしするときに、体がだるくイライラするのはこの湿邪のためです。

　このような湿邪が原因で起こる痛みを「着痺」と呼んでいます。皮膚のしびれ、四肢がだるくて動かしにくい、濡脈、舌苔白膩などの臨床所見は「着痺」によります。

　湿は寒と同様に陰邪で上昇するより下降する性質をもちます。したがって両者が重なり合うと、寒が下焦に降りやすくなり、さらに湿の粘滞する性質によって祛寒できずに、凝滞性のもつ寒の性質と合体して気の機能をも阻むのです。

■ 内湿と外湿を区別する！

　内湿は蔵府機能の低下により発生し、蔵府機能のなかでも脾の運化作用の衰えが湿邪を形成する要因になります。外湿は外部からの湿が体内に影響を及ぼしたときに発生し、化熱しやすいので湿熱を生みます。また、湿は陰性なので寒と結合しやすく、寒湿を形成します。したがって内湿には「脾の運化作用」を用いて湿を流し、外湿のものは湿邪を出すことを目的に行います。湿邪は寒湿以外に風湿、湿熱、湿痰を形成します。

熱（暑）

　暑の性質は「昇散し、津を傷りて気を消耗し易い」「夾湿（きょうしつ）」です。

　わたしたちがよく使う「熱っぽい」「暑苦しい」という現象です。暑熱は陽性なので上昇する傾向をもっています。特に暑邪は盛夏にみられるので、正気の消耗や津液の消耗を著しく促すものです。湿と合体して湿熱を生み、四診では粘滞性の舌を生み、泥状便の下痢、全身倦怠感を発生させます。時期的によく遭遇するのは、梅雨や夏場の雨期が続くことにより、「蒸し暑さ」でよく経験していることです。

　暑熱は陽で上行する性質があるために津液を消耗させて、多汗や口渇などの陰液が不足する症状に加えて、頭面部の症状が出現します。四診の特徴では脈状が数で洪大となります。蔵象では五蔵の心と関係するので、暑熱が陽邪となり心臓に負担をかけます。

　暑病の軽度なものは「傷暑」です。全身の多汗と口渇、多飲、顔面が紅潮し、めまい、呼吸

寒湿の邪が内部に侵入して脾胃を損なう　夏期は暑くて冷たい物を口によくする季節です。ところが暑邪を感受して、冷たいクーラーのよく効いた部屋で体を冷やしたり、冷たいものの過食などにより、寒湿性の邪により表が拘束を受けて、暑熱が身体の内部に鬱して、寒湿の邪が内部に侵入して脾胃を損ないます（陰暑）。

暑邪は湿邪と合体して「暑湿証」を形成　この証の特徴は、体表部を触れるとすぐに熱感を感じることはないが、次第に熱感が伝わってきます。全身倦怠感、口渇、胸脇苦満、腹部の脹痛や悪心、嘔吐、心煩などの証候が出現します。この場合は足太陰脾経（あしたいいんひけい）や足陽明胃経（あしようめいいけい）を用いて陽明の熱を瀉していくようにします。督脈の大椎は清熱の経穴で、瀉法を用いると暑熱を散らす効果が期待できます。

が粗い、さらに尿が紅くなり、全身の脱力感などを引き起こします。重篤なものは「中暑」と呼ばれ、大汗で高熱を出し、顔面蒼白、両手と両足から寒冷感が上がってきます。暑熱が脳に入れば昏倒や譫語(せんご)（うわごと）、意識不明となります。

燥

燥の性質は「多くの津液を乾燥させる性質を持つ」「肺を傷り易い」です。

わたしたちがよく使う「乾燥する」「かさつく」という現象です。燥は陽性なので上昇する性質をもちます。乾燥させる性質のために津液を損ないやすく、口渇、のどの渇き、鼻の乾き、皮膚の乾燥や毛髪の艶がなくなります。燥邪は肺に侵入しやすいので口腔や鼻腔から肺を侵し、肺の宣発粛降機能を低下させ、呼吸器系の疾患を発生させます。また、津液を損ないやすいことから痰を発生します。中医は「肺は湿を好んで燥を嫌う」といわれています。これは肺や気管の粘膜が潤いを保ち続けているという肺の性質を説明したものです。

したがって燥邪のもつ乾燥させる性質は、生体において種々の乾燥状態を引き起こすのです。
外燥は気温の違いにより温燥と涼燥とに区別されます。

手太陰肺経の栄穴である魚際を瀉法して、足少陰腎経と陽蹻脈の交会穴である照海を補うと津液を生じて燥を潤すことができます。

火・熱

性質は「陽邪で気、津を消耗し易い」「炎上性」「風を生じ、血を動かし易い」です。

わたしたちが日常、よく感じる「焼けるような」という現象です。火邪は内因性のものと外因性のものとの二つに分類されます。内因性のものは「炎上する」という陽性の代表的なものです。炎上して頭部や顔面部、咽喉部にまで影響を与えます。精神障害を引き起こす痰火擾心(たんかじょうしん)は津液に火が加わり、津液を灼傷(しゃくしょう)して痰を形成し、心を襲ってその神明をかき乱すという障害を与えます。このような症状が発生すると意識障害や、不眠、狂躁、譫語、咽喉部の乾燥、口唇の乾燥、精神疲労が出現します。また、火が肝の陰液を消耗させることにより、筋や脈絡などを滋養できなくなって肝風内動の症状を起こします。筋脈への影響は四肢の痙攣、筋硬直、角弓反張(かくきゅうはんちょう)、手指がピクピクと動き、高熱、譫語や昏睡などが現れます。

脈絡への影響は血尿、吐血、鼻血、血便などの、体内の血を「動血させる現象」の出現が認

陰虚内熱(いんきょないねつ)
虚熱に属し、蔵府機能の失調により発生する
五蔵六府の生理的な機能が衰えることにより生じる。口渇や便秘、眼の充血、顔面部の紅潮（頬部）があり、入裏するにつれて鼻血、下血などがみられます。

陽盛亢熱(ようせいこうねつ)
実火に属し、陽が極まって熱が亢進すること
①肌表で火が盛んになると熱毒となり癰や瘡が形成され、熱毒が上焦に侵入すると耳下腺炎、扁桃腺炎、咽頭炎を患います。
②熱が極まって内風を発生すると、手足の痙攣や意識障害、牙関緊急、高熱を生じ、さらに進むと角弓反張となります。

められます。さらに火が血分にまで深入すると、腫瘍、瘡瘍を起こします。瘡瘍では疼痛や発熱、発赤、腫脹などが局所に認められます。

　四診では舌が紅く、心蔵象と関係するために舌尖部の発赤や紅点、頬部の紅色、眼の充血、歯齦の腫れがみられます。脈では数や洪で実証の症状が著しく出現します。蔵象では五蔵の心と関係するので神明や血脈をつかさどるために、精神状態や循環器系の疾患があります。

　外感の火は実火に属します。内火は五志の過度の変動により生じます。これを「五志化火」と呼びます。ストレスの蓄積や、過度の七情の変動により、その反応が化火を形成する素因になります。手陽明大腸経は多気多血の経絡です。合穴の曲池と原穴の合谷に瀉法を行うと瀉火解毒の効果が期待できます。熱毒、火毒が頭部や顔面部に上昇して気血が壅滞して生じる病証には、この二穴に優れた効果があります。陽明に熱をもつアトピー性皮膚炎の患者さんに対して、曲池と合谷の瀉法には著しい治療効果が期待できます。

内部から疾患を誘発させる内傷七情

　外感病証は自然界の気候が生体に影響して疾患を引き起こすのに対して、内因は内部から生じる病因を指します。特に過度の情緒変化が五蔵の生理機能を減退させて、五蔵六府の症状を訴えるようになります。七情には「喜ぶ」「怒る」「思う」「憂う」「悲しむ」「恐れる」「驚く」という七つの情緒を指します。これらは五志とも呼ばれ、それぞれが五蔵とかかわりあいます。五蔵六府に病があれば精神状態にまで波及し、絶えず情緒に対する抑圧などは、器質的、機能的なものにまで症状を引き起こします。したがって肉体と精神は一体である不二の考え方をもちます。仏教哲学ではこれを「色心不二」と呼び、「色」とは肉体、「心」とは精神を指します。

　本来の「心」の意味は生命を現したものです。したがって仏教哲学でいう「色心不二」とは、生命活動において、抑うつなどの精神的な要素が原因となり、肉体、五蔵六府にまで波及する現象です。

　七情によって誘発された病証が長期化することにより、気鬱が同時に長くなることで五志化火を形成します。『臨床指南医案』には「鬱則気滞、気滞久必化熱」（鬱すると気が滞り、気が滞ると必ず熱に化ける）との記載があり、精神的な障害は人体の気血の流れにも影響し、気は血の帥であり、血は気の母であることから、気血は相互間で協調し合っています。したがって気血の働きが落ちると、蔵府の機能も落ちます。

　精神と蔵府の関係は二つの働きに分けられます。

　ひとつは蔵府の異常は精神的な活動に影響を与え、少しのことで怒ったり、悲しんだりして、感情面の変化が激しくなってきます。蔵府が病むと、その多くは五志に従って感情の変化が起こりやすくなります。

　二つめは極度の感情の変化が蔵府の働きに影響を与える場合で、これは五行の相生相剋の考え方から、とくに相剋する蔵府に影響を与える。これは腎の恐や驚きが伝わり心を悪くする（水剋火）、極度の喜びは肺を悪くする（火剋金）、激しい悲しみや心配事は肝を悪くする（金剋木）、怒りが続くと脾を悪くする（木剋土）、思いが続くと腎を悪くする（土剋水）というよ

「喜」

　心との関係が深く、「喜」により精神的な緊張感がほぐれます。病因においては過度の笑いという動作により心気が発散され、収めることができないために、神明を守ることさえできなくなります。したがって精神の集中力などが欠けて精神的な症状を訴えるようになります。また、一定の欲望に対する充実した喜びです。これらが過度になると人間にも影響を与えます。欲望に対する充実度が過度になると有頂天となりやすく、精神的にも心に隙が発生し、ふとした油断から身体を危機に陥します。

　『霊枢』本神論に「喜楽者、神憚散而不蔵」（喜楽がすぎれば神気が散じて固守しません）さらに喜びと笑いが続くと肺を損ないます。

「怒る」

　肝との関係が深く、怒りという感情は抑制が困難です。イライラする、ストレスがたまるなど、日常生活で最も遭遇するのがこの情です。ストレスは肝への病証を起こし、逆に肝が病む者はイライラしたり、怒りやすくなります。過度の怒りは肝の疏泄機能を低下させ、肝気の上昇を引き起こします。血も気逆に従って昇り、その代表的な臨床所見では頭が脹る、頭が痛い、顔色が紅く、眼も紅くなります。著しい場合には血を吐き、卒倒や昏迷に陥ったりします。『素問』生気通天論には「大怒則形気絶、而血菀於上、使人薄厥」（人体の陽気は大怒によって逆乱し、経絡を隔絶して通じなくさせ、血液を上部に鬱積させ、昏厥を引き起こす。これを「薄厥」という）。また『素問』挙痛論では「怒則気逆、甚則嘔血及飧泄」（激しく怒れば気は上逆し、甚だしければ血を吐いたり、下痢したりします）との記載があります。

　さらに怒りや心配事が続くと脾を損ないます。

「思う」

　脾との関係が深く、「思いこむ」などの随意的な精神状態から発生します。神経質な人がよく胃腸病になるのは「思」と脾胃が関係しているからです。消化器系疾患に影響します。したがって過度の「思」によって脾失健運となり、脾気の鬱結を引き起こして脘腹脹満、納呆や大便が溏となります。

　『素問』挙痛論には「思則心有所存、神有所帰、正気留而不行。故気結矣」（思慮しすぎれば心はいつも何かをその内に存し、精神もひとつのところにとらわれて、その結果、正気は停滞して循行できません）。

　さらに「思」が続くと腎を損ないます。

「憂う・悲しむ」

　肺との関係が深く、こころが滅入って病んだ状態を現しています。憂鬱ともいわれ、長期の憂鬱は呼吸器系に影響しやすいといいます。過度の憂は肺気を損なうために呼吸が浅く、倦怠

感や精神状態にまで影響を引き起こします。

『素問』挙痛論には「悲則心系急、肺布葉挙、而上焦不通、栄衛不散、熱気在中、故気消矣」（ひどく悲しめば心経は引きつり、肺は膨らんで〈上に持ち上がり〉、このため上焦は疏通しなくなり、営気と衛気が行き届かなくなって、熱気は胸中に鬱してしまいます。そこで「悲しめば気が消沈する」というのです）。

さらに悲しみが続くと肝を損ないます。

「恐れる」

腎との関係が深く、心のなかが空虚になった状態で、その隙間にものが通り抜けていくことを指します。過度の恐怖は腎気の不固を起こして気をもらします（気泄という）。臨床所見では失禁、遺精、昏厥が認められます。

『霊枢』本神論には「恐懼而不解則傷精、精傷則骨痠痿厥、精時自下」（恐れが解けなければ精を損ない、精が損なわれれば関節が軟弱になって萎縮し、四肢が厥冷し、精液がいつも漏れ出します）。

さらに恐や驚が続くと心を損ないます。

「驚く」

驚いた馬の状態から名づけられた名称です。突然の驚きは心気を損ない、心気が乱れて神明の戻る所がなく、不安定な精神状態を指します。臨床所見では不安神経症などになって出現します。

わたしたちの精神的な要素はさらに相剋関係により、他の蔵府にまで影響していくことも認識を深める必要があります。たとえば、怒は五志で肝に属し、大怒は肝木の剋す脾土にまで影響を与え、肝脾不和証などを引き起こします。

『素問』挙痛論には「驚則心無所倚、神無所帰、慮無所定。故気乱矣」（驚いたときには心はやみくもに動悸して頼る所なく、精神も不安定となって帰る所がなく、思慮も一定しなくなります。そこで「驚くと気が乱れる」というのです）とあります。

相乗相侮関係による感情の変化

精神感動	蔵府	感情の変化
悲しみ	肝胆	怒り
驚き・恐怖	心小腸	喜び・笑い
怒り	脾胃	思い
喜び・笑い	肺大腸	悲しみ
思い	腎膀胱	驚き・恐怖

『黄帝内経』には「百病は気より生ず」とあります。
- 喜んで心を損なうときは、その気散じて、腎気に乗ず（水剋火）＝怒れる
- 怒って肝を損なうときは、その気は昇り、肺気に乗ず（金剋木）＝憂う
- 憂えて肺を損なうときは、その気聚りて、心気に乗ず（火剋金）＝喜ぶ
- 思うて脾を損なうときは、その気結ばれ肝気乗ず（木剋土）＝怒る

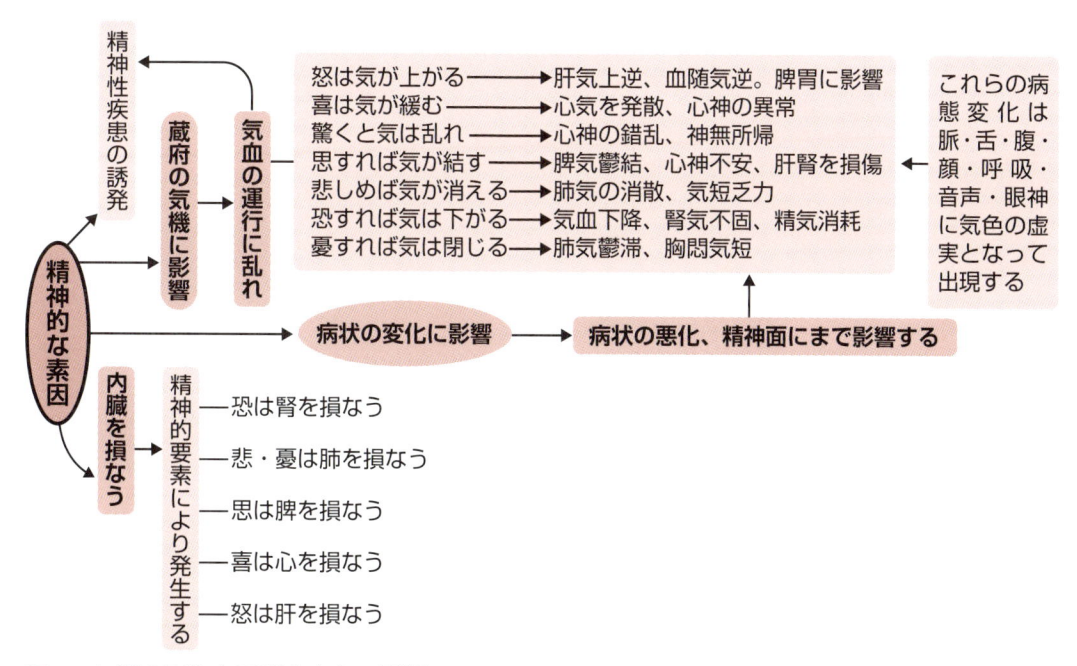

C・内部から疾患を誘発させる内傷七情

```
                                   怒は気が上がる ──→ 肝気上逆、血随気逆。脾胃に影響
                    蔵 気    喜は気が緩む ──→ 心気を発散、心神の異常
       精神性疾患の誘発  府 血    驚くと気は乱れ ──→ 心神の錯乱、神無所帰      これらの病
              の の    思すれば気が結す ──→ 脾気鬱結、心神不安、肝腎を損傷   態 変 化 は
              気 運    悲しめば気が消える ──→ 肺気の消散、気短乏力       脈・舌・腹・
              機 行    恐すれば気は下がる ──→ 気血下降、腎気不固、精気消耗   顔・呼吸・
              に に    憂すれば気は閉じる ──→ 肺気鬱滞、胸悶気短        音声・眼神
              影 乱                                に気色の虚
       精      響 れ                                実となって
       神                                        出現する
       的 ──→ 病状の変化に影響 ──→ 病状の悪化、精神面にまで影響する
       な
       素     精   ── 恐は腎を損なう
       因 内  神
         臓  的 ── 悲・憂は肺を損なう
         を  要
         損  素 ── 思は脾を損なう
         な  に
         う  よ ── 喜は心を損なう
            り
            発 ── 怒は肝を損なう
            生
            す
            る
```

図 1：七情の変化と五蔵六府との関係

● 恐れて腎を損なうときは、その気怯れ（おそれる）脾気乗ず（土剋水）＝思う

暑き則は気泄れ（夏の暑いときは腠理が開くので気が漏れる）、寒するときは、気おさまる（寒冷の冬は腠理が閉じるゆえに気は内におさまる）とあります。

五行の行とは行列や秩序という意味をもち、五行の相剋関係において秩序の保たれた関係を利用して病が侵入するケースです。その主な原因として過度な七情の変動が、自蔵府だけではなく他の蔵府を侵すという現象です（図1）。

身体内部に鬱積された過度な精神の変動と、蔵府の衰えによる五志への影響には特徴があるので注意をしておきましょう。

『霊枢』本神編には「血」「脈」「営」「精」「神」のすべては五蔵のなかに蔵され、さまざまな精神活動においても五蔵から離れることはできない。特に心の働き（神明）には「魂」「魄」「意」「志」「思」「慮」「智」が同時に働くことにより、人間の精神活動が行われているとされています。

「魂」と「魄」は最初に外界の刺激を触れる初期の心の働きです（感覚）。「意」は外界の刺激に対する性質と、個人の過去の記憶に存在する情報を受け入れるための相互検証で、ここで初歩的な「意」が萌芽します（知覚・記憶）。「志」（分析する力）はそれらを分析して目標を設定すること。「思」（比較する力）は目標に向かっての計画を分析思考することです。「慮」（総括する力）は目標に対してさらに深き思考を重ね、多くの事柄を総括し比較すること。「智」（判断する力）は総合的な分析により結論を導き、反応して判断を行い、外界の事柄に対して、正常に感知し判断することにより処理する能力を引き出します。

これらの精神的な働きによって、わたしたちは社会と自然界で生活を営んでいることが古典

表1：病機十九条

1. 諸風掉眩、皆属于肝（諸々の風の掉眩するは、皆肝に属す）
2. 諸寒収引、皆属于腎（諸々の寒の収引するは、皆腎に属す）
3. 諸気膹鬱、皆属于肺（諸々の気の膹鬱するは、皆肺に属す）
4. 諸湿腫満、皆属于脾（諸々の湿の腫満するは、皆脾に属す）
5. 諸熱瞀瘛、皆属于火（諸々の熱の瞀瘛するは、皆火に属す）
6. 諸痛痒瘡、皆属于心（諸々の痛、痒、瘡は、皆心に属す）
7. 諸厥固泄、皆属于下（諸々の厥、固、泄は、皆下に属す）
8. 諸痿喘嘔、皆属于上（諸々の痿、喘、嘔は、皆上に属す）
9. 諸禁鼓慄、如喪神守、皆属于火（諸々の禁、鼓慄し、神の守りを喪うが如きは、皆火に属す）
10. 諸痙項強、皆属于湿（諸々の痙、項の強ばりは、皆湿に属す）
11. 諸逆衝上、皆属于火（諸々の逆にして上に衝くのは、皆火に属す）
12. 諸脹腹大、皆属于熱（諸々の脹りて腹の大なるものは、皆熱に属す）
13. 諸躁狂越、皆属于火（諸々の躁にして狂越するは、皆火に属す）
14. 諸暴硬直、皆属于風（諸々の暴〈にわか〉に硬直するは、皆風に属す）
15. 諸病有声、鼓之如鼓、皆属于熱（諸々の病みて声あり、これを鼓すれば鼓の如きは、皆熱に属す）
16. 諸病胕腫、疼酸驚駭、皆属于火（諸々の病みて胕腫し、疼酸、驚駭するは皆火に属す）
17. 諸転反戻、水液渾濁、皆属于熱（諸々の転じて反戻し、水液渾濁するは、皆熱に属す）
18. 諸病水液、澄澈清冷、皆属于寒（諸々の病みて水液の澄澈清冷なるは、皆寒に属す）
19. 諸嘔吐酸、暴注下迫、皆属于熱（諸々の酸を嘔吐し、暴注して下に迫るは、皆熱に属す）

文献に記載されています。これらは先人たちが、精神の働きと肉体との関係に対して、すでに二千年前の昔に論究していたのです。したがって内傷七情弁証による疾病の発生過程を無視することはできません。

病因には内因、外因、不内外因の三つが、わたしたちの病気を引き起こす原因として存在しています。外因の外部環境による生体を脅かす要素、これをまとめたものが『素問』に記されている「病機十九条」と呼ばれているものです（表1）。

病機を掌握するのには「各司其属」（おのおのつかさどるものがどれに属するか）が非常に重要であり、覚えていると便利です。

「病機十九条」は六気に対するものは十二条、火に属するものは五条、熱に属するものは四条、風、寒、湿は各一条、人体の上下各一条と五蔵の五条です。しかし、六気中で燥気の病気のみが欠如しています。金元時代の劉完素は『素問玄機原病式』で「諸梁枯涸、干頸酸揭、皆属于燥」（もろもろの枯渇は頸を持ち上げることをだるくしたりする。これは燥に属する）の一条が加えられました。

「病機十九条」は大脳皮質、交感神経や副交感神経、また、内臓諸器官の働きが生理学的に衰え、病理的な反応として出現するさまざまな現象を論じたものです。

1. 諸風掉眩、皆属于肝（諸々の風の掉眩するは、皆肝に属す）

- 風気の異常は最も肝病を誘発します。肝は眼に開竅するために風気が上で擾乱してふらつき、めまいを引き起こします。掉とは掉揺を指し体力が揺れているという意味をもっています。
- 肝は筋をつかさどるので筋が震えるような現象を引き起こします。

C・内部から疾患を誘発させる内傷七情

2. 諸寒収引、皆属于腎 （諸々の寒の収引するは、皆腎に属す）

- 寒気の異常は最も腎病を誘発します。腎は骨をつかさどるので、寒気が旺盛になりすぎると、腎陽が筋骨を温煦できないために筋脈の拘急や屈伸不利などの症状が出現します。したがって筋脈の拘急（収縮）と関節の屈伸不利は寒気による症状のひとつです。

3. 諸気膹鬱、皆属于肺 （諸々の気の膹鬱するは、皆肺に属す）

- 呼は気をつかさどり呼吸の働きを調節します。したがって気病の多くは肺で認められます。
- 邪気による症状は、宣粛作用の低下、喘息と胸悶などの症状が多くみられます。したがって胸悶や激しい呼吸は肺の病として考えます。

4. 諸湿腫満、皆属于脾 （諸々の湿の腫満するは、皆脾に属す）

- 湿気の異常は脾を傷つけます。脾の機能に運化作用があり、水湿などを運びます。この機能が働かなくなると、津液の代謝が正常に行えなくなり、水液が停滞して全身あるいは局所の腫脹を発生させます。したがって水腫脹満は湿邪が原因で発生しますので、脾の病として考えます。ここの湿とは六気のなかの湿気で、湿度の高い場所や、長時間プールや海水につかっていると、それは湿の邪気として考えます。

5. 諸熱瞀瘛、皆属于火 （諸々の熱の瞀瘛するは、皆火に属す）

- 火は陽邪であり、多くは発熱します。火邪は心を損ない、神明などが衰えることで昏厥となり、陰液を灼焼して、筋脈が養うことができません。風と合体することにより風火煽動の抽搐が生じます。したがって真熱、悶瞀、瘛従などの症状の多くは火邪によります。

6. 諸痛痒瘡、皆属于心 （諸々の痛、痒、瘡は、皆心に属す）

- 瘡瘍は癰、疔、疸などのできものを指します。疼痛とかゆみは瘡瘍の主な症状です。
- 心は火に属して血脈をつかさどります。心火の熾盛は肌膚血脈を灼焼して癰腫を形成します。したがって瘡瘍および疼痛とかゆみの多くは心の病として考えます。癰腫は火が主な原因となることから、火の性質をもつ食物をとることを控えます。たとえば辛い刺激物、味の濃い食料品などが該当します。

7. 諸厥固泄、皆属于下 （諸々の厥、固、泄は、皆下に属す）

- 腎、膀胱、大腸、小腸は下焦部に存在します。腎陽の衰えは腎陽虚証を生じて寒厥となり、腎陰が衰えると腎陰虚証を生じて熱厥となります。腎陰虚が進行すると陰虚火旺が発生し、多く昏厥となります。
- 「固」は大小便が不通で固まるという意味をもちます。「泄」は大小便が瀉して尽きないことを表しています。したがって腎気が衰えて腎気虚証を生じると、大小便の二便は正常な働きを失うことにより体外に排出ができなくなります。また、膀胱の気化と大腸の伝導機

能が衰えると二便の不通か瀉利不禁（下痢が尽きないこと）となります。

8. 諸痿喘嘔、皆属于上 （諸々の痿、喘、嘔は、皆上に属す）

- 心と肺は人体の上焦部に位置します。肺熱葉焦（肺熱が肺葉を燃やすこと）により、肺の水の敷布が衰えて筋骨を養うことができないために痿証を生じます。
- 肺蔵象における肺の生理機能には宣発と粛降作用の二つが主な働きを行います。脾の昇清降濁作用により肺へ運ばれた気、血、水は、宣粛作用でまるで樹木を繁らせるように、全身へ散布しているのです。したがって散布や発散させる宣粛作用の衰えは、樹木が涸渇するように、気、血、水の恩恵を受け取れずに枯れる、すなわち陰虚が発生し、さらに熱を生じて化火する傾向をもちます。
- 心肺の気の機能が閉塞を受けて鬱すると気喘を引き起こしやすくなります。
- 肺気上逆により胃気上逆を引き起こしやすく嘔吐を発生する。したがって多くの痿証や喘証、嘔吐などの症状を引き起こすと考えます。

9. 諸禁鼓慄、如喪神守、皆属于火
（諸々の禁、鼓慄して、神の守りを喪うが如きは、皆火に属す）

- 火熱が内部で旺盛な状態では閉塞を受けて鬱し外部に出せなくなります。したがって陽盛格陰（陽が盛んになり内部に陽が閉じこめられ、症状が陰証となって出現することになります。真熱仮寒など）を生じやすくなります。
- 内火のために心神の擾乱が生じて神志の異常がみられます。
- 真熱仮寒のため症状に戦慄（仮寒の象）や口噤不開が認められます。

10. 諸痙項強、皆属于湿 （諸々の痙、項の強ばりは、皆湿に属す）

- 湿邪は最も陽気を阻害しやすい、筋脈の滋養を失い、項部の拘急を引き起こします。
- 湿が顕著な場合には熱に化して、太陽経脈などに侵入すると、角弓反張などの症状を生じます。したがって痙病、項強などは湿が原因しています（図2）。

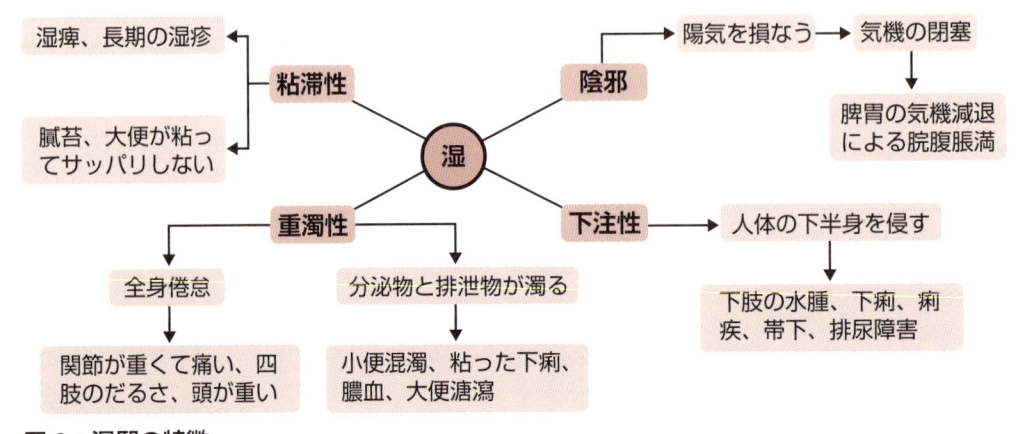

図2：湿邪の特徴

11. 諸逆衝上、皆属于火 (諸々の逆にして上に衝くのは、皆火に属す)

- 火の性質は炎上する。火邪が人身を損なうと蔵府の気の機能が上逆する。逆上すると火の特性が上昇する性質をもつために人体の上部、すなわち上焦部の症状を訴えるようになります。
- 嘔吐などの逆気上衝（気逆により上部に向かって衝くこと）の証です。「衝」は衝突などの意味を含み、人体の上を衝くということです。

12. 諸脹腹大、皆属于熱 (諸々の脹り腹の大なるものは、皆熱に属す)

- 外感熱邪が表証から裏証にと伝わると、陽明の熱が結して府実の病証となり、常に腹部膨満感が生じます。
  また、疼痛と拒按が認められると、実証の便秘が生じます。したがって腹脹などの症状は多く熱邪がかかわります。

13. 諸躁狂越、皆属于火 (諸々の躁にして狂越するは、皆火に属す)

- 火の性質は動をつかさどります。心神擾乱しやすいために狂言や躁動不寧、人に対してよく怒るなどの症状が出現します。火が上昇して脳内に入り神明を乱すために、治療には火熱を降ろすことが優先されます。また、痰迷心竅などの無形の痰を生じて起こす神志の病があります。

14. 諸暴硬直、皆属于風 (諸々の暴に硬直するは、皆風に属す)

- 陽邪は風と為す、よく動いて変わりやすい症状をもちます（善行而数変）。風邪は肝、筋、経脈、経気の流れが悪くなると、筋脈硬直して軟らかくならず、屈曲などの曲げる動作ができなくなります（図3）。
- 突然発作の筋脈硬直は風邪が引き起こしています。硬直とは突然発作の筋脈の攣急による屈伸不利を指しています。

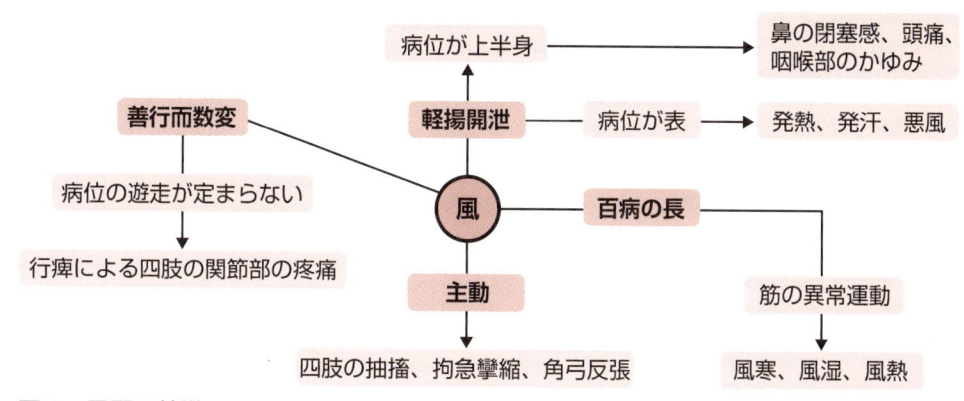

図3：風邪の特徴

C・内部から疾患を誘発させる内傷七情

> **軽揚と善行而数変**
>
> 古典には「軽揚」という言葉が出てきます。これは軽く揚がると書かれています。軽くとは浮上しやすい、揚がるとき上昇するという意味をもっています。
> 「善行而数変」は、よくめぐりいろいろな形に変化しやすいという性質を表現したものです。つまり遊走性があり、全身、すみずみまでの流れやすい状態を示します。したがって風は昇・降・浮・沈という運動を行うことができる性質をもちます。

15. 諸病有声、鼓之如鼓、皆属于熱
（諸々の病みて声あり、これを鼓すれば鼓の如きは、皆熱に属す）

- 飲食の停滞は鬱して化熱し、熱が積み重なり滞りを生じて（積熱壅滞）、腹脹腸鳴があり太鼓のような腹です。消化不良や過度の飲食に対しては不内外因でもありますので、患者さん自身でコントロールすることも臨床的には必要です。

16. 諸病胕腫、疼酸驚駭、皆属于火
（諸々の病みて胕腫し、疼酸、驚駭するは皆火に属す）

- 火邪壅盛により肌膚がきずつけられ、赤く腫れて疼痛としびれなどの所見が出現します。
- 火邪が著しく五蔵を攻めると、心神を擾乱させて精神的な影響を引き起こします。心神の乱れは精神的な要素となるために、社会的に影響を与えることさえ生じます。
- 皮膚の腫れ、癰腫や痛み、しびれは火邪によることが多く、発赤があり腫れて疼痛を訴えるものは外科的処置を行うことも考慮します。

17. 諸転反戻、水液渾濁、皆属于熱
（諸々の転じて反戻し、水液渾濁するは、皆熱に属す）

- 熱が陰血を傷つけ、筋脈が養われないと、筋脈拘急あるいは捻挫や角弓反張、まっすぐ立てなくなります。
- 熱が盛んで津液が灼焼を受けると、小便は黄色く赤く、濁っています。
- 筋脈拘急あるいは捻挫や背部の角弓反張、まっすぐ立てなくなり、運動障害を発生させ、日常生活にまで影響します。さらに小便は黄色か、赤くて濃い、濁っているのは熱邪によることが多いようです（図4）。

18. 諸病水液、澄徹清冷、皆属于寒
（諸々の病みて水液の澄徹清冷なるは、皆寒に属す）

- 寒邪が裏に伝わり陽気を損なうと小便の量が多く、大便は稀薄で嘔吐も清く水様です。
  寒は冷やす機能をもち、その色は白あるいは透明です。それに反して熱の疾患は黄色か赤色です（図5）。
- 色の変化によって寒熱を区別することは八綱弁証の基本でもあり、病証の裏づけを残すためにも小便、大便、痰などの排泄物、顔色、爪の色などの体表面に出現する色、脈診や舌診の変化などを鑑別して、証の裏づけをとるようにしましょう。

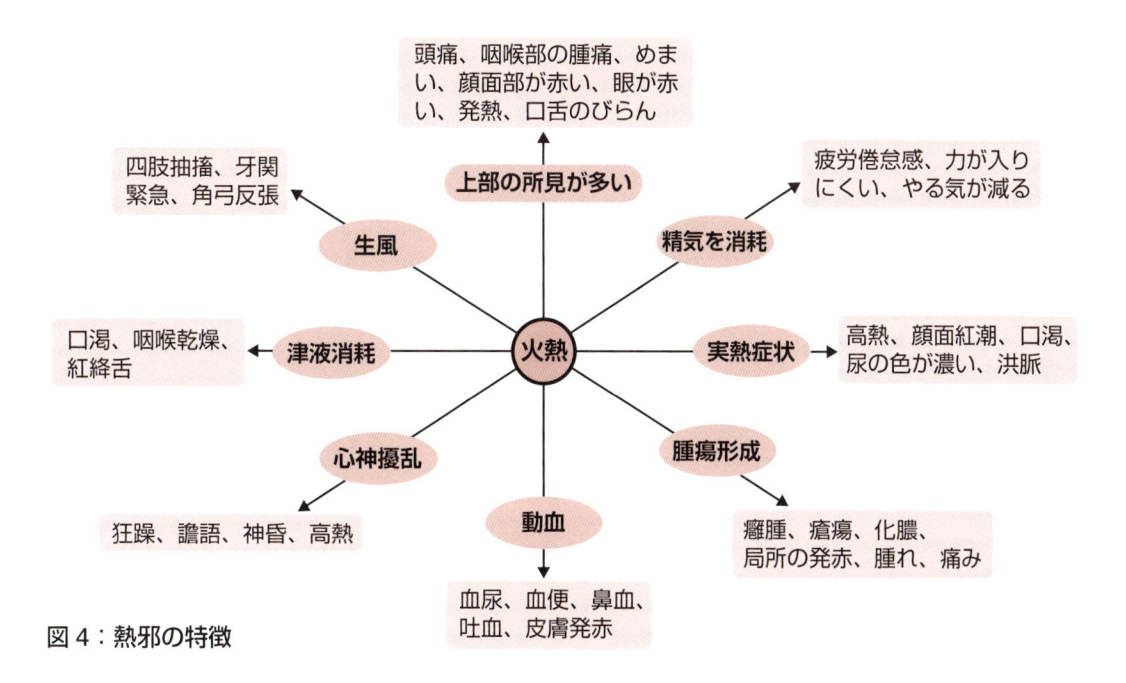

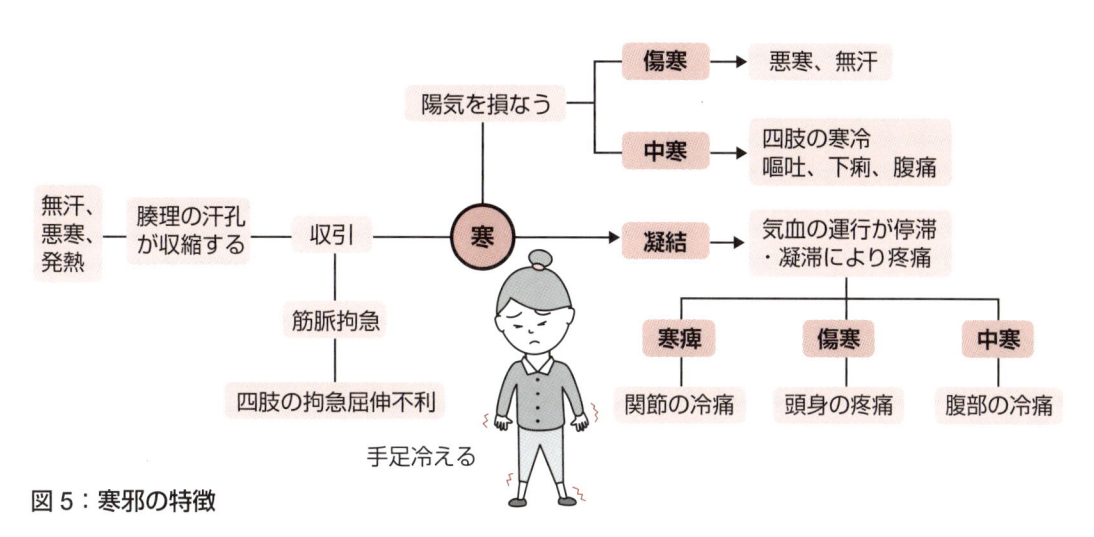

C・内部から疾患を誘発させる内傷七情

図4：熱邪の特徴

火熱
- 上部の所見が多い：頭痛、咽喉部の腫痛、めまい、顔面部が赤い、眼が赤い、発熱、口舌のびらん
- 生風：四肢抽搐、牙関緊急、角弓反張
- 精気を消耗：疲労倦怠感、力が入りにくい、やる気が減る
- 津液消耗：口渇、咽喉乾燥、紅絳舌
- 実熱症状：高熱、顔面紅潮、口渇、尿の色が濃い、洪脈
- 心神擾乱：狂躁、譫語、神昏、高熱
- 動血：血尿、血便、鼻血、吐血、皮膚発赤
- 腫瘍形成：癰腫、瘡瘍、化膿、局所の発赤、腫れ、痛み

図5：寒邪の特徴

寒
- 陽気を損なう
  - 傷寒 → 悪寒、無汗
  - 中寒 → 四肢の寒冷、嘔吐、下痢、腹痛
- 収引
  - 腠理の汗孔が収縮する → 無汗、悪寒、発熱
  - 筋脈拘急
  - 四肢の拘急屈伸不利
- 凝結：気血の運行が停滞・凝滞により疼痛
  - 寒痺：関節の冷痛
  - 傷寒：頭身の疼痛
  - 中寒：腹部の冷痛

手足冷える

19. 諸嘔吐酸、暴注下迫、皆属于熱
（諸々の酸を嘔吐し、暴注して下に迫るは、皆熱に属す）

- 熱邪が胃を損なうと胃気が上逆して嘔吐と呑酸があります。小腸が泌別清濁ができなくなり、大腸の伝化は過剰に促進されて激しい水様の下痢が発生します。
- 肛門部の灼熱感がみられます。
- 腸中に熱が蘊蔵すると気機が働かないことにより裏急後重となります。

内生五邪

　内生五邪とは外部より侵入してくる病因である「六淫」に対して、蔵府機能が衰えたときに発生するのが内因病です。風、寒、湿、熱などが外部から侵入したものは外風、外寒、外湿に対して、蔵府機能の生理学的な低下は、内風、内寒、内湿を発生させます。これらは六淫のように外部から人体に作用する病因ではなく、人体の蔵府機能の変調によって出現することがわかります。

　ここで重要なことがあります。それらは外部環境の影響を受けて生じる病因と、蔵府の機能が衰えたことにより生じる病因、さらに七情が蔵府に影響を及ぼして生じる病因は、発生機序が異なるということです。外部環境によるものは気候や気温、ウイルスなどがあげられますが、蔵府機能が落ちると、生理的な活動に支障を引き起こして、気血津液にまで波及します。もうひとつはストレスなどの感情的な要因が蔵府に影響して、蔵府生理に狂いを生じることです。内生とは内部の蔵府機能が衰えることにより発生するものを指します。これが内生五邪です。

　外部から影響を与える六淫は防ぐことは容易ですが、内部から生じたものは、蔵府の衰えを改善したり、蔵府の生理活動を回復する必要があります。さらに心理的素因をもつ場合には精神面へのアプローチも必要となります。

内風

　内風による症状は発病が急激で変化が早く、遊走性をもち、痙攣、震え、疼痛部位が固定していないなどの特徴があります。とくに肝胆蔵府との関係が深く、それは肝は風をつかさどる蔵府であることからも推測できます。風動現象の特徴は筋の痙攣や、ぴくぴくと筋が動く、めまい、ふらつきなどの症状が出現します。また、風は寒、湿、熱と合体しやすいために、他の諸症状を全身に運びます。したがって「風は百病の長」と呼ばれています。風は肝とのかかわりが深く、肝と胆の疾患は風動現象を引き起こします。

　また、中風なども内風による代表的な疾患のひとつであり、風邪が経絡に直中（じきちゅう）すると中風経絡証となり、気血の流れが閉塞を受けるので筋脈が養われずに運動麻痺が起こり、皮膚が潤わないために知覚麻痺などの症状が出現します。このように古来から風邪による症状は多く認め

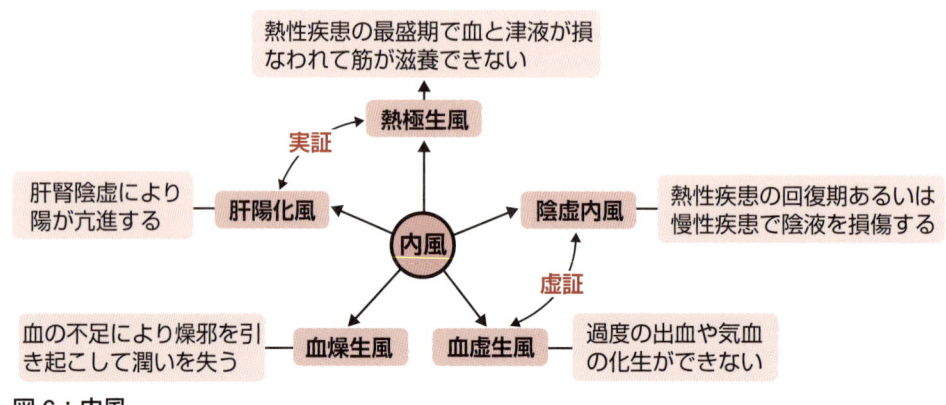

熱極生風 — 熱性疾患の最盛期で血と津液が損なわれて筋が滋養できない

肝陽化風（実証） — 肝腎陰虚により陽が亢進する

陰虚内風 — 熱性疾患の回復期あるいは慢性疾患で陰液を損傷する

血燥生風 — 血の不足により燥邪を引き起こして潤いを失う

血虚生風（虚証） — 過度の出血や気血の化生ができない

図6：内風

られます（図6）。

内寒

　内寒の特徴は凝滞性により筋脈の拘縮を引き起こします。体のなかから「冷えてくる」という症状があり、温煦機能が衰えて温めることができない状態を指します。陽虚は気虚の症状よりさらに一歩進行した状態で、気虚という全身のエネルギーが不足して、無気力や下肢に力が入らないなどの症状に、体を温める機能が低下するといった病態が発生します。また、陽の不足は水湿を流すことができないために、水湿が内停して浮腫などが発生します。脾胃に生じると下痢や下腹部の寒冷感を覚えます。心、小腸に影響すると、心気の推動作用の衰えにより血行の障害が引き起こされます。さらに悪化することにより、瘀血という病理産物を形成し、全身の気血の流れに対しても影響を与えます（図7）。

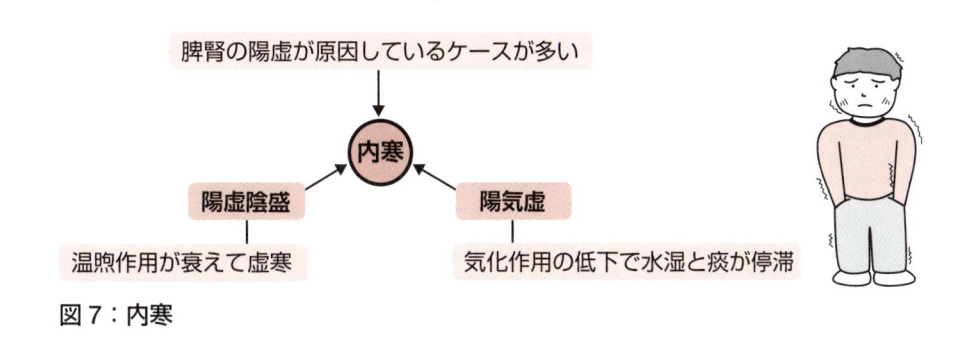

図7：内寒

内湿

　湿邪の特徴は下注性があり、粘っこくて、ねっとりしています。陽による水湿の代謝がすみやかに行われないときや、脾の運化作用が衰えて湿の運化がうまくいかない場合に体内に蓄積されて内湿となります。また、痰を発生する要因にもなるので、熱や火の影響には注意をはらいます。下注性をもつので体が重く、全身の倦怠感などを訴えます。長期の雨季などのシーズンに、体が重いのは湿が影響していると考えます。また、内湿は水湿の運化作用の停滞などによる水腫や浮腫を形成し、湿がたまって長期化すると熱と化し湿熱となります（図8）。

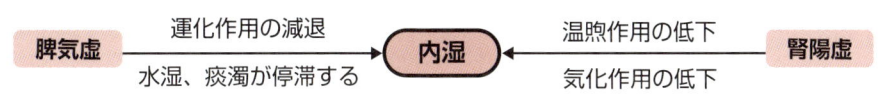

図8：内湿

> **内寒の慢性化**　陽虚が発生すると内寒を生じるだけではなく、内寒が慢性化するにつれて、次に病理産物を発生するので、その形成されるプロセスを理解しておくことが必要です。

内燥

　内燥が発生する原因は、熱性疾患により熱が盛んとなって、津液が損なわれ乾燥した状態です。病的な大汗や亡血により陰液が失われたり、慢性疾患により津液が失われていくために発生します。内熱が関係することが多く、人体の内燥は熱邪や火邪と結びつき、熱火により陰（水）が奪われた状態となります（図9）。

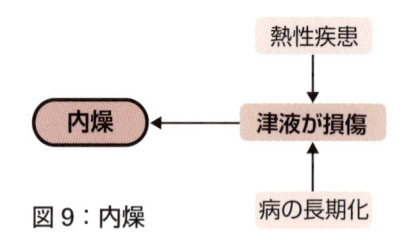

図9：内燥

内熱・内火

　火の性質は陰液を失い、炎上する特色があります。化火するケースには慢性疾患によるもの、ストレスなどの精神的な素因によるもの、六淫が長い期間うっ滞したもの、陽気が旺盛になることで出現します。

　火は炎上する性質をもち、本来、燃えあがる特徴を備えています。したがって頭部に現れる諸症状は火が原因で起こっています。実証タイプのめまい、頭痛や口渇、高血圧などの症状や、望診では顔面部が紅い、肝火なら眼が紅い、胃火では歯ぐき、心火では舌や口に現れてきます。したがって上焦部に出現する症状は火の炎上する性質から考えられます。

　さらに体内の火は津液を蒸発させ消耗させます。すなわち陰虚が出現することにより口渇や便秘、舌の乾燥などを引き起こします。

　病証を例にあげると、腎陰虚による腎陰の不足は、心陽の偏盛を抑制することができません。そのために心腎不交証を引き起こします。いっぽう腎陰を受けられない心は、陽を抑制することができずに心火上炎となるケースがあり、これは熱を冷却するためのラジエーターとしての働きが故障したものです。

　また、津液を煮詰めて痰を形成し、梅核気や、精神疾患を誘発する痰火擾心などの症状が認められるようになります。痰火が心の神明をかき乱す現象により、精神的疾患である躁鬱病などの症状が認められます（図10）。

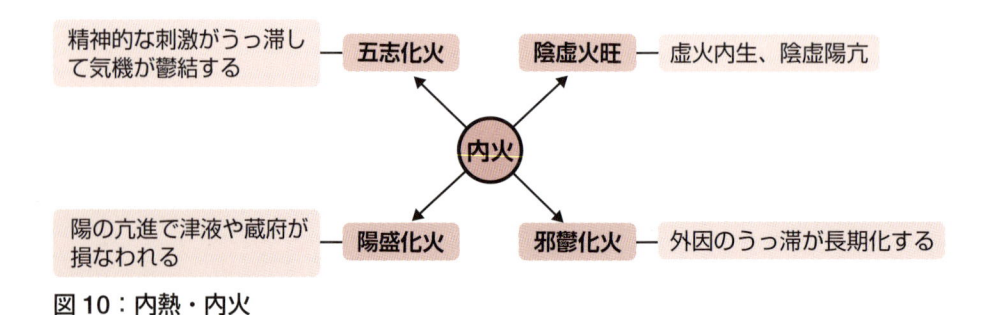

図10：内熱・内火

第四章
弁証学

四診情報をキャッチして弁証しよう！

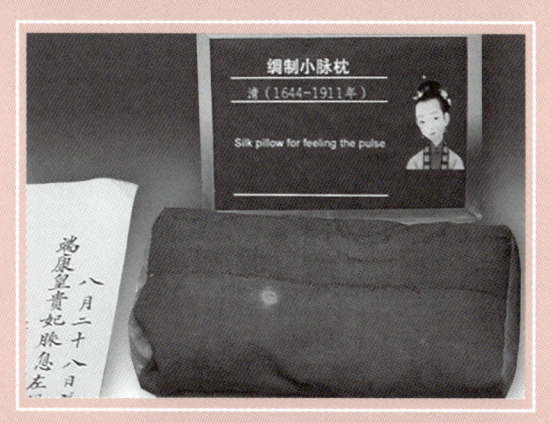

脈　枕

紫禁城で脈の状態を診るために使われた、
手を載せるための専用の枕（1644-1911 年）。
（著者撮影）

本章で学ぶ内容

　四診を用いて生体から出ているさまざまな情報を集めることができました。

　次に私たちはこれらの情報を軸として弁証法を用いて病証を決定します。ここではよく用いられる代表的な弁証方法について学習します。

1. 八綱弁証法
2. 気血津液弁証法
3. 蔵府弁証法
4. 経絡弁証法

A 八綱弁証——疾病の綱領を知る

弁証の要点

網羅された疾病の全体像を理解し治療システムを構築するための基本。

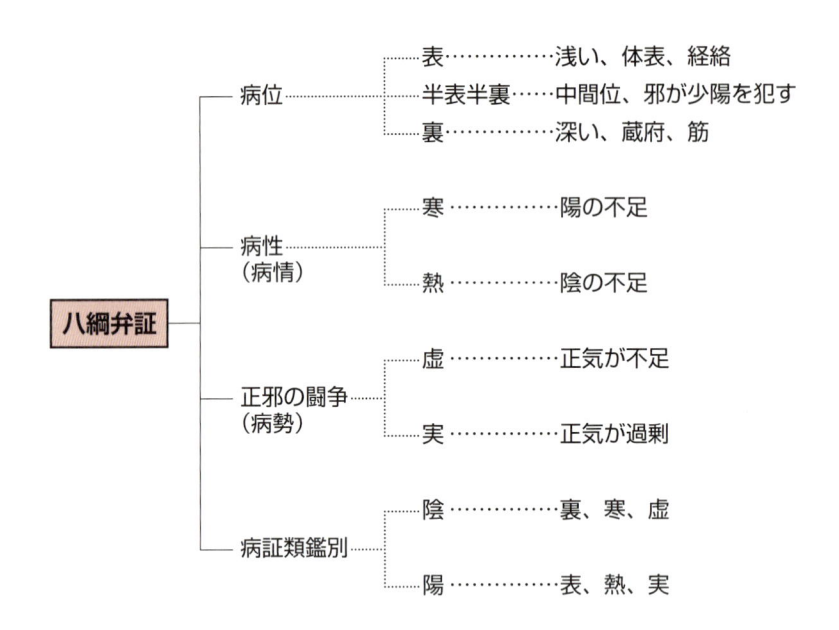

```
                    ┌─ 表 ……………… 浅い、体表、経絡
          ┌─ 病位 ──┼─ 半表半裏 …… 中間位、邪が少陽を犯す
          │        └─ 裏 ……………… 深い、蔵府、筋
          │
          │   病性    ┌─ 寒 ……………… 陽の不足
          ├─（病情）──┤
八綱弁証 ──┤          └─ 熱 ……………… 陰の不足
          │
          │  正邪の闘争 ┌─ 虚 ……………… 正気が不足
          ├─（病勢）───┤
          │            └─ 実 ……………… 正気が過剰
          │
          │            ┌─ 陰 ……………… 裏、寒、虚
          └─ 病証類鑑別 ┤
                       └─ 陽 ……………… 表、熱、実
```

正邪の闘争

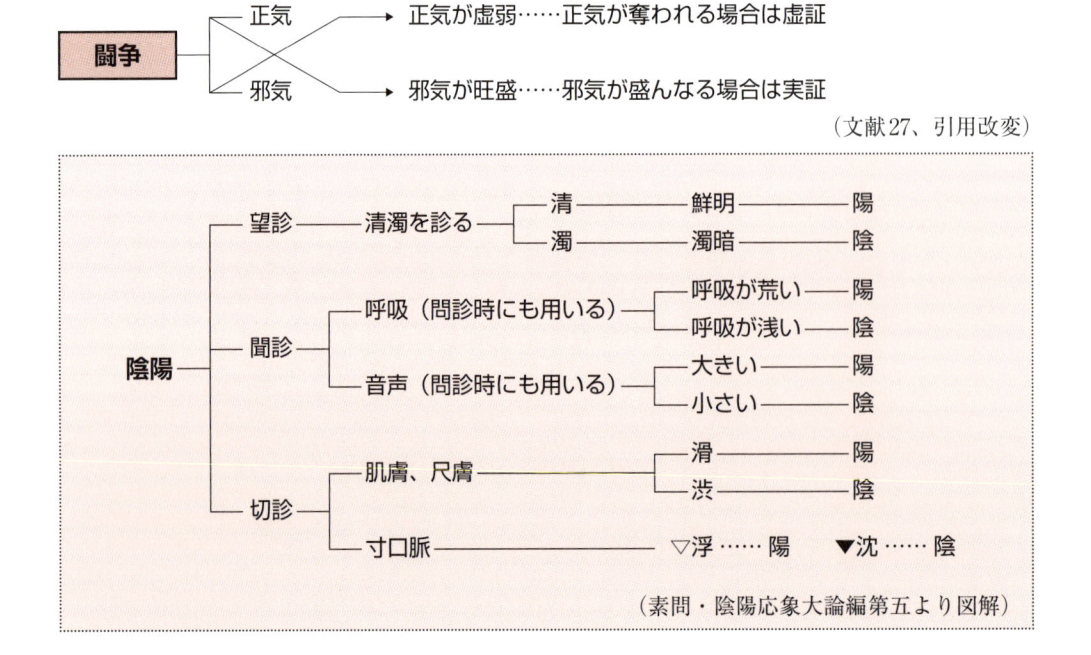

```
         ┌─ 正気 ─→ 正気が虚弱 …… 正気が奪われる場合は虚証
闘争 ──── ╳
         └─ 邪気 ─→ 邪気が旺盛 …… 邪気が盛んなる場合は実証
```

（文献27、引用改変）

```
                                       ┌─ 清 ──── 鮮明 ──── 陽
          ┌─ 望診 ── 清濁を診る ──────┤
          │                            └─ 濁 ──── 濁暗 ──── 陰
          │
          │         ┌─ 呼吸（問診時にも用いる）┬─ 呼吸が荒い ── 陽
          │         │                          └─ 呼吸が浅い ── 陰
陰陽 ─────┼─ 聞診 ──┤
          │         │                          ┌─ 大きい ────── 陽
          │         └─ 音声（問診時にも用いる）┤
          │                                    └─ 小さい ────── 陰
          │
          │         ┌─ 肌膚、尺膚 ──────────┬─ 滑 ──── 陽
          └─ 切診 ──┤                        └─ 渋 ──── 陰
                    └─ 寸口脈 ──────────── ▽浮 …… 陽   ▼沈 …… 陰
```

（素問・陰陽応象大論編第五より図解）

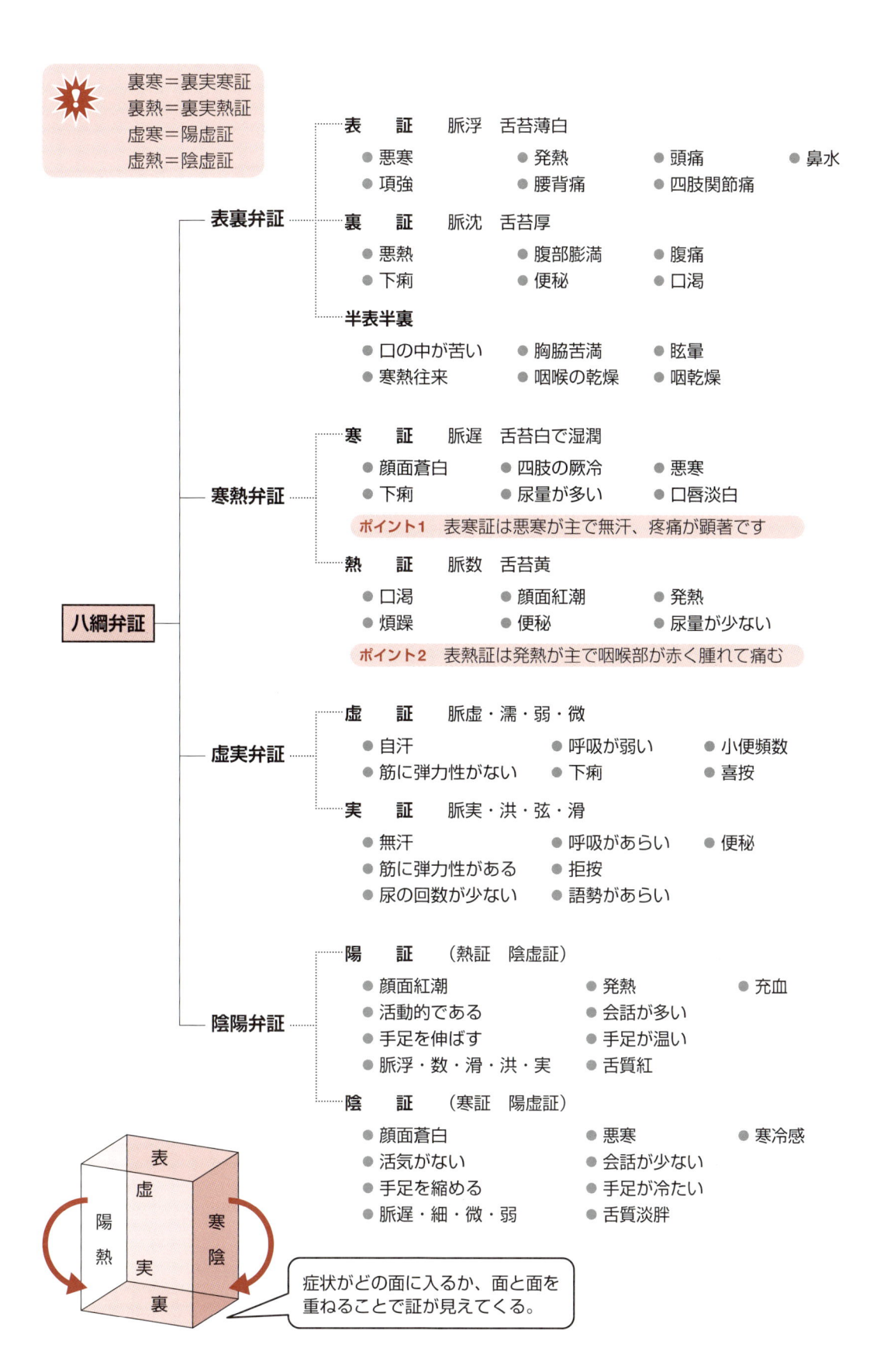

A・八綱弁証―疾病の綱領を知る

> ⚠ 裏寒＝裏実寒証
> 裏熱＝裏実熱証
> 虚寒＝陽虚証
> 虚熱＝陰虚証

八綱弁証
├── **表裏弁証**
│   ├── 表　証　　脈浮　舌苔薄白
│   │   - 悪寒
│   │   - 発熱
│   │   - 頭痛
│   │   - 鼻水
│   │   - 項強
│   │   - 腰背痛
│   │   - 四肢関節痛
│   ├── 裏　証　　脈沈　舌苔厚
│   │   - 悪熱
│   │   - 腹部膨満
│   │   - 腹痛
│   │   - 下痢
│   │   - 便秘
│   │   - 口渇
│   └── 半表半裏
│   - 口の中が苦い
│   - 胸脇苦満
│   - 眩暈
│   - 寒熱往来
│   - 咽喉の乾燥
│   - 咽乾燥
│
├── **寒熱弁証**
│   ├── 寒　証　　脈遅　舌苔白で湿潤
│   │   - 顔面蒼白
│   │   - 四肢の厥冷
│   │   - 悪寒
│   │   - 下痢
│   │   - 尿量が多い
│   │   - 口唇淡白
│   │
│   │   **ポイント1**　表寒証は悪寒が主で無汗、疼痛が顕著です
│   │
│   └── 熱　証　　脈数　舌苔黄
│   - 口渇
│   - 顔面紅潮
│   - 発熱
│   - 煩躁
│   - 便秘
│   - 尿量が少ない
│
│   **ポイント2**　表熱証は発熱が主で咽喉部が赤く腫れて痛む
│
├── **虚実弁証**
│   ├── 虚　証　　脈虚・濡・弱・微
│   │   - 自汗
│   │   - 呼吸が弱い
│   │   - 小便頻数
│   │   - 筋に弾力性がない
│   │   - 下痢
│   │   - 喜按
│   └── 実　証　　脈実・洪・弦・滑
│   - 無汗
│   - 呼吸があらい
│   - 便秘
│   - 筋に弾力性がある
│   - 拒按
│   - 尿の回数が少ない
│   - 語勢があらい
│
└── **陰陽弁証**
    ├── 陽　証　（熱証　陰虚証）
    │   - 顔面紅潮
    │   - 発熱
    │   - 充血
    │   - 活動的である
    │   - 会話が多い
    │   - 手足を伸ばす
    │   - 手足が温い
    │   - 脈浮・数・滑・洪・実
    │   - 舌質紅
    └── 陰　証　（寒証　陽虚証）
        - 顔面蒼白
        - 悪寒
        - 寒冷感
        - 活気がない
        - 会話が少ない
        - 手足を縮める
        - 手足が冷たい
        - 脈遅・細・微・弱
        - 舌質淡胖

（立方体図：表／裏、虚／実、陽熱／寒陰）

> 症状がどの面に入るか、面と面を重ねることで証が見えてくる。

39

B 気血津液弁証──体内のエネルギー

弁証の要点

外感、七情が病因となり気血の運行を阻害して生体に病変を引き起こします。

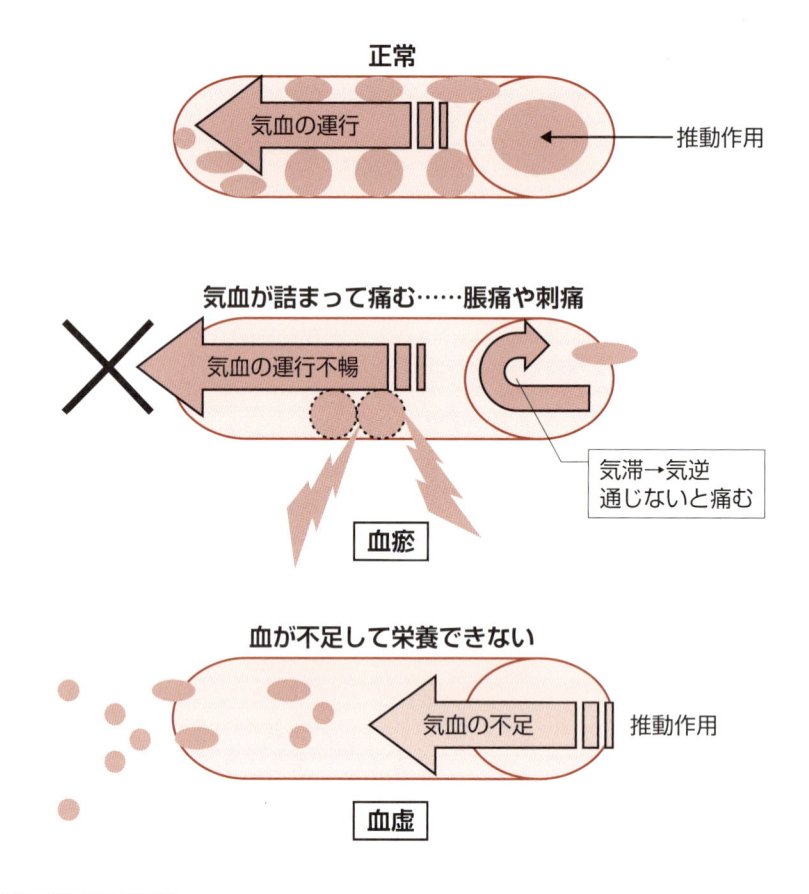

正常
気血の運行 ← 推動作用

気血が詰まって痛む……脹痛や刺痛
気血の運行不暢
気滞→気逆 通じないと痛む
血瘀

血が不足して栄養できない
気血の不足 ← 推動作用
血虚

気血間の協調関係

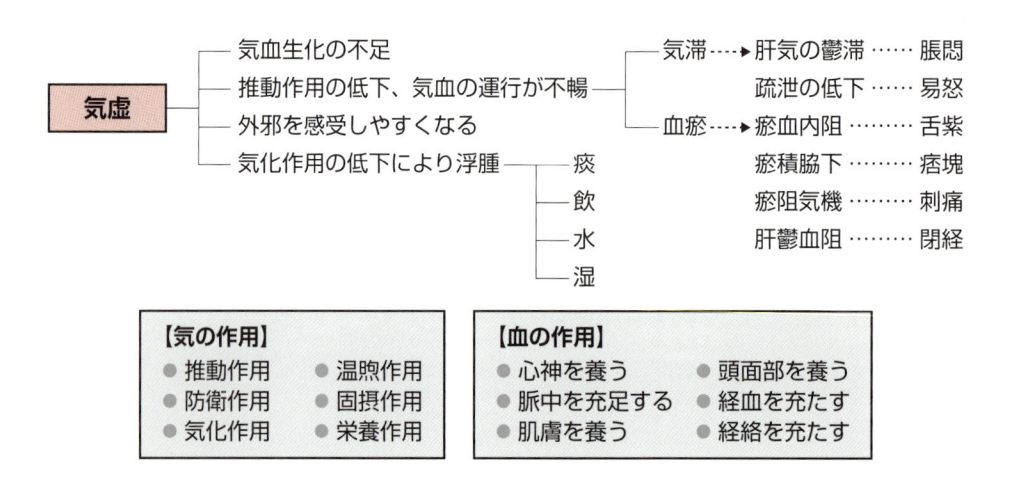

気虚 ─┬─ 気血生化の不足
　　　├─ 推動作用の低下、気血の運行が不暢
　　　├─ 外邪を感受しやすくなる
　　　└─ 気化作用の低下により浮腫 ─┬─ 痰
　　　　　　　　　　　　　　　　　　├─ 飲
　　　　　　　　　　　　　　　　　　├─ 水
　　　　　　　　　　　　　　　　　　└─ 湿

気滞 ┄┄▶ 肝気の鬱滞 ……… 脹悶
　　　　　　疏泄の低下 ……… 易怒
血瘀 ┄┄▶ 瘀血内阻 ……… 舌紫
　　　　　　瘀積脇下 ……… 痞塊
　　　　　　瘀阻気機 ……… 刺痛
　　　　　　肝鬱血阻 ……… 閉経

【気の作用】
- 推動作用　● 温煦作用
- 防衛作用　● 固摂作用
- 気化作用　● 栄養作用

【血の作用】
- 心神を養う　● 頭面部を養う
- 脈中を充足する　● 経血を充たす
- 肌膚を養う　● 経絡を充たす

B・気血津液弁証―体内のエネルギー

- 気病弁証
  - 気虚証
    - ●眩暈 ●呼吸微弱 ●疲労倦怠 ●自汗 ●舌淡嫩 ●脈虚無力
  - 気陥証
    - ●気虚の症状 ●下痢 ●脱肛 ●子宮下垂 ●舌淡苔白 ●脈弱
  - 気滞証
    - ●胸脇・腹部や局所の悶脹、脹痛、刺痛（遊走性） ●噯気 ●脈弦
  - 気逆証
    - ●肺気の上逆：咳嗽　喘息
    - ●胃気の上逆：悪心　嘔吐　噯気　呃逆
    - ●肝気の上逆：頭痛　眩暈　昏厥　吐血
  - 気閉症（実証）
    - ●意識障害 ●昏倒 ●痰鳴 ●牙関緊急 ●脈滑数か弦数で有力
  - 気脱証（虚証）
    - ●顔面蒼白 ●昏倒 ●呼吸微弱 ●失禁 ●舌淡 ●脈微欲絶

- 血病弁証
  - 血虚証
    - ●顔面蒼白か萎黄 ●眩暈 ●心悸不眠 ●舌淡苔白 ●脈細無力
  - 血瘀証
    - ●刺痛（固定性） ●腫塊 ●青紫色 ●舌質紫暗 ●脈細渋、結、代
  - 血熱証
    - ●吐血 ●血尿 ●発熱 ●口渇 ●崩漏 ●舌絳 ●脈細数
  - 血寒証
    - ●チアノーゼ ●手足痛 ●喜暖 ●少腹痛 ●舌暗苔白 ●脈沈遅渋

- 気血同病弁証
  - 気滞血瘀証
    - ●胸脇部や乳房の脹満、刺痛 ●痞塊 ●閉経 ●舌紫暗か紫斑 ●脈渋
  - 気虚血瘀証
    - ●顔面蒼白 ●倦怠 ●呼吸微弱 ●刺痛 ●舌暗紫斑 ●脈沈渋
  - 気血両虚証
    - ●眩暈 ●倦怠 ●呼吸微弱 ●自汗 ●心悸 ●舌淡嫩 ●脈細弱
  - 気不統血証（気虚失血証）
    - ●気虚所見 ●崩漏 ●血便 ●皮下瘀斑 ●舌淡 ●脈細弱
  - 気随血脱証
    - ●出血 ●顔面蒼白 ●四肢の寒冷 ●大汗淋漓 ●舌淡 ●脈微細
    - （肝、胃、肺の疾患に多発）

41

津液弁証

→ **津液不足証**（内燥証）
- 咽喉の乾燥　● 口唇のひび割れ　● 皮膚の乾燥　● 便秘
- 舌紅少津　● 脈細数

→ **水液停聚証**

① **陽　水**（実熱証）
- **風水相搏証**
  - 眼瞼、頭より腫れ全身に至る　● 悪寒発熱
  - 無汗　● 発病が急　● 舌紅　● 脈浮数
- **湿邪困脾証**
  - 全身の水腫　● 全身倦怠　● 舌苔白膩　● 脈沈

② **陰　水**（虚寒証・脾腎の機能低下）
- 下肢に著しい水腫　● 指で圧すると跡が残る　● 腹脹　● 倦怠
- 食欲不振　● 慢性　● 顔面蒼白　● 舌淡　苔白滑　● 脈沈

③ **痰　証**
- **無形の痰**
  - 梅核気　● 癲狂　● 癲癇　● 瘰癧　● 不眠
- **有形の痰**
  - **風　痰**
    - 舌強　● 眩暈　● 卒倒　● 半身不随
  - **熱　痰**（黄色の粘稠痰）
    - 黄色の粘稠痰　● 咽喉痛　● 脈滑数
  - **寒　痰**（白色で稀薄な痰）
    - 四肢の寒冷　● 筋骨の刺痛　● 脈沈遅
  - **湿　痰**（喀出しやすい痰）
    - 胸のつかえ　● 悪心嘔吐　● 体が重い
    - 苔厚膩　● 脈濡滑
  - **燥　痰**（少量の粘稠痰）
    - 血痰　● 咽喉部の乾燥　● 脈細滑数

④ **飲　証**
- **痰　飲**（水飲が胃腸にある・飲留胃腸証）
  - 胃腸に振水音　● 脹満　● 苔白滑　● 脈弦滑
- **懸　飲**（水飲が胸脇にある・飲停胸脇証）
  - 胸脇部の疼痛　● 脹満　● 息切れ　● 脈沈弦
- **溢　飲**（水飲が四肢の肌肉にある）
  - 全身の重痛　● 浮腫　● 悪寒発熱　● 無汗
- **支　飲**（水飲が胸膈にある・飲停胸肺証）
  - 胸満　● 起坐呼吸　● 苔白膩　● 脈弦緊

蔵府弁証——四肢百骸を栄養する工場

弁証の要点　蔵府相関図

五蔵六府は体内の気血津液などを生成する工場で四肢百骸や経絡、蔵府間を養います。

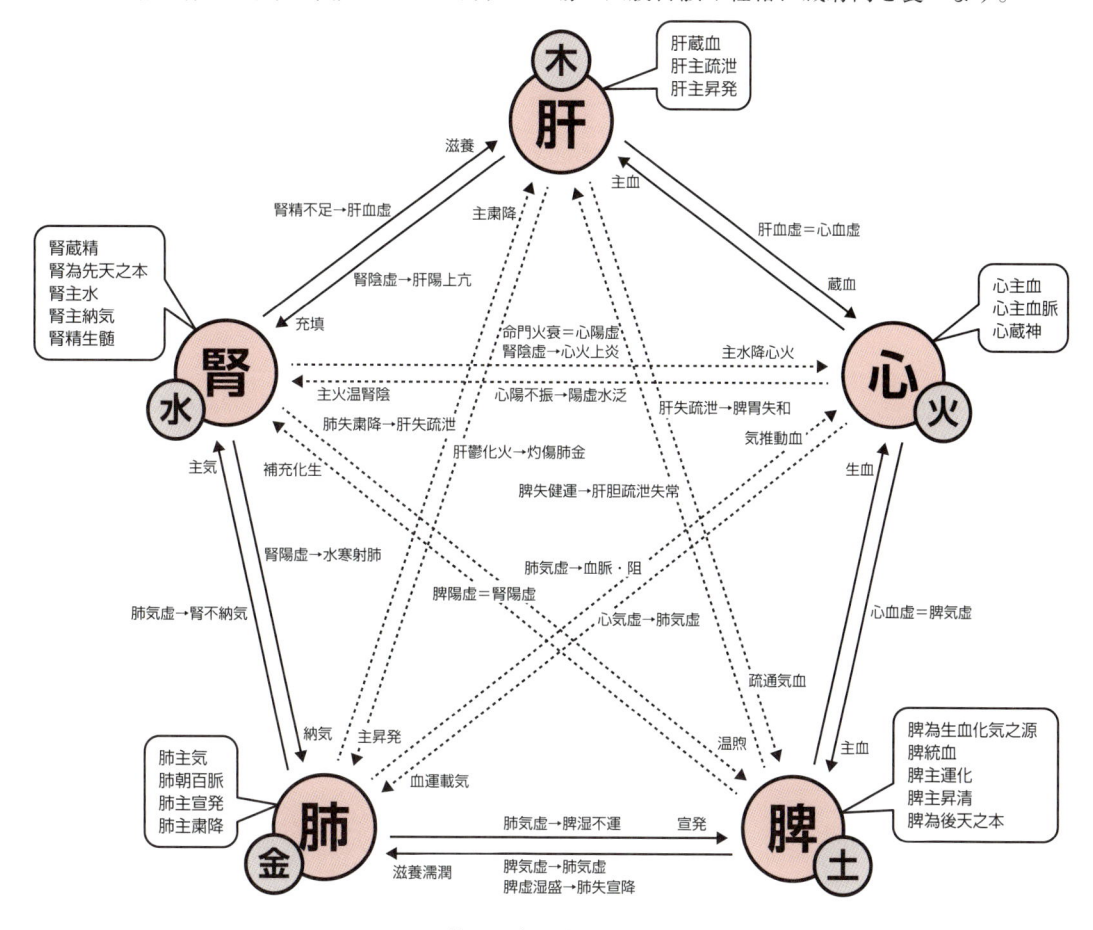

肝（木）
- 肝蔵血
- 肝主疏泄
- 肝主昇発

腎（水）
- 腎蔵精
- 腎為先天之本
- 腎主水
- 腎主納気
- 腎精生髄

心（火）
- 心主血
- 心主血脈
- 心蔵神

肺（金）
- 肺主気
- 肺朝百脈
- 肺主宣発
- 肺主粛降

脾（土）
- 脾為生血化気之源
- 脾統血
- 脾主運化
- 脾主昇清
- 脾為後天之本

関係線ラベル：
滋養／主粛降／主血／腎精不足→肝血虚／肝血虚＝心血虚／腎陰虚→肝陽上亢／蔵血／充填／命門火衰＝心陽虚／腎陰虚→心火上炎／主水降心火／主火温腎陰／心陽不振→陽虚水泛／肝失疏泄→脾胃失和／気推動血／肺失粛降→肝失疏泄／肝鬱化火→灼傷肺金／脾失健運→肝胆疏泄失常／生血／主気／補充化生／腎陽虚→水寒射肺／肺気虚→血脈・阻／脾陽虚＝腎陽虚／心気虚→脾気虚／心血虚＝脾気虚／疏通気血／肺気虚→腎不納気／納気／主昇発／温煦／主血／血運載気／肺気虚→脾湿不運／宣発／滋養濡潤／脾気虚→肺気虚／脾虚湿盛→肺失宣降

五蔵と五行の相関関係図

孫震寰、高立山編著『鍼灸心悟』人民衛生出版社、1985年、湯泰元主編『中医精髄図解』科学出版社、1998年の引用改訂を所収する『わかりやすい臨床中医臓腑学』（第3版）医歯薬出版，2013年より引用

八綱と蔵府の関係

八綱と気血津液弁証から、次に「五蔵のどこに病が生じているか」と病位を定めます。

　　　　虚寒（陽虚）　＋　腎　＝　腎陽虚
　　　　虚熱（陰虚）　＋　肝　＝　肝陰虚

血の不足（血虚）が心に生じていると心血虚、気の不足（気虚）が肺に生じると肺気虚という具合に、どの蔵府の病性や病勢に病変が発生したのかを検討します。したがって四診とはそれらを裏付ける証拠なのです。これら蔵府の病変はさらに経絡へと波及します。

心（君主の官）・小腸（受盛の官）

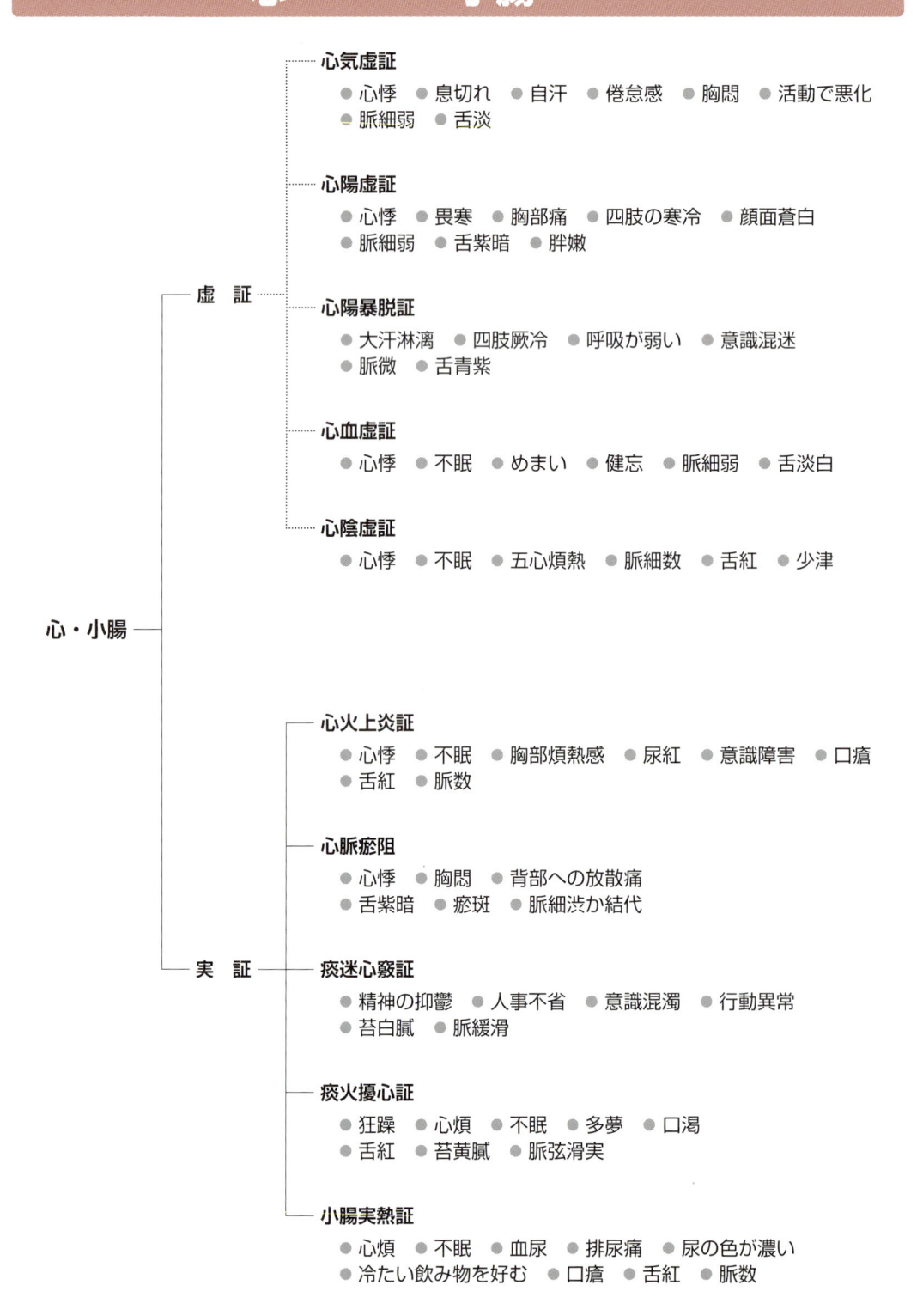

心・小腸

- **虚証**
  - **心気虚証**
    - 心悸 ● 息切れ ● 自汗 ● 倦怠感 ● 胸悶 ● 活動で悪化
    - 脈細弱 ● 舌淡
  - **心陽虚証**
    - 心悸 ● 畏寒 ● 胸部痛 ● 四肢の寒冷 ● 顔面蒼白
    - 脈細弱 ● 舌紫暗 ● 胖嫩
  - **心陽暴脱証**
    - 大汗淋漓 ● 四肢厥冷 ● 呼吸が弱い ● 意識混迷
    - 脈微 ● 舌青紫
  - **心血虚証**
    - 心悸 ● 不眠 ● めまい ● 健忘 ● 脈細弱 ● 舌淡白
  - **心陰虚証**
    - 心悸 ● 不眠 ● 五心煩熱 ● 脈細数 ● 舌紅 ● 少津

- **実証**
  - **心火上炎証**
    - 心悸 ● 不眠 ● 胸部煩熱感 ● 尿紅 ● 意識障害 ● 口瘡
    - 舌紅 ● 脈数
  - **心脈瘀阻**
    - 心悸 ● 胸悶 ● 背部への放散痛
    - 舌紫暗 ● 瘀斑 ● 脈細渋か結代
  - **痰迷心竅証**
    - 精神の抑鬱 ● 人事不省 ● 意識混濁 ● 行動異常
    - 苔白膩 ● 脈緩滑
  - **痰火擾心証**
    - 狂躁 ● 心煩 ● 不眠 ● 多夢 ● 口渇
    - 舌紅 ● 苔黄膩 ● 脈弦滑実
  - **小腸実熱証**
    - 心煩 ● 不眠 ● 血尿 ● 排尿痛 ● 尿の色が濃い
    - 冷たい飲み物を好む ● 口瘡 ● 舌紅 ● 脈数

肝（将軍の官）・胆（中正の官）

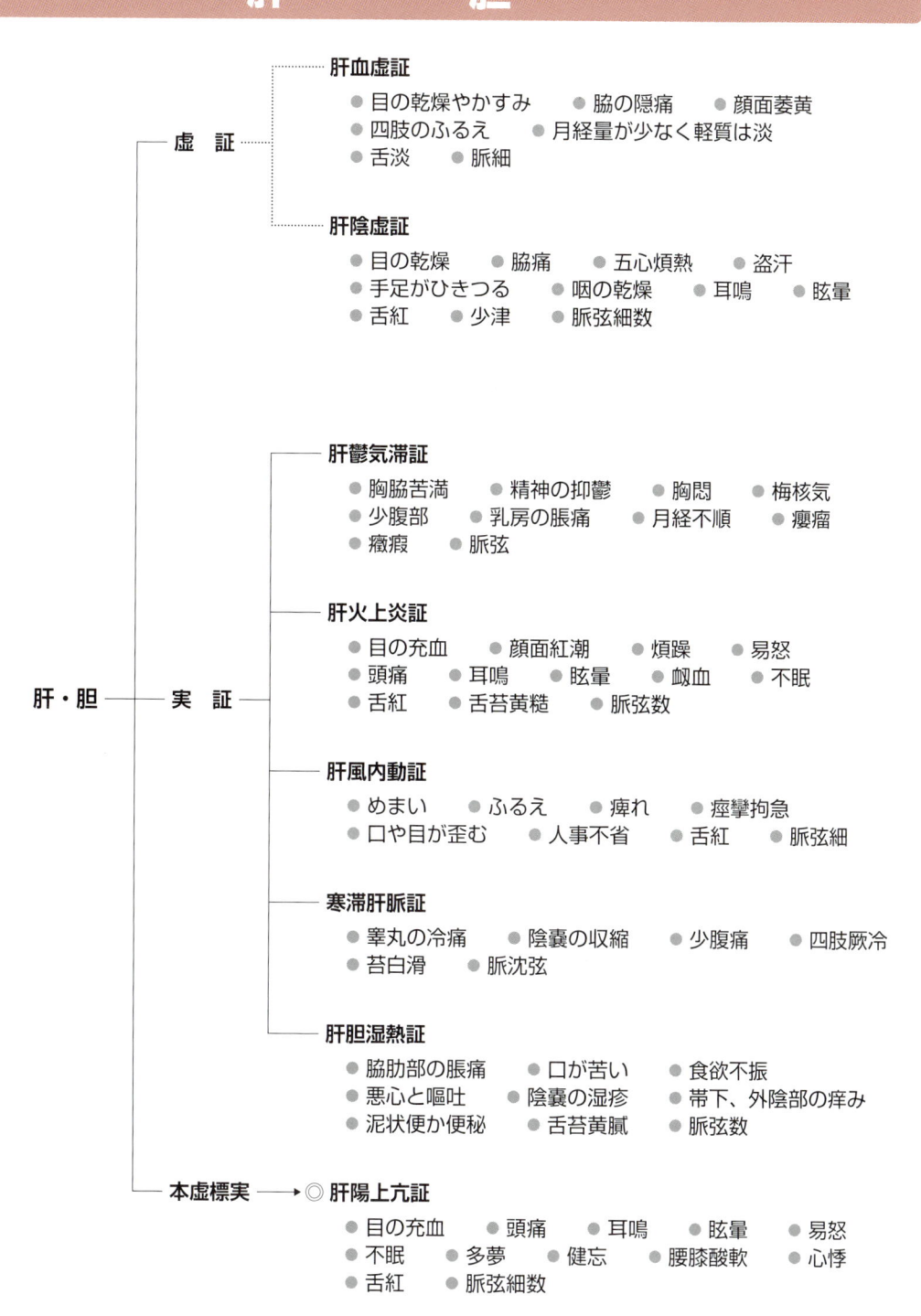

- 肝・胆
  - 虚証
    - 肝血虚証
      - 目の乾燥やかすみ
      - 脇の隠痛
      - 顔面萎黄
      - 四肢のふるえ
      - 月経量が少なく軽質は淡
      - 舌淡
      - 脈細
    - 肝陰虚証
      - 目の乾燥
      - 脇痛
      - 五心煩熱
      - 盗汗
      - 手足がひきつる
      - 咽の乾燥
      - 耳鳴
      - 眩暈
      - 舌紅
      - 少津
      - 脈弦細数
  - 実証
    - 肝鬱気滞証
      - 胸脇苦満
      - 精神の抑鬱
      - 胸悶
      - 梅核気
      - 少腹部
      - 乳房の脹痛
      - 月経不順
      - 瘰癧
      - 癥瘕
      - 脈弦
    - 肝火上炎証
      - 目の充血
      - 顔面紅潮
      - 煩躁
      - 易怒
      - 頭痛
      - 耳鳴
      - 眩暈
      - 衄血
      - 不眠
      - 舌紅
      - 舌苔黄糙
      - 脈弦数
    - 肝風内動証
      - めまい
      - ふるえ
      - 痺れ
      - 痙攣拘急
      - 口や目が歪む
      - 人事不省
      - 舌紅
      - 脈弦細
    - 寒滞肝脈証
      - 睾丸の冷痛
      - 陰嚢の収縮
      - 少腹痛
      - 四肢厥冷
      - 苔白滑
      - 脈沈弦
    - 肝胆湿熱証
      - 脇肋部の脹痛
      - 口が苦い
      - 食欲不振
      - 悪心と嘔吐
      - 陰嚢の湿疹
      - 帯下、外陰部の痒み
      - 泥状便か便秘
      - 舌苔黄膩
      - 脈弦数
  - 本虚標実 → ◎ 肝陽上亢証
    - 目の充血
    - 頭痛
    - 耳鳴
    - 眩暈
    - 易怒
    - 不眠
    - 多夢
    - 健忘
    - 腰膝酸軟
    - 心悸
    - 舌紅
    - 脈弦細数

> 肝火上炎に健忘、腰膝酸軟、心悸はない。

C・蔵府弁証─四肢百骸を栄養する工場

脾・胃 （倉廩の官）

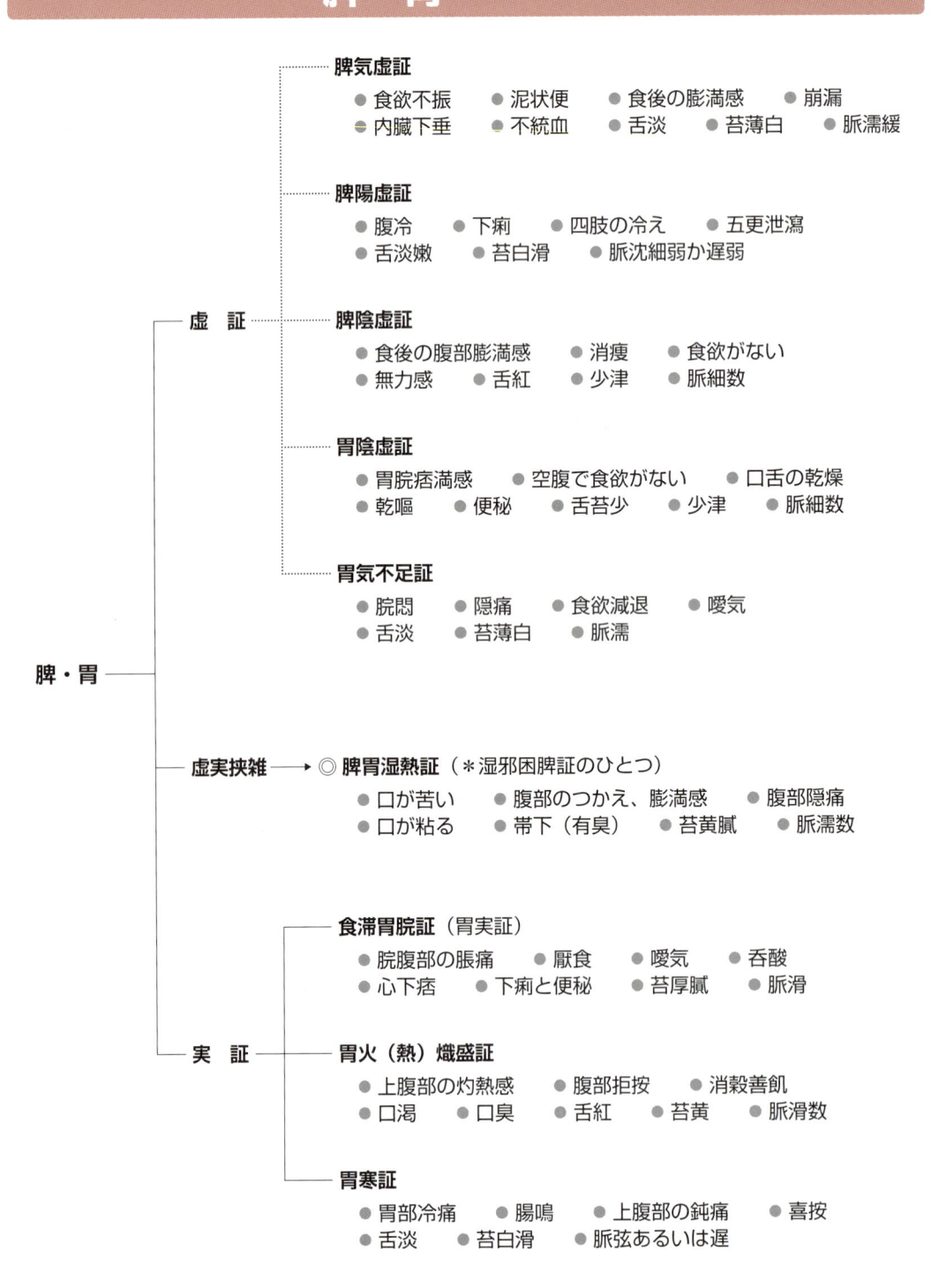

- 虚証
  - **脾気虚証**
    - ● 食欲不振　● 泥状便　● 食後の膨満感　● 崩漏
    - ● 内臓下垂　● 不統血　● 舌淡　● 苔薄白　● 脈濡緩
  - **脾陽虚証**
    - ● 腹冷　● 下痢　● 四肢の冷え　● 五更泄瀉
    - ● 舌淡嫩　● 苔白滑　● 脈沈細弱か遅弱
  - **脾陰虚証**
    - ● 食後の腹部膨満感　● 消痩　● 食欲がない
    - ● 無力感　● 舌紅　● 少津　● 脈細数
  - **胃陰虚証**
    - ● 胃脘痞満感　● 空腹で食欲がない　● 口舌の乾燥
    - ● 乾嘔　● 便秘　● 舌苔少　● 少津　● 脈細数
  - **胃気不足証**
    - ● 脘悶　● 隠痛　● 食欲減退　● 噯気
    - ● 舌淡　● 苔薄白　● 脈濡

- 虚実挟雑 → ◎ **脾胃湿熱証**（＊湿邪困脾証のひとつ）
  - ● 口が苦い　● 腹部のつかえ、膨満感　● 腹部隠痛
  - ● 口が粘る　● 帯下（有臭）　● 苔黄膩　● 脈濡数

- 実証
  - **食滞胃脘証**（胃実証）
    - ● 脘腹部の脹痛　● 厭食　● 噯気　● 呑酸
    - ● 心下痞　● 下痢と便秘　● 苔厚膩　● 脈滑
  - **胃火（熱）熾盛証**
    - ● 上腹部の灼熱感　● 腹部拒按　● 消穀善飢
    - ● 口渇　● 口臭　● 舌紅　● 苔黄　● 脈滑数
  - **胃寒証**
    - ● 胃部冷痛　● 腸鳴　● 上腹部の鈍痛　● 喜按
    - ● 舌淡　● 苔白滑　● 脈弦あるいは遅

肺（相傳の官）・大腸（伝導の官）

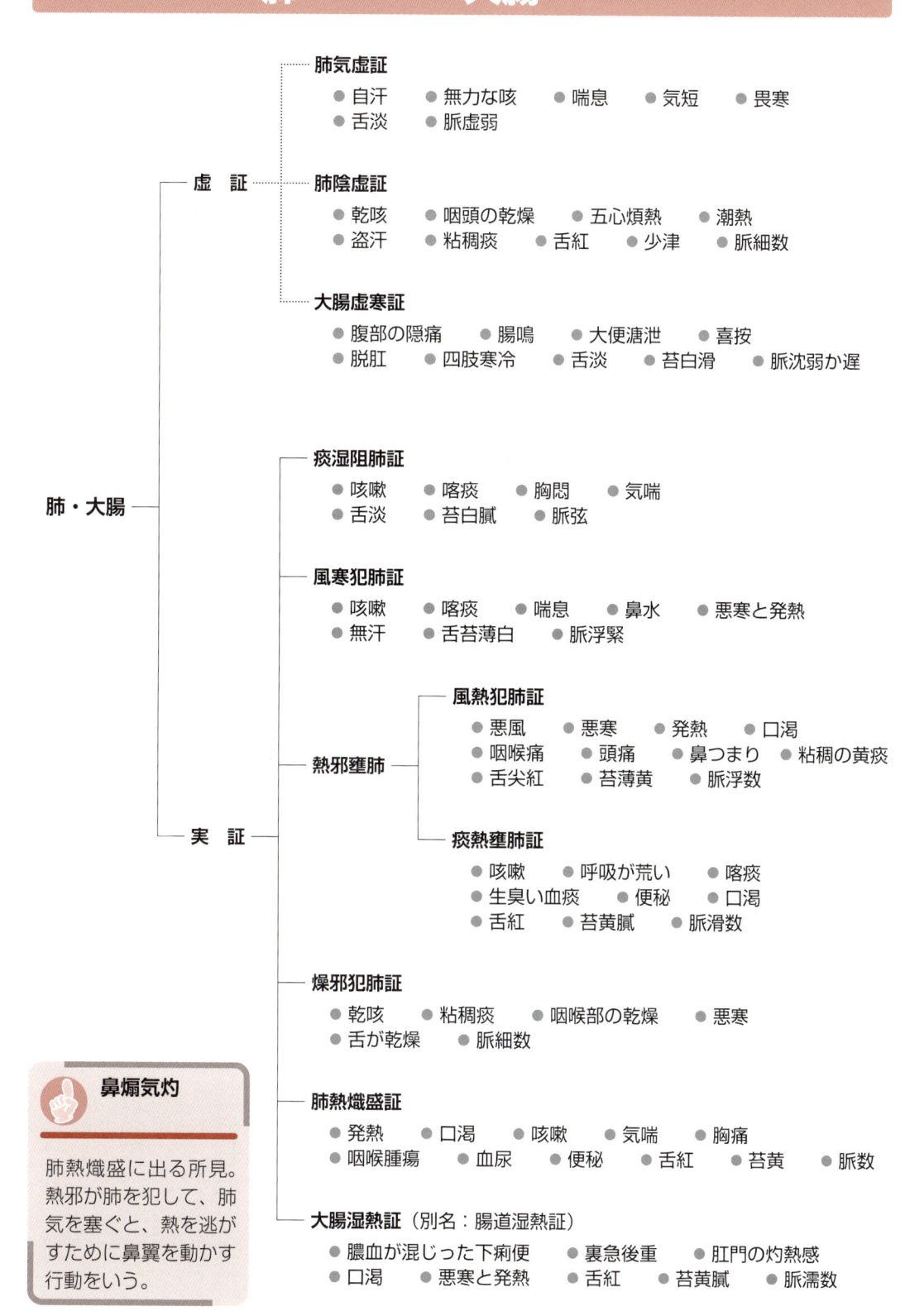

肺・大腸

- **虚証**
  - **肺気虚証**
    - 自汗 ● 無力な咳 ● 喘息 ● 気短 ● 畏寒
    - 舌淡 ● 脈虚弱
  - **肺陰虚証**
    - 乾咳 ● 咽頭の乾燥 ● 五心煩熱 ● 潮熱
    - 盗汗 ● 粘稠痰 ● 舌紅 ● 少津 ● 脈細数
  - **大腸虚寒証**
    - 腹部の隠痛 ● 腸鳴 ● 大便溏泄 ● 喜按
    - 脱肛 ● 四肢寒冷 ● 舌淡 ● 苔白滑 ● 脈沈弱か遅

- **実証**
  - **痰湿阻肺証**
    - 咳嗽 ● 喀痰 ● 胸悶 ● 気喘
    - 舌淡 ● 苔白膩 ● 脈弦
  - **風寒犯肺証**
    - 咳嗽 ● 喀痰 ● 喘息 ● 鼻水 ● 悪寒と発熱
    - 無汗 ● 舌苔薄白 ● 脈浮緊
  - **熱邪壅肺**
    - **風熱犯肺証**
      - 悪風 ● 悪寒 ● 発熱 ● 口渇
      - 咽喉痛 ● 頭痛 ● 鼻つまり ● 粘稠の黄痰
      - 舌尖紅 ● 苔薄黄 ● 脈浮数
    - **痰熱壅肺証**
      - 咳嗽 ● 呼吸が荒い ● 喀痰
      - 生臭い血痰 ● 便秘 ● 口渇
      - 舌紅 ● 苔黄膩 ● 脈滑数
  - **燥邪犯肺証**
    - 乾咳 ● 粘稠痰 ● 咽喉部の乾燥 ● 悪寒
    - 舌が乾燥 ● 脈細数
  - **肺熱熾盛証**
    - 発熱 ● 口渇 ● 咳嗽 ● 気喘 ● 胸痛
    - 咽喉腫瘍 ● 血尿 ● 便秘 ● 舌紅 ● 苔黄 ● 脈数
  - **大腸湿熱証**（別名：腸道湿熱証）
    - 膿血が混じった下痢便 ● 裏急後重 ● 肛門の灼熱感
    - 口渇 ● 悪寒と発熱 ● 舌紅 ● 苔黄膩 ● 脈濡数

鼻煽気灼

肺熱熾盛に出る所見。熱邪が肺を犯して、肺気を塞ぐと、熱を逃がすために鼻翼を動かす行動をいう。

腎（作強の官）・膀胱（州都の官）

五軟

頭部、項部、口、手、足の筋肉発育が悪く萎縮して無力な状態をいう。
①頭軟　②項軟
③手軟　④脚軟
⑤肌肉軟

腎・膀胱 ── 虚　証

- **腎気虚証**
  - 足や腰に力が入らない　● 倦怠感　● 顔面蒼白
  - 舌淡　● 脈沈細無力

- **腎陽虚証**
  - 足や腰が冷えてだるい　● 手足が冷たい　● 陽萎
  - 顔面晄白　● 精神萎縮　● 舌淡　● 苔白　● 脈沈細

- **腎陰虚証**
  - 足腰がだるい　● 眩暈　● 健忘　● 耳鳴
  - 不眠　● 遺精　● 五心煩熱　● 盗汗　● 頬紅
  - 咽喉乾燥　● 閉経　● 舌紅　● 少苔　● 脈細数

- **腎精不足証**
  - 五遅五軟　● 早老　● 不妊症
  - 舌淡　● 脈細弱

- **腎気不固証**
  - 腰膝酸軟　● 精神疲労　● 耳鳴　● 頻尿
  - 排尿後の余瀝　● 舌淡　● 苔白　● 脈沈弱　● 滑精
  - ▲ 男子：滑精、早泄　△ 女子：帯下、胎動不

- **腎不納気証**
  - 喘息　● 短気　● 語勢が微弱　● 自汗
  - 腰膝酸軟　● 活動により悪化　● 舌淡　● 脈弱
  - ▼ 悪化すると
  - 冷汗淋漓　● 四肢の冷えと顔面蒼白　● 喘息
  - 舌紅　● 脈細数

- **膀胱湿熱証**
  - 頻尿　● 尿意急迫　● 血尿　● 小腹脹痛
  - 尿道灼熱痛　● 発熱　● 腰痛　● 結石
  - 腰部の脹痛　● 舌紅　● 苔黄膩　● 脈滑数

余瀝

排尿後も尿がポタポタ落ちて止まらない状態。

滑精

平常時に精液が漏れる状態。

蔵府間病証

■ 心腎不交証
▽ 心煩　不眠　多夢　頭暈　耳鳴　健忘　腰膝酸軟
　　五心煩熱　遺精　盗汗　舌紅　少苔か無苔　脈細数

　　　　　　　　　　　　　　　　　● 参考方剤　黄連阿膠湯

■ 心腎陽虚証
▽ 心悸　怔忡　手足が冷える　浮腫　尿量減少　唇や爪が青紫色
　　舌淡暗（青紫色）　苔白滑　脈沈遅

　　　　　　　　　　　　　　　　　● 参考方剤　真武湯

■ 心肺気虚証
▽ 心悸　胸悶　息切れ　気喘　自汗　疲労倦怠　活動により悪化
　　語勢が微弱　唇が青紫　舌淡暗　瘀斑　脈細弱

　　　　　　　　　　　　　　　　　● 参考方剤　保元湯

■ 心脾気血両虚証
▽ 心悸　怔忡　不眠　多夢　健忘　頭暈　腹部脹満　泥状便
　　食欲減退　顔面萎黄か淡泊　崩漏　閉経　舌淡嫩　苔白　脈細弱

　　　　　　　　　　　　　　　　　● 参考方剤　帰脾湯

■ 心肝血虚証
▽ 心悸　健忘　不眠　多夢　眩暈　ハッキリと物が見えない
　　震顫　拘攣　月経量が少なく淡色　顔や爪の色が悪い　舌淡白　脈細

　　　　　　　　　　　　　　　　　● 参考方剤　四物湯

■ 脾肺気虚証
▽ 食欲不振　腹脹　泥状便　語勢が低く　倦怠　息切れ　咳嗽
　　気喘　喀痰　顔面が浮き四肢が腫れる　舌淡苔白　脈細弱

　　　　　　　　　　　　　　　　　● 参考方剤　六君子湯

■ 肺腎陰虚証
▽ 咳嗽　少量の喀痰　咽喉乾燥　声がかすれる　腰膝酸軟
　　骨蒸潮熱　盗汗　頬紅　不眠　舌紅　少苔　脈細数

　　　　　　　　　　　　　　　　　● 参考方剤　百合固金湯

■ 肝火犯肺証（木火刑金証）
▽ 胸脇部の灼痛　イライラして怒りやすい　頭暈　煩熱　顔面紅潮
　目の充血　咳嗽　喀血　黄色い粘稠痰　舌紅　苔薄黄　脈弦数

　　　　　　　　　　　　　　　　　　　● 参考方剤　黛蛤散

■ 肝胃不和証（肝気犯胃証、肝気鬱証）
▽ 胃・部や胸脇部の脹満と疼痛　噯気　呃逆　呑酸　抑鬱
　イライラして怒りっぽい　舌苔薄黄　脈弦に数がある

　　　　　　　　　　　　　　　　　　　● 参考方剤　柴胡疏肝散

■ 肝脾不和証（肝脾不調証、肝鬱脾虚証）
▽ ため息が多く　胸脇部の脹満と疼痛　イライラして怒りやすい
　腹部脹満　泥状便　腸鳴　失気　下痢　舌苔白　脈弦か緩弱

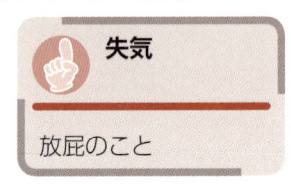

> 👉 **失気**
> 放屁のこと

　　　　　　　　　　　　　　　　　　　● 参考方剤　逍遥散

■ 肝腎陰虚証
▽ 眩暈　健忘　耳鳴　不眠　咽喉乾燥　五心煩熱　腰膝酸軟
　頬紅　脇痛　遺精　月経量が少ない　舌紅　少苔　脈細数

　　　　　　　　　　　　　　　　　　　● 参考方剤　杞菊地黄丸

■ 脾腎陽虚証
▽ 顔色晄白　手足が冷える　腰膝か小腹部の冷痛　五更泄瀉
　未消化物が混ざる水様性の下痢　浮腫　舌淡嫩　苔白滑　脈沈弱

　　　　　　　　　　　　　　　　　　　● 参考方剤　実脾飲　附子理中湯

（なお鍼灸配穴については姉妹編「わかりやすい臨床中医臓腑学」第3版　医歯薬出版、参照のこと）

D 経絡弁証——生体内外の情報伝達路

弁証の要点

　経絡は体内と体表をつないでいる連絡通路であり、体内の情報を体表へ、また、体表でキャッチした情報を体内に伝える連絡網です。したがって蔵府の異常は関連している経絡上に反応点として現れます。

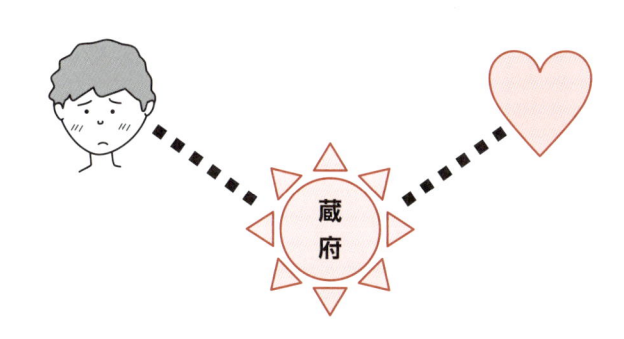

五蔵	五体	神志	五蔵所悪
肝胆	筋	魂	悪風
心小腸	脈	神	悪熱
脾胃	肉	意	悪湿
肺大腸	皮	魄	悪寒
腎膀胱	骨	志	悪燥

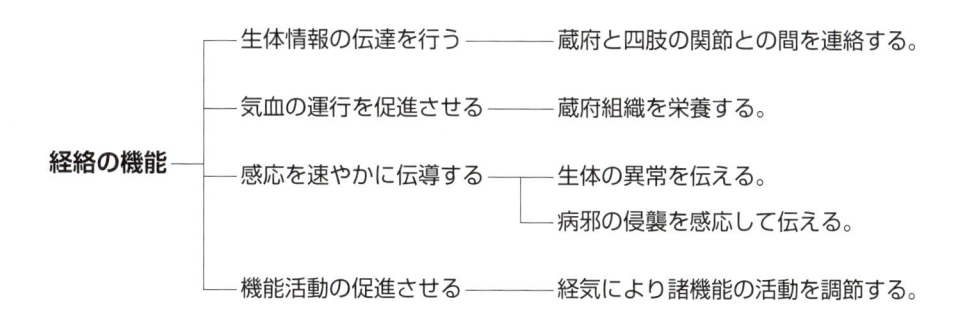

経絡の機能
- 生体情報の伝達を行う ── 蔵府と四肢の関節との間を連絡する。
- 気血の運行を促進させる ── 蔵府組織を栄養する。
- 感応を速やかに伝導する ── 生体の異常を伝える。
  └ 病邪の侵襲を感応して伝える。
- 機能活動の促進させる ── 経気により諸機能の活動を調節する。

手太陰肺経への証候分析

① **肺部の脹満感、喘咳、胸悶**
- 手太陰肺経は中焦より起こり、胃口を循行して横膈に上り肺に属している。そのため循行部位に症状が出現する。
- 肺の宣発粛降作用の低下により肺気が上逆すると咳嗽が出現する。

② **息切れ**
- 肺気の虚弱により生じる（肺気虚……宣粛作用の低下）。

③ 欠盆中の痛み　手掌の火照り
- 欠盆は十二経の通路である、肺経は中府より起こり、上肢肩腕の内側前縁部を貫通するので外感病邪の侵襲は、経気の流れを阻んで痛みが生じさせる。

④ 悪寒発熱、自汗
- 肺は皮毛を主っている、寒邪が皮毛や経絡に侵入して衛陽が影響（阻止）を受けると、悪寒発熱が出現する。また、風邪の影響を受けて腠理が緩むと自汗を生じ悪風を感じる。

⑤ 上肢全面外側痛
- 風寒の邪が経絡に侵入して気血の流れを阻害すると、走行経絡の流注上に疼痛を発生させる。

⑥ 咽喉腫痛
- 咽喉部に連絡しているので、熱邪が上衝すると咽喉の発赤、腫脹や熱痛がある。

手陽明大腸経の証候分析

① 歯痛、頸部の腫れ、咽喉部の腫痛、鼻の症状（鼻出血、鼻閉、鼻汁）
　手の陽明大腸経の支脈は、欠盆から頸部に上がり、面頬部を通過し、下歯に入り鼻孔を挟んでいる。したがって大腸経の経気が不利になってくると歯痛、咽喉部の腫れ痛み、頸部が腫れる。

② 便秘、泄瀉、脱肛
　大腸の伝導機能が衰え、熱が大腸に結合すると、熱邪が大腸の津を損なって大便秘結が起こる。慢性化するにつれて下痢を生じ、伝導機能の失調のために中気が下陥して脱肛となる。

③ 上肢外側より示指の疼痛
　大腸経は頸肩前部、上肢外側前縁部を巡っているので、風寒湿邪が陽明経脈に阻滞して気血の流れが悪くなると、その走行部位にあたる肩の前部、上腕部や示指に痛みが出る。

足陽明胃経の証候分析

① 顔面麻痺（口眼歪斜）、鼻汁、鼻出血
　風寒の邪が陽明経脈に侵入すると現れる。

② 歯痛、前頸部の腫れ、鼻の症状
　陽明の脈気が活発になると発熱する。胃の経脈は鼻翼から起こって鼻根で交会し、鼻の外側を巡って上歯に入り、口唇を回っている。その支脈は喉を巡り、欠盆から下って乳房を通過し、臍、腹部を挟んで鼠径部に入り、さらに下行して大腿前側、下腿前外側、足背部を通過し中指に至っている。したがって胃火が経絡に沿って上炎すると本証が現れる。

③ 発熱
　陽明経脈は肉体の前面を走行しているので、気勢による発熱は体の前面部を走る。

④ 嘔吐　呃逆　噯腐　呑酸　消化吸収の異常
　胃は受納を主り、水穀を腐熟しており、和降するという働きがある。ところが寒の侵襲を受け、気の流れが鬱すると気滞が起こり、胃の昇降失調により上逆して本証を現す。

⑤ **前胸部（乳房など）疼痛**
胃経の経気の流れが阻滞すると疼痛が生じる。
⑥ **鼠径部　腹部　下肢前面　足背の疼痛**
風寒湿邪が陽明経脈の経気の流れを阻滞させると、経気不利が生じて、その走行部位上に発痛する。
⑦ **躁鬱状態**
陽明と熱病の関係は大きく、熱が旺盛になれば狂躁などが現れる。

足太陰脾経の証候分析

① **腹部膨満感、嘔吐、下痢、軟便**
脾の運化機能の減退で気機が阻滞して生じる。また、運化機能が低下し胃気を上逆させる。
② **全身の倦怠感**
湿が脾に影響して運化作用の低下が起こり湿の特性である重濁性が出現する。
③ **心煩　前胸部　心下部・腋下の圧迫感**
足太陰の支脈は、膈を上がり心中に注いでいるのでこの経脈が病むと生じる。
④ **舌の強ばりと痛み**
脾経は舌根に連絡しており、舌下に宣布しているので本証が生じる。
⑤ **下肢内側の腫れ痛み　鼠径部や膝の腫痛**
脾経は足の母趾より起こり、上行して膝、鼠径部を走行している。この部位の経気が阻滞すると本証が生じる。

手少陰心経の証候分析

① **心悸　心臓部痛　脇の痛み**
心は血脈を主っているが、心の気血が不足してその鼓動の力が弱くなると本証が生じる。心経は腋下へ通じるので痛む。
② **健忘　不眠**
心は神志を主っている。心血虚となり心や神明を養えないと起こる。
③ **咽喉部の乾燥　口渇して飲みたがる**
手の少陰心経の支脈は心系から上って咽喉を挟んでいる。したがって心火（心熱）が経に沿って上炎するとあらわれる。また、心熱により陰液を損なうと喉が渇く。
④ **目黄（目が黄色い）**
手の少陰心経の支脈は目系と連絡しており、心熱が経絡を通じて目に上がると現れる。
⑤ **上肢前面内側の痛み　手掌の火照りと痛み**
心経脈は腋下に出て、上腕内側を巡って手掌に入るので経気が阻滞すると冷痛や熱痛が生じる。

手太陽小腸経の証候分析

① 腸鳴　泄瀉　小便の量が少ない
小腸は「受盛の官」清濁の泌別を主っている。小腸の機能低下により本証を生じる。

② 咽喉痛　あごの腫れ
太陽経脈は咽喉部を巡って膈部に下って降り、その支脈は頸部から上って頬部に上がっている。したがってこの経脈が阻滞するとあらわれる。

③ 目黄　難聴
小腸経の支脈は頬に上がり、外眼角から耳中に入っている。この経脈が病むと生じる。

④ 頸が腫れ　後ろを振り返ることができない　上肢後面内側の痛み
太陽小腸経は小指の先端から起こり、前腕外側後縁を巡って上行し、上腕後面内側を巡って肩部に出て、肩甲骨の間を通じて肩甲骨上に入るので経気が阻滞すると痛みを生じる。

足太陽膀胱経の証候分析

① 癃閉　遺尿　小便不利　痔
膀胱は小便の排泄を主って貯尿と排尿の機能がある。これが病んで膀胱の開閉機能（膀胱失約）を失調すると現れる。

② 悪寒発熱　瘧
太陽経脈は全身の外衛（体表の気）であるが、これに外邪が侵襲すると生じる。

③ 頭痛（頭頂部・後頭部）　目の痛み　鼻血　項部の強ばり
太陽経脈は額に上がって脳を絡っており、したがって邪気が上行して太陽経脈に阻滞した経気の流れが悪くなることにより生じる。

④ 膝・腓腹筋　足の小指の麻痺　外踝、脊柱の疼痛（体幹後面の痛み）
外感による風寒湿邪が太陽経脈に阻滞すると、腰背部などの経絡走行部位に疼痛を生じ、さらに小趾の運動不足が生じる。

足少陰腎経の証候分析

① 腰部の倦怠感　腰部痛
腰部は腎の府と呼ばれている、したがって腎気の虚損は腰部に影響を与える。

② 陽萎　遺精　月経不順
腎は精を蔵している。蔵精が悪くなると生じやすくなる。
- 腎陽虚……陽萎
- 腎陰虚……虚火が体内の精室に影響を与えると遺精を生じる。

③ 浮腫
腎虚により水が肌膚に溢れて生じる。

④ 空腹感はあるが食欲なし
腎の陽気が虚したために脾の陽気を温煦できなくなり、脾が衰退すると運化不利が影響して生じる。

⑤ **顔色の黒ずみ**
　腎は蔵精、精気の減退は気の推動作用を妨げて気血の停滞を引き起こす。
⑥ **血痰　痩せ　立ちくらみ**
　腎精虚損が虚火妄動を生じさせ、虚火が肺絡を損なうと発生する。
⑦ **喘（呼吸が苦しく咳き込む）**
　腎虚により納気作用が低下して肺の粛降を補いきれないと生じる。
⑧ **心配性　びくびくする**
　● 腎志……「恐」
　● 腎気虚により驚きやすく、恐怖感が強まる。
⑨ **傾眠　寝ることを好んで起きたがらない**
　精が極度に衰えると、髄を滋養しきれないために生じる。
⑩ **口腔内の炎症　咽喉頭部の腫れ　舌の乾燥　心煩　心痛　小便が赤い**
　足少陰経脈は喉頭部を巡り、舌本を挟んでいる、その支脈は肺から出て心に連絡している。したがって経気の巡りが悪くなると生じる。
⑪ **脊柱と大腿内側の痛み　痿軟　冷え　しびれ　足底の火照り**
　少陰腎経は足の小指の先端より生じ、足底の湧泉穴を経て下肢内側後縁に沿って上行して、大腿内側後縁に至り、脊椎を貫いて腎に属している。したがって風寒湿邪が足少陰経に阻滞すると本証が生じる。悪化で瘀血証をみる。

手厥陰心包経の証候分析

① **心包絡**
　● 「心の宮城」という。
　● 心に代わって邪気を受ける。
② **手掌のほてり　腋の腫れ　上肢のひきつり　季肋部のつかえ**
　手の厥陰経脈は胸中より生じて、出て心包絡に属し、胸部を巡り腋部に走行し、上行して腋下に至り、再び上肢内側中線を下降して手掌に入る。したがってこの経脈が病むと走行部位に現れる。
③ **心痛　心悸　胸悶　心煩**
　心包が病んで心脈瘀阻になると生じる。
④ **笑いがとまらない《笑不休》　精神が不安定**
　心包は心の外衛であるが、邪が心神に影響すると生じる。また、心が虚すると悲しやすくなる。（五蔵の虚実と証が関係する）

手少陽三焦経の証候分析

① **第4指の麻痺、耳後～肩上部～上肢後面の疼痛、目尻から頬の疼痛　咽喉頭部の炎症**
　手少陽経は第4指先端より始まり、前腕外側より肘部、肩部に上行している。その支脈は頬部に下り、外眼角に至っている。したがって風寒湿が経脈に阻滞すると、走行部位に痛みと痺れが生じる。

② **浮腫　腹脹　小便不利　遺尿**

　三焦は全身の気化作用を主っているが、気化作用の低下により小便不利となり、水道通調が衰えると水湿の停滞が生じ、水液が溢れて水腫となる。また、気機のうっ滞により腹脹が起こる。

③ **汗**

　衛気の宣発作用が低下して腠理が緩むと汗が出る。

④ **難聴**

　手少陽経脈は項部に上がって耳後部に連絡し、耳後から耳中に入っている。経気の巡りが損なうとこの経脈が病み生じる。

足少陽胆経の証候分析

① **口が苦い**

　胆は胆汁を貯蔵し排泄している。足少陽胆経が病むと胆汁が外溢して起こる。

② **溜め息、脇肋痛**

　胆気が鬱滞するために生じる。

③ **側頭痛　咽頭の乾燥　めまい　顔色がくすむ　カサカサして艶がない**

　足少陽経脈は喉に沿って上行し、目系に連絡し、さらに側頭部を上行している。胆火が経脈にそって上行すると側頭痛（偏頭痛）を生じる。

④ **難聴　耳鳴　目尻　顎関節の痛み**

　少陽経の支脈は耳後から耳中に入り、耳前を走って外眼角に至る。

⑤ **瘧疾　頸部のリンパ節結核**

　少陽は三陽の中では「枢」とされており、半表半裏に属している。陽が勝れば発汗、風が勝れば振寒して瘧疾となる。

⑥ **寝返りが打てない**

　少陽経脈の流れが阻まれると、走行部位の運動に支障を引き起こす。

⑦ **体幹外側・下肢外側・鎖骨上窩の痛み　足の第4趾の麻痺　足外反して火照る**

　胆経の分枝は耳を巡り頸部を経て喉の傍らに結合し、欠盆に下行する。さらに腋窩を経て胸脇部を巡り、大腿や下腿外側に沿って下行している。従って風寒湿邪が少陽経脈に阻滞すると走行部位である胸脇部などに疼痛や運動麻痺が生じる。

足厥陰肝経の証候分析

① **胸脇部の脹痛　溜め息　イライラ　易怒　目眩　疝気　顔色がすすけて青黒い**

　肝経は下って陰器をめぐり、小腹部に至り、脇肋部に散布し、経気不利により生じる。また、肝は風木の蔵であり、「条達を喜ぶ」という特性があり、疏泄を主っている。しかし、肝気鬱結（情志の抑鬱）により気鬱が生じ、長期化することで熱（火）化し肝陽が経脈を上亢して生じる。

② **嘔逆（嘔吐）**

　肝の疏泄が気鬱などにより条達出来なくなると気逆を生じ、肝気が嘔逆して胃を犯すと生じ

③ 痙攣
体内で内風が生じ、肝風内動の現象である。
④ 疝気（男）陰嚢の腫脹と疼痛　下腹部の膨満感（女）　遺尿　尿閉　下痢
肝の経脈は陰器に至り、下腹部に上がっている。寒邪を感受し経脈に流れ込むと現れる。
⑤ 腰痛　俯いたり仰向いたりできない
厥陰経脈の支脈と別絡は、太陽、少陽の経脈とともに腰部の中髎、下髎の間で結合している。その結果、俯けなくなる。
⑥ のどの渇き
厥陰肝経は喉頭部の後面を巡っているが、熱邪が経絡に沿って咽頭を上衝すると渇きと痛みが生じる。
⑦ 頭頂痛
厥陰肝経と督脈は、頭頂部で交会している。肝経の寒熱の邪が経脈に沿って頭部に流れて頭頂が痛む。

督脈証候分析
① 背骨のこわばり（角弓反張）、頭痛
督脈は身体の背部を循行しており、脳内に入っているが、督脈の脈気が失調すると気血が壅滞して生じる。また、熱邪が津液を焼灼すると拘急して生じる。
② 大人の癲疾、小人の驚癇
督脈は脳に属し腎を絡っているので、風気が風府から脳に入り、脈気が逆乱して発生。悪化すると脳の思惟能力に影響し、精神統合失調症となることがある。
③ 痔、足の冷え、下腹部の症状　遺尿　不妊　水腫　むくみ　心痛
督脈の別絡は下腹部から上行しているが、脈気を失うと生じる。

任脈証候分析
任脈は「陰脈の海」と言われ、全身の陰気を調節している。任脈は胞中より起こり下腹部を上行しているが、この下腹部の足三陰経で交会している。
① 月経異常（不妊　帯下　閉経）
- 胞脈の気血が不足することで精を受けても妊娠ができない。
- 任脈が阻滞されて通じなくなると閉経となる。
- 気血不足、任脈不固となると帯下が生じる。
② 腹部皮膚の痛み　かゆみ
③ 疝気（睾丸腫痛）
邪が下に結合すると睾丸腫痛となる。
④ 遺尿　小便不利

第五章
診断学各論

望診・聞診・問診・切診について

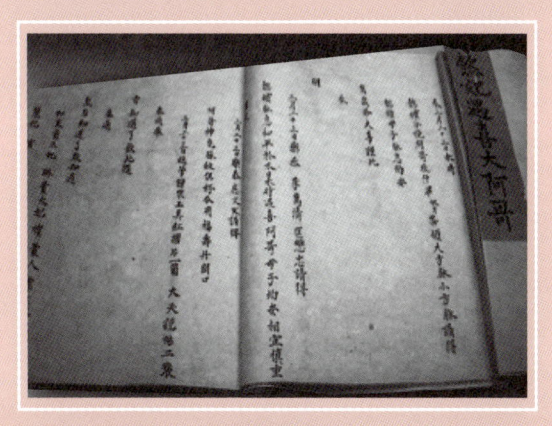

病歴日誌

紫禁城に現存している手書きの病歴日誌。
図内の右側にみる「大阿哥」とは最年長の皇太子の尊名(1644・1911年)。
(著者撮影)

本章で学ぶ内容

　四診を用いた東洋医学的診察法について理解を深めます。四診合参により、個々の疾病に対する処方薬や処方穴が組み立てられ、治療が行われます。そこで望診、聞診、問診、切診による個々の診察法が、身体の内部とどのようにつながるか、疾病を引き起こす機序と症状との関係性、また、治療のための法則性について学習します。

1. 望診
2. 聞診
3. 問診
4. 切診

診断の種類

東洋医学の診断は、現代医学のようなX線や血液検査などの道具を用いることがなく、四診方法を用います。四診は望診、聞診、問診、切診に四分類されます。中国の古典文献『素問』陰陽応象大論編には「善く診するものは色を察し、脈を按じまず陰陽を別つ」と顔の色つやや、脈の状態の善し悪しを診ることが勧められています。

望診：視覚を通して病態を診る方法。
聞診：聴覚と嗅覚を通して病態を診る方法。
問診：問いかけと応答により病態を診る方法。
切診：手指や手掌の触覚を通じて病態を診察する方法。

これらの診断方法を用いて病因を追求し、治療目標を検討します。

A 望診

体格と全身の栄養状態、動作や姿勢、眼、耳、鼻、口、歯牙、まぶた、毛髪、筋、肌、皮毛、顔色、むくみ、舌などをまず診察します。最も大切なのは望神といって、最初に術者の目に入ってくる患者さんの活力の有無です。この活力こそが自然治癒能力、すなわち恒常性維持機能を促して疾病の改善が期待できるか否かを観察します。したがって術者が最初に行う行動とは、患者さんの神気や気迫を知ることです。受け身姿勢の患者さんのほとんどが、慢性化しやすいという特徴をもっているために、症状の改善が認められない場合に、術者の責任にするか、転医する可能性がしばしばあります。中国医学の基本は患者さんの生命力を高めることにあります。

古典の『難経』六十一難には「望んでこれを知るを神と謂うなり、望んでこれを知るとは、その五色を望見し、これをもって治病と不病、死色と生色を知るなり」との記載があります。ここで患者を診察するうえで、顔色、皮膚の色を五色（青・赤・黄・白・黒）に当てはめると同時につやの有無を含めて、病気の経過と予後を知ることが可能であると述べられています。

まず患者が治療室に入ってきたとき、みなさんが最初に診るのは顔貌と体格、その次に姿勢と動作だと思います。

顔貌は人間の意識の最も現れやすいところです。病で苦しんでいると必ず顔に出現します。病気が進行するにつれて、顔面の表情が少なくなり、眼に気迫が欠けます。顔面が蒼白で、口唇と眼の周囲に色素沈着のあるものは、瘀血証が多いようです。

次に姿勢と動作はどうでしょうか、体のどこかに病があれば、その部位に負担がかからないような姿勢や動作を行います。腹痛が著しいときには前屈、歩行障害などの場合には、平衡感覚がしっかりとれていない歩き方など、その姿勢はさまざまなので、特徴をよくつかんでおくことも初診時と対比するうえで大切な手段です。

今度は患者さんの栄養状態と体格を診ます。まず体格が肥満で赤ら顔、首の太い者は実証が多く、逆に首が長くて胸郭の扁平、前腕と手背の筋のない者は虚証が多いのです。血色を診て血色が悪くやせ型の人には陰虚証が多く、血色がよくて肥満型の人には陽実証が多いという特

徴をもちます。

毛髪は腎と膀胱に属し、血の余りとされています。

『重廣補注黄帝内経素問』上古天真論篇第一「女子七歳にして腎気が旺盛となり、歯が脱けかわり、毛髪が長くなります。（中略）三十五歳で陽明の脈は衰え、顔はやつれ、毛髪は抜け出します。四十二歳で三ツの陽明は衰え、顔はやつれ、毛髪は白くなります。（中略）男子は八歳で腎気が充実し、毛髪は長くなり、歯が生えかわります。（中略）四十歳になると、腎気が衰えて毛髪は抜け、歯は痩せます。四十八歳になると、陽気が上部で衰え、顔がやつれ、白髪がまじり、ごま塩頭になります。（毛髪の文脈のみを抜粋参照）」と記されています。これはわたしたちの人体の発育状況と血との関係を述べたものです。ですから髪の毛が黒いことを望むものは腎気を補って血を増やす必要があります。

口唇は胃、大腸、肝、任、督脈、衝脈などの経絡と関係があります。脾胃の扉は口で、飲食物を入れるところです。ですから消化器の反応は口に現れてきます。口が渇いて、口臭が認められる者は脾の異常、胃熱と肝熱は口が酸っぱい、心胆の熱は口が苦い、肺熱は口が辛い、腎熱は口が鹹し、脾熱は口甘し、唇は脾胃の状態を外部に反応を示す部分です。唇の乾きや裂け目、瘡を生じるのは脾胃の経に熱を認めます。

■ 舌診方法

舌象は体内の病態を映し出す鏡です。
①病邪の性質を測定する温度表。
②津液燥湿を測定する湿度計。
③体質の強弱を示す信号灯。
④血液循環を観察する血流図。
⑤疾病の危険性を予告する警報機。

蔵府と舌の関係

蔵府の異常は舌に反映している鏡なのです。その関係は、舌根部は腎・膀胱、舌中部は脾胃、舌尖部は心と肺、舌辺部は肝胆に区別されます。舌診はさらに詳しく舌質、舌体、舌苔と分けられ、舌の運動、色や沢、苔の質、苔の色を診ていきます。これらは八綱弁証の寒熱や虚実を裏づけます。

①舌質は舌の筋、組織を指します。これは気血や蔵府の虚実の変化を観察します。
②舌苔は舌面上に付着している苔状のものを指します。病の深浅や虚実を観察します。

舌質の色および舌体の形と状態、舌の働きを観察します。

> **舌の構造を教えて**
>
> 舌の構造は顎骨、舌骨、口腔底の部分に付着した筋性の組織で、軟らかくて多くの血管を内部に含み、粘膜で覆われています。
> 舌の粘膜は薄くて透明で、舌体に分布する血管が豊富なため、血液の供給量も多いために、血色に著明な変化を与えます。また、糸状乳頭、茸状乳頭、有郭乳頭、葉状乳頭などの敏感な変化により体内の状況が判断できるのです。

まずは舌の色を診ましょう。正常な舌の色は淡紅色で、薄くて白い苔がのっています。軟らかくて、動きもよく、適度に湿っています。

舌の観察手順は舌の形体と運動、舌色、舌の潤燥、舌苔の厚薄、舌苔の色、舌苔の湿潤と乾燥、蔵府関係などを診ていきます。ここでは蔵府分画法を用いて解説をします。

中国最初の舌診は『黄帝内経』にその萌芽がみられます。『重廣補注黄帝内経素問』巻第九、刺熱論篇第三十二に「肺熱病者、先淅然厥、起毫毛、悪風寒、舌上黄、身熱」（肺に熱が生じると、先に寒気が起こり、鳥肌が立ち、悪風や悪寒があり、舌の上が黄色くなって、発熱する）と述べられています。

十三世紀の元代には、敖氏によって著された『点点金』と『金鏡録』という舌の書籍がありました。それを1341年に杜清碧が増補して現在の『敖氏傷寒金鏡録』という、彩色による舌の図書となったのです。これらは傷寒系の舌診を発展させた要因にもなりました。

後世、十六世紀の後半、明代の申斗垣『傷寒観舌心法』（別名『傷寒舌弁』）も舌診鑑別の書籍を著しました。また、薛已撰『薛氏醫案』巻四十九にも『敖氏傷寒金鏡録』が載り、詳細な図解と中医薬処方について論述されています。

清代では張登の『傷寒舌心法』に、自己の経験を交えて、複雑な論述について整理して、修正が加えられ、そして1668年に120図より編纂された『傷寒舌鑑』が著されました。

その後、梁玉瑜の『舌鑑弁正』（1891年）には149枚の図が載り、舌の部分に対して、蔵府を配当した蔵府分画図が発表され、内傷病にも応用ができるようになりました。

1911年の劉恒瑞の『察舌辨証新法』には、舌の表面に出現した苔状の色や性状の鑑別診断を述べ、1917年に曹炳章著『彩図辨舌指南』は、舌の所見に『黄帝内経』に考察を加え、歴代医家の経験を総括し、122種類の彩色図を収録した資料を作りました。葉天士の『温熱論』も、舌診による衛気営血の弁証を行う際に、舌診が重要な診療指針の一つになっていました。

日本で初めての『敖氏傷寒金鏡録』和刻本は、1654年（承応三年）に出版され、日本全国に流布し、江戸末期まで舌診による病状の診察が行われていたことが示唆されます。

以下に具体的な舌診について解説を加えることにします。

外感病証と内傷病証のいずれかに区別すること

外感あるいは内傷を区別していく、外感は実証が多く、内傷には虚証が多く見られます。舌診の所見では絳舌が認められると外感病では熱邪が栄に入ったことを示し、内傷では陰虚火旺の証です。したがって両者を区別することです。

苔の厚薄は邪気と正気の充実を診ます。無苔は邪気がないことを示し、時には正気の虚損を表しています。これは体内に邪気があるときには正気が衰えて濁気が蒸化できないのです。滑苔は寒湿に属するとは限らない、それは熱が液を蒸発させることにより、上部に昇ることにより生じます。乾苔も燥熱に属するとは限りません。陽が気化できないときに生じることがあります。

舌色を診よう！

　舌の色彩は寒熱や虚実を客観的に観察するうえで大切な方法です。具体的には外感熱病と内傷雑病の二つに分類されます。血は陽気によって舌中に充満するので、正常人の血は充足して、陽気がスムーズに巡っています。
① 紅色：熱の症状を示します。

　外感熱病の場合には舌尖と舌辺部が紅く、薄白苔を認め、主に風熱表証などにみられます。熱が裏に入った裏実熱証の場合には、舌が紅くて、苔が黄色で厚くまた乾燥しています。

　内傷雑病の場合には、舌尖部の紅色から心火上炎が認められます。内傷病における陰虚内熱は舌の全体が赤く、少苔で乾燥しています。
② 絳色：さらに熱が盛んになっています。

　外感熱病の場合には深紅色の舌にとげ状の隆起が出現し、これを芒刺と呼び、熱が営血に侵入したときに発生します。絳は深い赤色を指し、紅色がさらに濃くなったものです。絳舌と紅舌の二つはともに営血のなかに熱のあることを示しています。

　ここで重要なことは、紅舌も絳舌もともに熱の勢いを表したものですが、ここで熱は二つの種類に分けられることを説明しておきます。

　①実熱：熱が津液を焼いて傷つけたりすることで、陰液の不足を引き起こしたもの。

　症状的には口渇があり、脈は洪数で有力です。

　②虚熱：体質的にも陰液の不足により、相対的に陽の実熱を生じさせたもので、病の根本的な原因が蔵府などの機能低下によるものです。症状的には口渇はあまりなく、脈は細数で無力です。両者の脈の共通点には数脈がみられるのも注目すべきことです。

　陰液の不足により熱が亢進する。あるいは蔵府の異常により熱が産生されて陰液を不足させる、という症状の違いにより熱象が二つに分けられるのです。

　熱象は舌だけの所見では決してなく、脈診や切診からもこれらの情報を引き出すことができます。

　内傷雑病の場合には、深紅色の舌に無苔あるいは少苔となって出現し、時に裂紋が現れたりします。これは陰虚火旺によって発生します。

■ **蔵府に実熱あるいは虚熱が存在した状態を比較してみましょう！**

　①実熱：心では狂妄して悶え苦しむか、精神が昏迷して、譫言を言い、高熱を発生させます。肝では内風証により抽搐し、高熱を主じます。肺では呼吸促拍し、鼻翼をピクピクさせて、喘、鼻孔に黒い汚い色が出現し、さらに高熱を伴います。脾では血便、高熱を伴います。腎では歯が焦げたような状態が形成され、陰嚢が収縮し、高熱を伴います。

　②虚熱：心が虚するとビクビクして、悶え、眠れなくなります。肝が虚すと眼が渋り、耳鳴がします。肺が虚すと喀血して、からぜきが出ます。脾が虚すと食物が停滞して消化不良を引き起こします。腎が虚すと盗汗し、潮熱を引き起こします。

　治療方法は滋陰して陽亢を抑制します。営血を清して熱を瀉すことです。
③ 紅絳湿潤舌：舌面がみずみずしく鮮花のような状態です。

　外感病証では熱が営に入り湿熱が内に潜んでいる状態を示したものです。

内傷病証では蔵府に陰虚火旺が発生し、痰湿をもっていた病証です。営陰が熱して脾が湿を化しない場合に見られます（巻頭カラー⓮）。
　嬌紅色でみずみずしく滑らかなものは、虚陽が浮上してきたものであり、真寒仮熱（本来は寒の証候でありながら熱の証候を出している状態）の病証です。
　治療方法は脾を強くして滋陰します。営血を清して湿を運化し、補気することです。

④ **紅絳乾燥舌**：舌面は乾燥しており、鮮紅色か深紅色をしています。
　この舌は熱邪が津液を損なったことにより発生するものと、元来、陰虚体質の持ち主であるか否かです。
　外感病証では熱邪が栄に入って津液が奪われたことにより発生します。
　内傷病証では陰虚火旺の証を示す者に見られます。舌尖部に紅絳色で乾燥し、他の部分が淡紅色なら、心火旺盛の状態です。
　治療方法は滋陰を促して火を降ろす。営血を清して滋陰することです。

⑤ **紅絳光瑩舌**：舌の色は紅色か絳色で、舌面は鏡のように光っているものの、乾燥して津液がないものです。これは外感、内傷病証を問わずに、陰液が消耗した現象です。
　主な原因として考えられるのは、慢性疾患により胃陰虚や腎陰虚を呈するもの、多汗などが起こりやすく、また、漢方薬を服用する際に、湿薬を用いる証に燥薬を用いると、このような舌が発生します。舌根の乾燥と口渇があれば腎陰が不足しています。
　治療方法は腎陰や胃陰を滋養します。

⑥ **淡白色**：血色は顔面蒼白と同じで、赤みが少なくて白色が強いものを指します。
　虚証や寒証に出現します。虚証は血流量の減少を引き起こします。血流量の低下は血虚の症状を引き起こします。血虚により引き起こされる寒証は、冷えなどの症状を発生させ陽虚の症状となります。陽虚とは陽の不足により全身を温めることができないので、四肢の寒冷症状のひとつになるのです。したがって血虚の現れである舌の淡白色は、全身への血流量や血液量の不足を考えてみる必要があります。
　また、気血両虚により舌体がやせています。陽気の不足により舌体がぼてっとして、しまりのない舌です。嫩舌とも呼ばれています。
　治療方法は温陽を目的に行います。

陰虚と陽虚のときに出現する舌の変化を考えてみよう

陰虚：初期の段階では少し舌が紅くなります。徐々に津液が損なわれて火が旺盛になると、紅色が強くなり紅より絳へと転化します。これが慢性化することにより絳光瑩舌となります。ここで注意することはキラキラと光っているが潤ではない、最初は一部だけキラキラと光っていますが、慢性化するにつれて舌の全体が光り、著しいときは舌全体がやせてひからびています。

陽虚：初期で淡白色の舌、苔は薄白を現し、水が内部にあれば淡白舌で透明な苔が住じます。寒証が明らかな場合には舌は白色より青色に転化し、舌苔も白苔より黒苔に転化します。したがって舌の所見は、実は現在進行途上における病証の表裏、寒熱、虚実の経時的な変化を見ているのです。

これらはさらに脾陽の低下があり、湿の運化が低下したことによって発生し、淡白色で湿潤のある「淡白湿潤舌」があります。
　治療方法は脾陽を補って脾を強化して湿を運化します。
　陽が全身に散布されなくなったため津液の流れが少なくなり、その結果発生する淡白少津舌などがあります。
　治療方法は陰を滋養して補った陽で全身に巡らせ、陽を巡らして水湿を気化させます。
　淡白に絳舌を挟んでいる「淡白挟紅舌」があります。これは舌色の大部分は薄くて淡いが、ある部分だけに鮮紅色を呈しています。その多くの症状は虚火となっています。鮮紅色が舌中にあれば脾胃の火、舌尖にあれば心火、舌辺にあれば肝の火、舌根にあれば腎の火というように区別をします。
　治療方法は滋陰により陽の亢進を抑制します。
　淡白光瑩舌は脾胃の虚弱によるもので、舌面は薄苔が剥がれて新しい皮を剥いだ状態のものです。

注 淡白光瑩舌　ここで注目すべきことは、苔が脱落して生じないということで、脾胃の気が衰退している現れであることを示しています。新しい苔を発生させることができないために舌全体が淡白となって、つるつる（はげた状態）となります。

⑦ **紫色**：これは青紫舌、絳紫舌、暗紫舌の三つに分類されます。
　一般的には熱証がきわまった状態で出現します。熱が盛んで津を損ね（熱盛傷津）、時に舌の色は紅く紫色となり、乾燥しています。これは主に絳舌より発展したものです。

Ⅰ　絳紫色：外感熱病は絳紫色となることが多く乾燥しています。初期では紫色ですが、漸次、深紫色へと変化します。これは病状の悪化を示しています。高熱が津液を損なって消耗させるのと同時に正気をも消耗させます。血中の水分減少に伴って正気も不足するので血液の運行が減速して、血滞を引き起こし、紫色となります。
　治療方法は清熱、育陰、涼血にあります。

Ⅱ　青紫色：寒証がきわまった状態（内傷雑病：陽虚では青紫色）で出現します。青紫色は淡白色より変化したもので、常時、滑らかで潤いがあります。
　陽気が虚して寒が止まる（陽虚寒凝）、ときには舌が青紫色に変わって湿潤を認めます。これは淡白舌から発展したものです。
　寒が凝結することにより筋が縮み、舌体も短く強ばり、男子の陰嚢は縮み、女子は乳が縮むのは、危険な兆候を現しています。
　治療方法は補陽して陽気を巡らせます。

Ⅲ　暗紫色：舌の色が絳紫色で暗くてつやがないものです。紫色のなかに灰色味を帯びているように見えます。暗くなる原因について考えてみましょう。
　一つめには熱邪が深くて重い、津が枯れて血が乾燥し、血滞が起こったとき。二つめには胸膈内に瘀血があり、熱邪が営に入ると、血は熱されて流れが悪くなるとき。三つめには熱に湿が挟まり、または飲酒により湿熱の邪が血中深くとどまるときです。ここでの鑑別点として、一般的な熱邪が血に入ったものは舌が乾燥していますが、瘀血を認める舌の大部分は湿潤していて乾燥していません。

治療方法は熱を清して育陰し、血を清して血を散らす。営を清して、血を巡らせます。清熱により湿の運化と気化を行います。

注 瘀血によるものは、舌に瘀斑や紫斑を認めます。紫色は寒熱の両方に出現するので注意を必要とします。

⑧ **青色**：水牛のような舌で、外傷により体表面に出現する青あざです。

　主な原因は瘀血や寒の凝滞により発生します。瘀血が上焦にあれば患者さんは胸満を自覚します。瘀血が下焦にあるときには腹脹し、腹痛、口臭などがあります。

　寒が凝滞したものでは、陽虚により気血の巡りが衰えます。さらに気滞のために気分はふさぎ、イライラし、口渇はあるのに水分を欲しません。これは真寒仮熱（病源は寒で症状だけが熱証のように出現する証）が原因で起こります。

　治療方法は温経散寒により陽気を巡らせ、血を活発にして巡らせます。

舌の形と状態を診よう！

　舌の形や状態は体内の津液や元気の衰弱を観察します。舌形の基本観察法が栄・枯・老・嫩の四つに分ける方法です。

　津液が充分な状態で、舌を診ると舌体につやと潤いがあるものを「栄」と呼び、逆に津液が不足したり、損なわれたりした場合を「枯」と呼んでいます。これは舌表面のつやと潤いを主に観察することから、陰虚や熱の進行具合を知ることができます。

　舌体が硬く紋理が粗く、細くて一定の厚さを伴わない舌が「老」です。このタイプは実証の者に多く、さらに乾燥して絳紅色が伴えば熱証となることにより、八綱弁証の熱証では陰虚に相当します。これとは逆に舌体が柔らかくて、紋理が細かいうえに、ボッテリとした大福餅みたいな舌が「嫩」で虚証に出現します。これに加えて舌が淡白色で潤っているものは寒証などの症状があり、外感六淫の寒邪に侵されたときに出てきます。八綱弁証の寒証すなわち陽虚や気虚がわかります。

　一般に全身症状が軽度のときには、舌上には色つやの変化を現す程度です。一方、舌体が腫れる、歪む、縮む、ひからびる場合は、内臓に病変が発生し重症として対応します。

■ 舌の形態

胖大

　舌体が正常なものよりもはれぼったくて大きく、舌を伸出したときに口の幅いっぱいになるのがポイントです。さらに淡白色で舌苔が白くて舌面が湿潤を認めると、気虚や陽虚が出ています。主な原因として脾虚による水湿の運化作用の減退が考えられます。

　脾虚が原因で体内に水湿を生じた場合には、舌体が「ぽってり」としているために歯痕舌になる場合が多いようです。脾腎陽虚証などに出現します。それに膩苔を確認できれば、湿盛により痰飲証が発生します（巻頭カラー⑫）。

　舌色が鮮紅色で腫れて痛みが伴うものは、胃熱や心熱が上昇すると気血を壅滞させます。もし意識障害があり、意識がハッキリとしなければ、熱が心包に入り心火上炎を起こし、気血のうっ滞を示しています。黄膩苔があれば湿熱と痰濁を認めます。逆に淡白色で胖大で歯痕があり、苔がベトベトしていると陽虚です。

舌色が正常の淡紅舌で腫大しているものの多くは、脾腎の温熱と痰濁が争い、湿熱痰飲が上焦にあふれたために起こります。

治療方法は陽を巡らし、利水を促す。心と胃の火を瀉して散血を助ける。湿を化して、淡白色より変化したものを除くこと。解毒して心火を瀉します。

注 これは現代医学的には舌組織の浮腫、結合組織の増殖や鬱血、リンパの停滞などによって発症すると考えられます。

痩薄

舌全体がやせて薄くなったり、小さくなったりしたものを指します。これは陰液の不足、陽虚によって舌全体を長期間のあいだ養うことができないために出現します。

痩薄舌で淡白色を認めるのは気血が不足（気血両虚）していることが多く、逆に絳紅舌で乾燥するものは陰虚による熱の亢進（陰虚火旺）が認められるものです。

治療方法には滋陰降火があります。

注 栄養不良や脱水状態のために舌の筋や上支組織が萎縮を起こして発生します。

裂紋

舌面上に見られる亀裂で、深さ、方向、長さ、短さ、数を見ることができ、横裂、縦裂、斜裂、乱裂などがあります。これは気虚などにより陰液（体内水分の総称）が舌面上を潤すことができなかったり、湿邪が陰液の散布を妨害したために起こると考えられています。この亀裂や溝から虚実を観察します。一般的には裂紋が多いものや深いものは病が重く、裂紋の少ないもので浅いものは病が軽いものです。病証の性質を識別するのには、乾燥や湿潤により区別しなければなりません。

裂紋があり紅絳舌で乾燥しているのは内熱が盛んで津液を傷つけている「熱盛傷津」のときで、慢性化した消耗性疾患でよく見られます。

淡白色の場合は気血の不足です。さらに淡白で胖嫩を伴い歯痕が認められ、膩苔、裂紋が見られたときは、湿邪による脾虚が発生し、体内での運化作用の低下が起こって湿邪を代謝できません。

もし苔上に津があり、しかも裂紋が入っていれば乾燥によるものではなく、気虚によって生じたものです（巻頭カラー❽）。

注 舌の粘膜における萎縮や断裂、または扁平化したり癒合によって発生します。

歯痕

舌体の胖大により歯の圧迫を受けて、舌辺に生じる圧迫痕跡が歯痕です。淡白色で歯痕があり、ベトベトしているのは陽虚による寒湿所見です。淡紅色で歯痕が見られるものは脾気虚により湿を伴ったものです。歯痕に胖大舌が加わったものは脾気虚に多いと考えてください。

芒刺

本来は「点刺」と呼ばれ、舌面上に生じる棘状の隆起です。「点」とは紅・白・紫色などの舌面に点状に散在する、茸状乳頭の変化です。中医学ではこれらのものを紅星点と呼んでいます。

「刺」とは芒刺のことで舌面に現れる棘状の隆起です。これは主に糸状乳頭の角化や増殖によって生じ、舌中部に出現する特徴をもちます。点刺は熱邪が身中にとじこもる「熱邪内結」

が原因で発生します。点刺をみればまず熱邪が発生していると考えましょう。

① 点は熱が営血に入ったことを示し、心や肝の火が盛んなことを表します。特に絳舌で紅点を伴う場合はこのタイプです。

② 刺は気分の熱が盛んになるため胃陽熱盛などの症状に見られます。紅舌で焦黄苔で乾燥して芒刺があると気分熱盛であることが多く、紅舌で黄苔で舌中部に芒刺があると胃腸熱盛です。舌尖では心火亢盛、舌辺では肝胆火盛と判断をします。また、不眠や便秘、精神的な緊張が長期化することによって発生します。

注 茸状乳頭の増埴や充血により発生します（巻頭カラー❼）。

光滑（こうかつ）

舌面が平滑で舌苔がなくて乾燥し、乳頭が消失して光沢のあるものです。光ったように見えるので別名を「鏡面舌」「光滑舌」と呼ばれています。

原因は陰液が大量に失われ、舌面を潤して養うことができないために生じます。また、病証で考えると、舌が絳色のものは胃陰虚や肝腎陰虚において、紅絳舌で光滑が見られ、これは重度な陰虚証を示し、気陰両虚では淡紅色に胖舌を伴います。脾胃の陽虚においては淡白色の舌に光滑が見られます。

注 これは糸状乳頭や茸状乳頭の萎縮によって発生します。

■ 舌の運動

硬強（こうきょう）

舌体が肥大も短縮もなく、舌が硬直してろれつがまわらない状態です。硬強舌になると、舌体が軟らかさを失い、その多くは言語が不明瞭となります。原因は温熱病が心包に入ることにより、熱のために精神がかき乱されて起こります。

① **外感熱病**：紅絳舌で乾燥し高熱があるのは熱性傷津で、津液が損なわれ、燥火がきわめて盛んとなり、舌の筋脈が栄養を失い、そして舌が強ばって軟らかさを失うのです。さらに意識の昏迷と譫言（うわごと）を伴うと、熱入心包や痰濁内阻によるものです。

② **内傷雑病**：硬強で口や眼がゆがんで半身不随は内風証です。突然卒倒した後に現れたりしますが、もし倒れないうちにこの舌が出現すると、中風の前兆です。

これらの症状に対する治療方法は、血を養って内風を駆逐し、清熱により滋陰します。心熱を冷まして開竅することです。

痿軟（いなん）

舌が弛緩して、舌の運動が無力となります。舌体が麻痺して軟らかくなり、疼痛や瘙痒感も認められない、自由に動かすことのできない舌です。

Ⅰ　心脾気血両虚証などにより、筋脈を栄養することができなくなり痿軟舌を生じると、その舌色は淡白色です。さらに人中の部分が平らになり、唇が外にむくれてしまったものは、脾気がすでに絶えようとしています。

Ⅱ　熱が原因で筋脈への滋養を失ったものに、外感と内傷病があります。外感病証では熱が盛んとなって津液を損なったもので、内傷病証では陰虚火旺となって現れます。これは胃や腎の気と津液の損傷によるものです。

① **急性病**：紅絳舌で鮮明で乾燥しているものは熱性傷津です。

② 慢性病
Ⅰ　淡白色で湿潤は気血が極度に失われています。
Ⅱ　紅絳舌で鮮明で乾燥しているものは陰液の極度の消耗です。
　これらの症状に対する治療方法は、気血の補益、陰を養って気を補う、火を降ろして津液を益すことです。

顫動（せんどう）

　舌がふるえます。舌の筋がピクピクと動いて、自分自身で制御できないものを指します。
　「舌戦」「舌顫」とも呼ばれ、これらの主な原因は筋脈が陽気の温煦（おんく）と陰液の滋養を得られないためにピクピクと顫動します。
　慢性病では陽虚や血虚で温煦や滋養する力が低下するために舌が顫動し淡白舌となって出現します。

① **外感熱病**：①熱極生風証では紅絳舌で、全身では痙攣や、体が弓なりになります（角弓反射）。顫動舌は高熱によって生じる熱極傷津の動風のために、痙攣のような症状がみられます。
　②虚風内動証でも紅舌で乾燥し、手足に不随的な運動が発症します。

② **内傷雑病**：①肝陽化風証では紅絳舌で少苔です。
　②酒毒によるものは舌質が紫紅舌によくみられます。

短縮（たんしゅく）

　舌が緊縮して口外に出すことができません。「短縮舌」「巻縮舌」とも呼ばれ、危急の証候なので注意が必要です。先天的に舌小帯の短縮によって伸出ができない場合があるので、しっかりと分類して観察してください。これらは主に四つの原因に分類できます。
　①寒凝による筋脈の拘縮で起こる短縮舌→温陽散寒法を用いて治療します。
　②痰濁阻絡（痰濁内阻）による筋脈不利で起こる短縮舌→清熱化痰法を用います。
　③熱性傷津の動風による筋脈の攣急で起こる短縮舌→清熱、平肝熄風法を行います。
　④気血や陰液の不足による筋脈不栄で起こる短縮舌→補益気血法を行います。

① 寒凝による筋脈の拘縮で起こる短縮舌

　舌は湿って潤っています。陽気が失われた場合には舌質が淡白となり、寒邪の直中によるときには舌質が青紫舌になって出現します。これは長時間ひどい寒さにあたるか、外感寒邪に突然襲われることにより、寒邪が筋脈に停滞し筋脈を攣縮させると、舌の筋脈も縮んで伸びなくなります。

② 痰濁阻絡（痰濁内阻）による筋脈不利で起こる短縮舌

　舌質が胖舌で、舌苔が粘膩苔になって現れます。風邪による中風証などでみられます。体内に痰濁がつかえ、肝風が内動し、舌根の動きを邪魔して、舌の短縮を起こしやすくします。

③ 熱性傷津の動風による筋脈の攣急で起こる短縮舌

　舌質が紅絳舌で乾燥しています。熱病が津を損なって、筋脈は津液に栄養されなくなり、また、内熱によって内風を生じ、肝風内動を発生させて筋脈は拘攣します。舌も縮んで固まり伸びなくなります。

④ 気血や陰液の不足による筋脈不栄で起こる短縮舌

　気血両虚では舌質は淡白舌で胖・嫩舌です。脾胃が衰えて、後天の精を充足できずに気血が

虚し、気血の不足によって舌体を養うことができなくなり、舌が縮んで伸びなくなります。

陰虚では舌質は紅絳で乾燥していることが多いようです。

吐弄舌

舌を口の外に垂らした状態が吐舌です。舌をしきりにチョロチョロ出したり、口の周辺をなめまわすものが弄舌です。一般的には口渇、舌体が緊縮して滑らかではなく、内風によって筋脈は動揺し、舌がしきりに動きます。これは軽症と重症に分けられます。

軽症

無意識的に体内の熱を体外に放出するために舌を口の外に出します。舌と口唇の乾燥を防ぐことを目的に吐弄舌となります。これらは心脾の熱が体内へ蓄積されることによって発生します。

重症

心脾の熱が蓄積され体外に放出ができなくなると、心火と化し神明をかき乱して動風します。また、脾熱も津液を焼きつくして（傷津）筋脈の萎縮を生じさせます。
① 重症吐舌は疫毒攻心により、正気が断絶するために舌が紫紅色となります。このようなときは舌を垂らしたままで、口のなかへ戻す力も衰弱しています。
② 重症弄舌は熱極生風などの動風現象、驚風の前兆として、紅舌や弦数脈となって現れます。

治療方法は心脾の熱を瀉して、滋陰により内風を鎮めます。

歪斜

舌を伸出したとき左右の一方向にゆがみます。口のなかから舌を伸ばしたときに舌尖部が片側に偏位した状態で縮めることができません。中風の前兆を意味していることが多いようです。「歪斜舌」「偏舌」「歪舌」とも呼ばれています。

外風や内風によるもので、経絡の流れが詰まって、気血の運行が封鎖されることが原因です。
① **風邪中絡**：急性期で顔面麻痺とともに歪斜し、舌質と舌苔の変化は認められません。
② **肝風阻絡**：急性期のもので、紫紅舌を生じます。ただし痰が伴うときには舌苔が白厚膩苔を生じます。
③ **中風後遺症**：舌質が淡紅舌のことが多いようです。

治療方法は血を養って内風を鎮め、あるいは腎を滋養して平肝させます。

舌縦

舌の筋が弛緩して収縮できないために生じます。そのために舌が口外に伸びたままで、涎が流れて、口のなかに戻すことが困難になります。これは熱気を冷まそうとする行為です。
① **気血両虚**：舌体が弛緩し、淡白色・胖・嫩状態です。ボッテリとした舌で、意識がハッキリとしない状態です。
② **痰火擾心**：舌体が脹満して乾燥した硬い舌で、舌質は紅絳色を生じ実熱証候として発症します。

ここで注目するべきことは、「無神」のときには、舌が伸びたままで縮めることができず、さらに乾燥して無苔のものは危急の証候として注意を必要とします。これは痰湿の邪が心神を

かき乱したために、本来の舌の機能が損なわれます。
　治療方法は実熱を除くこと。心を清し、中焦を補って、気を益します。

舌麻痺

　舌の麻痺は舌の運動と知覚の低下が認められたものです。原因は営血が上昇できないために、舌を養えないのです。肝風内動の血虚生風証や肝気挟痰（肝気に痰が挟まれた状態）に現れます。

① **血虚生風**：舌質は淡白色で少苔です。血虚により内風を生じたために、血が舌を栄養できない状態。肝風が上焦をかき乱して、舌が麻痺するのです。

② **肝気挟痰**：舌苔は厚膩苔です。内風により痰を挟んで、気血の上行を阻止するために、舌、口唇、顔面まで麻痺します。

注　『黄帝内経』には「栄虚すれば即ち不仁す」とあります。舌体の麻痺も栄血が虚して発生すると考えてみましょう。

　治療方法は血を養って内風を鎮めることです。

舌苔を診てみよう！

　舌苔の変化は二つに分けられます。ひとつは苔質の変化、もうひとつは苔色の変化です。苔質は厚薄、燥、滑、腐、膩苔などに区別されます。苔色は白、灰、黄、黒色などに分類されます。

　苔を診る際には有根や無根、消長（消退と増長）、潤滑、乾湿、裂紋、腐膩などの舌面の全体情報を同時に診ます。

■ 苔の特徴を把握する

①有根と無根の苔を分類するうえで、有根は胃気があるとし、無根は胃気がないものと考えます。有根は根が地下にあるのと同様に、苔が舌のなかから生じてくるような状態です。苔は拭い去ることができない、あるいは拭いさることができても、苔の跡が残っています。反対に無根とは舌苔が薄く、わずかに舌上に塗った程度です。容易に拭いさることができ、舌面が滑らかできれいです。また、舌質に光潤があり舌と苔の区別がはっきりしていないのも特徴のひとつです。

②苔の消長を経時的な変化としてとらえておきます。「消」とは消退、「長」とは増長という意味をもち、邪気が衰退したり強力になることにより、苔も邪気の充実度によって薄い状態から厚い状態へ移行したり、また、邪気の衰退により厚い苔が薄くなる場合がみられます。故に、病気の予後を判断するうえでの大事な手がかりとなってくるのです。ところがもし治療を進めていくうえで舌全面の厚い苔が突然消失したとします。これには二つの原因があります。ひとつは苔の跡が残っていて汚く、舌の上に小さい赤い点が散在しているものは、古い苔が脱落して新しい苔が発生する現象で、病邪は根本的には衰退していないのです。このような場合にはすぐに新しい苔が生えてきて厚苔となりますので、仮の邪気の消退と考えます。もうひとつは苔が消退したあと、舌面にはなにもなく、乾燥しているもので、これも邪が消退したものではありません。邪気はとどまって正気が現象し、胃気が途絶えようとしている状態を示します。

消長を意識するあまり、苔の消退をすぐに病の好転へと結びつけることには注意が必要です。一両日ぐらいは経過をみて判断します。

■ 苔質の変化を知る

苔質は苔の湿度、厚薄、粘稠度、剥落の有無などを分類します。苔を透して舌体が見える「見底」と、舌体がまったく見えない「不見底」を基準にして観察を行います。

厚薄「病邪の深浅を知る」

① 薄苔：舌体が「見底」できるものは「薄苔」と呼ばれ、病の勢いも軽く、正気にも損傷がないために、外感病の表証や軽度の内傷病を示します（脾胃虚弱証など）。

② 厚苔：舌体がまったく見底できないものは「厚苔」と呼ばれ、痰湿や湿濁の発生を示します。外感病では邪盛入裏、表邪入裏を示します。

内傷病では食滞や痰飲湿の停留を示します（巻頭カラー❻）。

注 八綱弁証の表裏を弁証するときに用いられます。「苔の薄くは表証、虚証で厚きは裏証」と覚えておきましょう。

潤燥「津液の存亡を知る」

正常人の舌苔は、乾燥でも潤滑でもなく、顆粒が存在していたとしても、指にザラザラと触れることはありません。苔の燥湿は八綱弁証の際に寒熱弁証を行ううえで重要な判別方法です。しかし、これは一般的な考えかたです。

実は熱証なのに苔に湿潤があり、寒証なのに苔が乾燥しているケースがあります。これは熱邪が営陰の部に侵入すると、熱が旺盛となるために気血中の水分を蒸発させて舌苔が湿潤のようにみえます。

もうひとつの特徴は、体質が陽虚証となり、陽気の衰えにより津液の循環が促進できずに、津液を上方まで散布することが容易にできないことです。体内に食滞や停水があるのに乾燥苔となります。したがって湿の運化作用や陽気の存亡が、津液の働きに対して活発な影響を与え、苔の燥湿に現れて出てきます。

① 滑苔：舌面の水分が多く、湿りすぎている状態の舌を指します。そのため「水滑苔」と呼ばれています。主な原因は陽虚のために水湿の運化ができなくなります。土は水を制することができずに、体内に過剰な水分を生じさせます。これが体内に生じる寒湿などによって寒邪や

滑・燥苔のいずれにせよ、陽虚がかかわっています

滑苔における陽虚は陽という温煦機能を用いて、全身を温めて水湿を回転させる力が弱るからです。つまりこれは水湿の代謝障害となります。

一方、燥苔を起こす原因にも陽虚がかかわっています。こちらは全身に陽の温煦機能を用いて水湿を回転できずに、津液を全身に輸布できないのです。

したがって滑苔は津液の偏りの流れをコントロールできないために生じる水湿の蓄積で、もう一方は津液を流す作業ができずに乾燥を招いたのです。

また、これとは別に仮燥苔があります。これは陽気虚によって津液の運化作用の低下により、舌が津液の滋養を受けることができないために苔面が乾燥する状態を仮燥苔と呼んでいます。

湿邪となります。寒邪は陽気の虚損により、水湿の運化が障害を受けて、水湿を停滞させます。湿邪の停滞は痰飲を発生させます（巻頭カラー—⓭）。

② 燥苔：舌苔が乾燥していることから「燥苔」と呼ばれています。これは津液が不足したことにより、舌表面に津液が輸布させる力がない場合と、陽虚による気化不利のために、津液を上昇させることができないために生じます。

病証では熱盛傷津・陰液の虚損によるもの、また燥邪が肺を損ねる燥邪犯肺証による津液の不足があります。

粗糙苔は芒刺を生じて苔面がザラザラした感じのするものを指します。これは熱盛傷津の現れです。また、苔質が乾燥し裂紋がみられるものは燥裂苔と呼ばれています。

注 気血津液弁証の津液を弁証しましょう。「「潤」は津液が未傷、「燥」は津液の損傷を現す」と覚えておくと便利です。

腐膩「陽気の虚損や湿濁の内停を知る」

① 膩苔：膩苔の形は一般に舌の中央部より舌根部がやや厚く、舌辺と舌尖部が薄く、舌苔が油状にべっとりとして、粘りのある状態がみられます。顆粒が細かくて緻密であり、貼りついて拭いさることのできない有根のものが膩苔です。たとえ顆粒が若干まばらであっても、緻密さの程度は腐苔と比べものにはなりません。

さらに膩苔は粘膩苔、濁膩苔、垢膩苔と顆粒の状態によって分けられています。

膩苔が発生する原因には湿濁が体内にとどまり、陽気の巡りを阻みます。症状では湿盛、痰飲、食積、湿熱などでこの苔が認められます。

湿熱、痰熱などの熱が中心に出現するのは黄膩苔で、粘膩苔は湿熱や痰熱の現れを示し、垢濁苔は湿濁や痰濁が盛んな状態（混濁内盛）を現します。一方、熱とは逆に寒湿が盛んな状態では白膩苔や白滑膩苔になって出現します。

② 腐苔：腐苔は比較的に厚い苔で、舌苔の顆粒が粗くて大きく、さらにまばらで厚いのが特徴です。ちょうど豆腐の食べかすが舌の上に付着しているように見え、拭うと簡単に剥がれ、除去できる無根のものを指します。

苔の色が暗くて汚いものを腐垢苔と呼んでいます。また、胆汁様の粘液が付着したものを膿腐苔と呼び、邪が盛んになっているときに出現しやすい腐苔です。

カンジダ（*Candida albicans*：菌交代現象）の発生によって舌面に白い膜や、米粒のような白い点として腐苔が見られるものを霉腐苔と呼び、正気が損傷して「濁邪」（濁腐）が上昇していることを示しています。

腐苔は実熱などの陽熱の有余により発生しやすく、暴飲暴食による食積や、痰濁などが慢性化することにより、体内に蓄積されて化熱し、熱邪が胃のなかの腐濁を蒸騰するために現れます。陰虚内熱の末期に出現することが多いようです。腐苔は膩苔が化熱することにより移行することが多く、腐苔が少なくなって薄苔が生じると、正気が病邪に打ち勝って回復する状態にあります。

ここで注目するべきことは、陽熱の余りが長期化して体内に蓄積されることにより、濁が降濁できずに上昇して腐苔となって出現することです。

つまり濁邪が体内に集まり、それが胃陽の熱に蒸発されて上昇し形成されたものです。

したがってこの苔は濁邪の内部蓄積によるものですが、胃陽も実しているのです。

腐苔の色に白色や黄色があります。一般的に考えられることとして、白苔は寒証を表していますが、この腐苔の白色だけは、その多くが熱証に属します。これが腐苔の特徴です。

腐苔や膩苔が高齢者に多く見られるのは、高齢のために正気を消耗させ、気血の流れが弱まって、邪を代謝できないために発生しています。

偏全

① **全苔**：舌の表面の全体を均等に苔が覆っているものを指します。苔が舌の全体を厚く覆っているものを満布と呼んでいます。原因として邪気が三焦にび漫していることを示し、脾などの運化作用が機能低下を起こし、痰湿が中焦を阻んで、上、下焦に影響を及ぼしています。

② **偏苔**：舌苔が一方に偏って見え、舌苔の厚薄や偏りの境界がハッキリしているところに特徴があります。

舌尖部（外部）に偏ったものが「偏外苔」で、脾胃虚弱のものが邪気を受けて裏証に生じた場合に現れやすく、舌根部（内部）に偏ったものを「偏内苔」と呼び、表邪が減ったものの、胃に邪気が停滞しています。

舌中部が薄く、あるいは少苔・無苔のものは、脾胃の陽が昇清作用により上昇できないか、腎陰の不足によって上部を滋養できない状態にあります。これは気血や陰精が損なわれていることを示します。逆に舌中部にだけ苔が出現する「偏中苔」は痰飲の停滞と食滞を示すことが多いようです。

偏苔で左に偏る「偏左苔」は蔵の病に出現し、「偏右苔」は肌の病に出現して、半表半裏にあります。また、肝胆湿熱にも本象は現れます（巻頭カラー❶）。

剥落「胃気や胃陰の盛衰を知る」

① **光剥苔**：舌苔が完全に剥落して乳頭が消失し、舌面が鏡面状になったものです。
② **花剥苔**：部分的な舌苔の剥落を認め、剥落した場所は光滑のもので、斑状を呈するものです。

胃の気陰両傷を現している舌です。花剥苔で膩苔を認めるときは痰濁が残って正気が損傷し、難治性の病状に見られます。厚苔があり、一部の剥落やひび割れ、底面が紅で乾燥しているときは、津液が損なわれています。

③ **類剥苔**：舌苔の剥落が部分的で、剥落部が光滑ではなく新しい顆粒が認められるものです。

剥落した部分が日時の経過とともに変化する舌は地図舌といわれ、アレルギー性疾患でよく認められます。

この舌を見たら気血の補給が充分に行われていないために、脾の化源不足が影響したものと考えます。または正気の不足により気血の運搬が円滑に行われずにこの舌となります。

消長

① **消**：正気の回復を示し、病が退散しています。このような場合には舌苔が厚から薄くなります。
② **長**：邪気が盛んで、病が進行しています。このような場合には舌苔が薄から厚、無から有に変化します。

舌苔が突然消退することがあり、これは「仮退」と呼ばれ、三つに分類されています。

> Ⅰ 突然舌苔が消退して、新しい苔が生じないために鏡面舌になり、胃の気陰衰退の悪い兆候
> Ⅱ 舌面の多くのところで舌苔が剝落して花剝苔を形成して陰が損なわれます
> Ⅲ 舌面全体の厚苔が突然消退して、紅点、裂紋などを残し、しばらくすると再度、厚苔が認められるものです。これは湿濁の正と邪の二つをもった体質です

注 症状の回復が著しいものは舌面には舌苔が新生する萌芽があるために、上部を覆っている苔が消退します。舌苔が消退した「真苔」の後に新しい薄白苔が生じる「真化」が見られ、これは胃気が回復し、穀気の吸収がすみやかに行われ、回復の兆しを示しています。

真仮

　舌苔の真仮は根があるか否かで判断します。いわゆる舌苔が舌面にしっかりと付着し、剝離しにくいのが「有根」で、舌苔が舌面に浮いて付着し、剝離しにくいのが「無根」です。普通は有根苔を真苔といい、無根苔を仮苔といいます。これは胃気の存亡を表したものです。

外感病

初期：真苔は邪気盛んであることを意味し、仮苔は邪気が軽度で浅いことを指します。
後期：真苔は胃気が残存し、仮苔は胃気が衰退しています。

　厚苔であり無根のような状態で、舌苔の下に新しい苔が発生している場合には疾病が回復していると診ます。

■ 苔色の変化を知る

　苔色の診断は虚実寒熱などの八綱を弁証する際に用いる指標のひとつです。歴代医家らの著書によると、白苔は肺に属し、寒や表をつかさどります。肺は皮毛をつかさどります。風寒などにより外感病証に感受した場合は、病邪が表証にあり、熱が裏に入っていないので、舌苔の色は大きく変化しません。

　ところが熱が裏に入ったりする過程で、舌苔の色は黄色などに変化します。このように苔色が病状の変化を示すので、四診時における病位や病勢、病質の判断材料の基準となります。

白苔類

　歴代医家らの著書では、白苔は肺に属し、寒や表をつかさどります。肺は皮毛をつかさどります。

　白苔の多くは肺経の病変を反映させたり、表証や寒証の病証を現します。

① **薄白苔**：風寒湿の三邪が表証に停滞している状態で、白苔が薄く平らに舌上に広がり、顆粒は均一で、湿度や乾燥状態は適当、舌色は淡紅色、鮮やか色です。これは正常舌として診ることが多いのですが、ただし風寒、風湿などが表証にあるときにも出現します。したがって薄白苔は、表証でまだ病が裏に伝わらず、内部にも邪を認めず、胃腸も実していないものを指します。すなわち内部に熱邪がうっ滞していないので、舌苔も影響を受けていない状態です。

　治療方法の原則として表にある風寒湿を発散させます。

② **薄白滑苔**：寒湿が裏に入るか、または水飲が元来存在する状態で、舌苔が薄くて白く、苔の表面は津液が多く出現し、それがしみ込んで滑潤となり、一見すると重湯が広がったように見えます。苔の上に津液が多いのは、体内に過剰な水湿が内部にあることを表しています。こ

の水湿は寒湿の邪が裏に向かう傾向にあるか、あるいは寒痰が上部にあふれたものです。しかし、苔が薄くて白いので、湿邪が浸入した初期のころであり、裏には入っていないため、胃腸の濁気とは結合されていない状態です。

治療方法の原則として陽の巡りを促し、あるいは発汗させます。

③ 薄白燥苔（はくはくそうたい）：津液は少なく、さらに著しいものには津液が認められません。

このような症状は肺陰が虚しているか、燥気に感受したものに見られます。これは病邪が肺にあって、深入してはいないが、津液はすでに破られていることを示しています。

肺陰虚の者は、陽気が実して津液が不足しているので、外感病邪により熱や燥を生じやすく、邪が表証にあり乾燥した苔を生じさせます。

一方、燥気は津液を損ないやすい性質をもつので、裏に邪熱が認められなくても口は乾燥します。したがって燥に破られた病では、その多くは薄くて白い「薄白」で、乾燥している苔が出現します。ここが熱が津液を損なったときに黄色で乾燥している苔の状態とは違っているところなので注意します。肺燥を患っている者によく見られます。

治療方法の原則としては表を開いて肺燥を潤すのです。

④ 白潤厚苔（はくじゅんこうたい）：風寒が表にあるか、または寒湿が原因して反映します。この場合は白苔はやや厚く、舌面の全体に広がり、顆粒は均一でさらに潤っています。このような苔の状態は外感病の少陽病によく見られます。苔の状態が薄から厚へ移行しているので、邪が入裏し始めていることを示しています。ただし、邪は陽明には入っておらず、内部に熱象がなく、色も白色で黄色にはなっていないのです。太陽に邪が侵入するケースがありますが、これは病邪が表にあって、入裏する初期の時点では苔はまだ基本的に表の状態を保っているのであって、実質は入裏した状態を示すものです。しかし、どの経絡へ入ったかは知ることが困難です。雑病でこの種の苔に遭遇したら、ほとんどが寒湿の証です。

治療方法の原則としては中気を温めて湿を動かす、発汗により少陽を和解させます。

⑤ 白厚膩苔（はくこうじたい）：飲食や湿濁の停滞に見られます。舌苔は白色で厚くその顆粒が疎密です。普通は水で米の粉を混ぜて舌の上に広げたように見えます。舌縁部、舌尖部に薄く、舌中より舌根部にかけて少し厚い。これは中気の働きが低下しているか、飲食の停滞、あるいは腸胃に湿濁を形成しているのです。

患者さんが口の中が粘っこく感じ取られた場合には、体内で湿と熱が交わって水分を蒸発させ、濃縮を受けた津液が粘稠にしたことがわかります。口渇が著しく水分を必要とする場合は、熱証が顕著に出現し、陰液が損なわれています。津液が損なわれると、苔は乾燥するのが一般的な所見ですが、この場合の湿潤は本来、水湿の多さを示すものです。

治療方法の原則は脾の運化作用を促し湿を排泄して滞りを取り除きます（巻頭カラー⓫）。

⑥ 白厚膩滑苔（はくこうじかったい）：陽虚が原因で寒邪を発生し、湿の停滞により寒と結合して寒湿となります。苔は白色で厚くて膩苔、苔の上の津液は比較的に多く、豆腐を舌の表面に広げたように見えます。苔の白色は寒を表し、滑は湿を示しています。

したがって白滑にして、しかも厚膩なのは寒湿、痰飲が集まって停滞しているのです。これらは脾陽虚のために、水飲が流れずに停滞することにより発生します。水毒や痰飲の患者に多く見られる舌象です。

治療方法の原則として中気を補って脾を温め、湿を除くことです（巻頭カラー—❺）。

⑦ 白厚膩燥苔：胃気の衰弱、胃の津液が損なわれたり、混濁が停滞している場合に発生します。所見として苔の上には津液が少なく、さらに顕著なものには舌苔上には認められません。厚膩の象を呈するのは体内に濁邪の積滞が存在し、その結果として苔が厚膩になっているのです。

注目すべきこととして、苔が乾燥しているものは熱の有無を示しています。熱がなくて苔が乾燥している場合は陰虚体質を表し、または胃気の虚弱や気化作用が衰えることによって津液が上部に達することができないからです。

反対に熱があって乾燥している場合は、熱象として黄苔が出現して当然ですが、現実には白色で乾燥しているのは内熱が外寒に抑えられているために、内熱が津液を損ね、熱が上部に達することができないために苔は白色で乾燥します。もし熱が上部に達することが可能であれば黄苔として出現することが考えられます。

治療原則として陰を補う、脾気を強めて運化作用を促進させる。湿を化して停滞を取り除きます。

⑧ 白糙に裂苔：熱邪により津液を損なったときや暑証によることが多い舌です。舌の上面に白い苔が薄くまたは厚く広がっています。顆粒は粗くてまばらにあり乾燥して硬く、一見すると砂粒のようにも見え、触ると荒れた手のようです。これを白糙苔とよびます。また、顆粒が細くて舌質が硬いものは白裂苔といいます。これらの苔は同じ原因によって発生します。それは激しい内熱により津液が破られて生じるのです。白苔は津液が乾燥して、突然、硬い苔を形成し、脱落も変色することができずに、白色で粗い裂紋のある苔へと変化したものです。ただし白裂苔で苔のあまり乾燥していないもので、裂紋があるものは暑温病証に認められます。これは気虚で熱があり、それに内部の汚濁に湿が加わってできたものです。

治療原則として津液を生んで熱を排泄します。暑を冷まして気を補うようにします。

⑨ 白粘膩苔：痰湿によるものや、脾に湿熱が集まって形成されます。混濁した粘液が軽く覆い、卵の白身が苔の外面を覆ったように、舌の上にある顆粒をくっつけてひとつの固まりにしているものです。このような舌は体内において湿だけではなく、痰の存在も示しています。白粘膩苔は寒証に属していますが、口の中が粘って甘く感じ、胸部や腹部につかえを感じれば、肺に湿熱が集まったからです。

治療原則は湿を乾かして痰を化かすようにします。

⑩ 白積粉苔：外感風寒に食滞が加わった場合や、毒邪が滞るときに形成されます。舌面に白苔が広がり、顆粒は細く、白い粉を厚く舌の上に積み重ねたように厚いが、乾燥していないものです。白い粉を厚く舌の上に積み重ねたようであることから、体内に毒が鬱積しています。また、苔が堆積していることから食滞です。この種類の苔は白腐苔のひとつなので、これは邪気が盛んになり、胃腸に蒸騰されて起こります。したがって苔色が白色であることから寒証と決定するときには注意を要します。

治療原則は表証を開いて停滞を取り除き、解毒するようにします。

⑪ 雪花苔：脾陽の衰えで形成します。苔色は真っ白で津液は少なくて光沢があります。一般的なものよりさらに白く、雪の花びらを舌上に広げたように見えるものをいいます。これは脾

陽の虚損により寒湿が体内に滞るために、脾が湿邪を代謝しきれません。また、陽虚により津液の流れに影響を与えて、津液を散布できないことにあります。

治療原則は補陽を行います。

⑫ 霉苔：脾腎の陰液が虚して、湿熱が燻蒸すると形成されます。舌の上に粘液質で灰白色の垢が厚く覆って色は黒く、軽症では舌の一部だけに出現しますが、重症になる舌の全体に生じます。これが生じる原因は脾腎の陰が虚すことにより、湿邪が体内に蓄積され、虚熱と湿邪がうっ滞して燻蒸することにより出現する舌です。これは正気が虚して邪が旺盛であるので、緊急に治療を行います。病邪がすでに進行している場合には、口の中が白い膜に覆われているか、米粒大の崩れた斑点を生じます。予後は悪く津液は濁腐しています。

治療原則は陰を養い、熱を冷まして解毒するようにします。

⑬ 偏白苔：邪が少陽に侵入したり、水が脇の下に停滞します。または肝気の偏りにより形成されます。

舌苔は縦に二分され、ひとつは薄くて白い苔で、もうひとつは薄白苔でほかは厚白苔です。厚白苔は邪気の偏りを示します。

治療原則は陽気を巡らして水の流れを促し、木を抑えて土を養うようにします（肝気の燻蒸を抑えて肺を養う）。

⑭ 半截白苔：脾胃、腎の気が損なわれたときに形成されます。舌根部に苔があり、舌尖部に苔がないものは、一般的に遭遇する現象です。苔がないといっても薄苔がありますが、前面部の無苔部に顆粒がなく、赤色で光っていれば胃陰が損なわれた象です。これとは逆に舌の前半に苔があり、後半部が無苔のものは、苔の有無の境が刀で切ったようにハッキリとしています。これは胃と腎の気が衰退している病証であり、さらに慢性化すると前半部の苔も漸次なくなって最後には舌の全体が無苔となり予後は不良です。

治療原則は脾胃や腎の陰を補って養うようにします。

黄苔類

黄色の苔が生じるものの多くは、体内の陽の亢進によって熱が旺盛になったことが原因で、脾胃に熱が存在する場合によく認められます。一般的には蔵府の病により、邪熱が内部で盛んになることで、脾胃の運化作用に影響を与え、濁気の停滞を引き起こし、これが邪熱とともに燻蒸されて上昇し、白苔から黄苔に変化します。したがって蔵府の邪熱は舌苔を黄色に変化させ、さらに脾胃に熱の存在が認められると、黄苔を現しやすくします。

① 淡黄苔：脾胃の湿熱、風寒が熱化することにより形成されます。舌苔は薄白色でやや厚く、白色のなかに黄色を帯びています。顆粒はハッキリしていて、正常な潤沢があります。この舌が外感病に現れた場合は、薄白苔から変化したものです。白色から黄色に変化するということは、病が化熱して裏に入ろうとしている状態です。ここで注意すべきことは悪寒が消失し、口渇、高熱などの症状を伴えば、邪がすでに入裏したことを示します。淡黄色の苔がやや厚く、むかついている場合には、熱が湿を挟む邪が腹部に入り、気滞によって気の疏通が妨げられたことによります（巻頭カラー⑩）。

治療原則は熱を冷まし、湿を排泄するようにします。

② 黄滑苔：外感からの外邪（表邪）が初めて入裏することにより形成されます。舌苔は黄色

で厚薄のいずれかが認められ、顆粒はハッキリしています。さらに津液があり湿潤で光沢を認めます。苔は黄色を呈しているので内熱を示し、苔の上は湿潤で乾燥していないので津液は傷られていないことを示します。これは体内に熱があっても旺盛ではありません。

治療原則として熱を清して表を開くようにします。

③ 黄濁苔：湿熱の邪が裏に入って旺盛になると形成されます。黄苔の顆粒が鮮明ではなく、口の中の津液も濁っています。もし、苔が濁っているが厚くなく、苔の面に光沢があるものは、邪が集まっていない状態を示しています。黄色で苔が粉のように舌上に広がり、暗くて黄色く厚苔であると、湿熱の汚濁の邪が、胃腸内部の腐敗した宿便と結びついています。

治療原則として濁を除いて運化作用を促します。

④ 黄粘膩苔：湿熱による痰によって形成します。顆粒が緊密で厚く、舌面に黄色い小麦の粉を広げたような状態、あるいは卵の黄味を塗ったような苔で、色の濃淡や粘膩の厚薄から湿熱の重さを識別します（巻頭カラー❹）。

治療原則は熱を冷まして、湿を化して痰を切るようにします。

⑤ 黄燥苔：熱邪によるものや体内に実熱があると形成されます。黄苔で乾燥し、厚苔と薄苔の二つに分類できます。さらに薄苔は舌全体に広がっているものと、舌中や舌根部が比較的に厚いものに区別されます。これらの多くは病気の初期か病後に現れます。白色から黄色に変化し、潤が乾になるのは外感の邪が化熱して初めて入裏し、その熱が津液を損なったことにより起こります。厚苔が薄くなる場合は、舌苔が深から浅へと変化する。これは邪が津液を損なったことにより起こります。

黄色で厚く乾燥しているものは、裂紋や紅点がなくても、外感、内傷を問わず、内部に実熱が盛んになることを示しています。

治療原則は熱を冷まして陰を養うようにします。

黒苔（灰苔）類

一般的に黒苔や灰苔が認められると病状が重く、黒苔と灰苔は色の濃淡にその差が認められるので、診断上の意義は一致しています。中医学では黒色は腎に関係します。腎は水の蔵でもあることから、寒が極まることにより腎の真蔵色である黒色の苔色を示します。また、その逆のケースもあり、熱が極まることでも苔色が黒くなるので注意が必要です。

八綱で弁証を行った際に、証候が寒極あるいは熱極の状態を示す場合には、苔は黒くなり、舌質の上でも変化しています。舌尖が赤いが黒苔を認めたり、舌根は赤いのに舌の縁が黒苔であったり、紫舌で黒苔や灰苔の見られるケースがあり、これらは寒熱のいずれかが極まった際に認められます。ただし、愛煙家、飲酒家などは煙草や酒による染色もあるので、喫煙本数などを問診しておく必要があります。

① 薄灰黒苔：陰寒により形成されます。舌の上に苔はほとんどなく、薄い灰黒色の苔がぼんやりと現れているもので、陰証を挟んだ証に認められます。外感病証で発熱が認められると、苔の色は薄くて白色あるいは黄色となり、薄く灰黒苔が見られたときは、熱の象が認められても、陰寒が内部にあるものとして考えます。

もうひとつのケースは、舌の縁に苔がなく、舌の中央部にだけ薄く浮いた灰黒色の苔が見られ、光沢があり湿潤が認められるものがあります。これは寒が太陰に入って、寒湿が脾に障害

をもたらしています。

治療原則として中焦を温めるようにします。

② 黒灰滑膩苔（こくかいかつじたい）：寒湿による濁邪が脾胃に停滞したり、中暑などにより痰湿と熱が同時に潜伏することで形成されます。この場合は一般的な寒湿ととらえてはいけません。舌苔の状態が灰黒苔で舌全体を覆い、舌の中央部は光沢があって湿潤しています。苔が厚膩で粘っていれば痰湿の寒飲が太陰に入ったと考えます。

治療原則は中焦を温めて湿を乾燥させます。併せて脾胃の運化作用を促すようにします。

白苔でその両側が灰苔あるいは黒苔が認められ、ほかの部分は正常な白苔で乾湿が適度にあるものは、中焦が弱って、脾胃が外感寒邪を受け、運化作用を妨げられたことによる寒実証です。もし、津液がなく舌が冷たくなっているのは陽虚を示し予後不良です。

③ 白苔黒点（はくたいこくてん）：湿と熱が結合した場合や寒湿により形成されます。舌の全体が白苔に覆われ、白苔のなかに黒色の点や斑が散在しています。これは寒熱や湿熱の疾患に認められます。湿熱病証では湿と熱により湿が常に熱を遮るので、体内の熱が外部に排泄できません。それらの熱は強くなり、湿が熱を遮り尽くせないので、白苔の上に黒色の点や斑になり出現します。ただし症状の悪化がここまで進むと、紅絳舌となるケースが多いようです。

寒湿舌の場合には、まず、白苔が出現します。寒がきわまると黒苔を生じます。したがって寒がきわまっていない途中の段階では、白苔上では黒色の点や斑が出現しやすい。このときの舌質は淡白色であることにも注意する必要があります。

治療原則としては、湿熱が原因の場合には清熱、湿を通利するようにします。寒湿が原因となっている場合は中焦を温めて健脾を促します。

④ 白苔黒刺（はくたいこくし）：舌の全体が白苔に覆われて、白苔の上に黒色の棘がある、この棘はいくつかの顆粒が増大したもので、黒く光っています。また黒刺には乾燥しているものと湿潤しているものがあります。

乾燥したものは舌に津液がなく、苔は粗くてざらざらしています。これは胃熱があるのにもかかわらず、外部からの寒に拘束を受けて、内部の実熱を蔵してしまい、そのために熱象が外部には出現しません。したがって外部に寒の象だけを現しています。

白苔は寒の象の表れですが、乾いた棘があり、内熱で体内で津液を損なっていることがわかります。一方、湿潤による黒刺は乾燥によるものではなく、内熱で津液の損傷が認められないため、熱の象がさほど著明ではないことを表しています。したがって白苔は寒の現れであり、寒が旺盛になっている現象ということがわかります。「真寒仮熱」や「真熱仮寒」などの症状を呈するときに認められるので、病巣が熱証と考えないように注意をはらうようにします。

治療原則は解表による清熱、中焦を温めて回陽するようにします。

⑤ 辺黄黒膩苔（へんおうこくじたい）：湿熱を感受することにより形成されます。舌辺や舌尖部が黄色苔を呈します。舌中央に向かって徐々に灰黒色の苔となり、湿潤で光沢があります。この苔は黄膩苔の変色したもので、体内に湿熱を蓄えている証です。この湿熱は黄膩苔を形成した因子よりもさらに重いことを示しています。過多の飲酒や、脂っこいものや味の濃いものを多く摂取する者が、湿熱病を罹患したときにこの苔が認められます。

治療原則は清熱して熱を排泄し脾胃を強くするようにします。

舌質と舌苔の組み合わせで診断してわかることは！

　舌質と舌苔を結び合わせることにより臨床的な所見がさらに明確になります。舌の形態、舌の質、舌の色、舌の苔、腐膩苔などが現す生体の反応をとらえることができれば、次にこれらのものを結びつけて、考える力をもつことです。舌は体内の情報を純粋に伝えてくれる重要な情報源であり、弁証の裏づけをさらに明確化してくれます。

　寒熱、虚実を判断するうえで、基準となる要素を明確に把握し、さらに客観的な情報を提示するうえでも、証候を舌と結合しながら考えるようにします。

淡白舌をベースに考える

① **淡白舌に透明苔**：脾胃が弱くて水穀の精微を生み出せないために、中気が不足して全身を温煦(おんく)できない、したがって血液を全身に運行できずに、虚寒兆候が著しく本舌を形成します。舌の状態は舌全体が薄くて淡い、赤色で少し腫れて見えることがあります。

　苔の形成は舌の上においてきわめて薄く、あるか、ないかが、わからないほどであり、光沢と潤沢があります。これは性別、年齢を問わずに虚寒徴候で胃気の衰弱を示しています。舌質の淡白は血の不足の現れで、陽気の衰えにより血を巡らせることができません。

　治療原則は補陽により気血を温補し、脾胃を強化して中気を生むようにします。

② **淡白舌に熟白苔**：陽気、気血両虚などの証に形成します。舌質は白色で明るく不透明、その苔色は白くて厚くつやがなく、さらに舌全体に広がっています。これは気血ともに損なわれ、蔵府の虚寒がすでに極に達していることを示します。

　治療原則は補気、補陽して血を生じるようにします。

③ **淡白舌に白乾苔**：陽虚により津液の巡りに障害を引き起こすか、外寒により熱が拘束されて形成します。舌質は淡白色で、舌苔は乾燥して津液はありません。舌苔が顆粒で疎なのは、砂のように粗いものを言い、密なものは乾いて硬いものを指します。

　舌質がここでは淡白なので虚寒を現していることから、陽気の不足により津液の流れがふさがれて、内部に停水を起こしたために舌が乾燥しています。もう1ツの考え方は、熱が内部に潜伏したために、外寒による拘束を受け、舌色が変化しないのが特徴です。このような症状は真熱仮寒となって出現します。

　治療原則は補陽を行って通陽させ、気を化かし、もしくは外寒の拘束を解きはらって熱を排泄するようにします。ここでいう真熱仮寒とは、病巣部に熱が潜んで症状だけに寒証が出現するケースです。

④ **舌中淡紅に辺白苔**：陰が損なわれて陽の減退も著しく発生したときに形成されるケースです。舌の周辺や舌の尖端部には薄くて白い苔を認めますが、舌中部が無苔です。顆粒はなくて舌質は淡く軟らかい赤色です。舌中部に苔がないと慢性化した下痢、貧血、虚労病、気虚による症状が出現します。長期間に血や津液を失うと、陽気も同時に消耗されていくので、陰陽が同時に虚してしまいます。

　治療原則は滋陰と補陽を目的として行います。

⑤ **淡白舌に黄裂苔**：気虚により湿を挟むようになるか、気虚による津液の損傷により形成され

ます。舌質は淡白色で、その上に厚・薄の黄苔が分布します。津液の乾燥状態は少しで、著しく苔の上に裂紋を形成します。

舌診上において注目すべきことは、著明な火熱の象（舌紅黄燥苔）によって出現するものは、津液が傷つけられたもので、津液が乾燥して生じる裂紋とは区別しなくてはいけません。

淡白舌黄裂苔は、気虚により体質が虚弱で、気虚の証を生じることにより裂紋が出現します。

気虚の多くは熱が浮いて上焦を乱し、苔色が微黄苔となります。もし気虚が湿を挟んだものは舌苔は裂け光滑になり、気虚で津液の巡りが妨げられて、充分に津液が行き渡らないことにより、津液が不足して微燥苔となります。

治療原則は益気化湿、補気生津（気を益し湿を化す・気を補い津液を生じさせる）を行うようにします。

⑥**淡白舌と黄滑苔**：寒湿により形成されます。舌は淡白色で、舌面に薄い黄色の「水滑苔」が分布し、さらに光沢が認められます。

臨床で注目すべきことは、黄苔が見られたので熱象と、直接、考えてはいけません。これは「中陽の気」が働かないために、内部に水が停滞している象です。黄色は虚熱が上昇したものですが、根本的には水湿が原因となっています。水湿が停滞する基本的な原因は、脾陽の機能低下です。

治療原則は中陽の気を温煦して水湿を乾燥させます。

⑦**淡白舌に黒滑苔**：陽気の衰弱が著明であるために寒証が極に達し、気血両虚の証になり形成します。

舌質の色は薄くて淡く、大きくて軟らかいのが特徴です。舌の表面は灰黒浮苔があり、滑潤で光沢があります。これは重症の虚寒証もしくは寒冷が急に襲ってきた場合に生じます。特に慢性化した陽虚の証をもつと、虚寒に襲われやすくなります。

舌色の淡さは陽虚の衰えを示し、さらに推動作用の低下により血も減ります。また苔の色が黒いほど、陰は盛んで、寒は重く、病情の回復がよくないことを現します。

治療原則は温補により寒を駆逐し、補気により血を益すようにします。

⑧**淡白舌に黒燥苔**：陽虚が進むことにより「寒の証」に達すると形成します。舌色は薄くて淡く白い、舌苔は灰黒色で乾燥しています。

あるいは舌面の顆粒が増大していて、舌の表面に棘が生じているようですが、燥と判断してはいけません。苔が剥がれて、舌質に淡白舌が見られたら真寒仮熱（本証は寒でありながら症状は熱の象を呈する）の象です。淡白は血色の低下によるものです。

血が行き渡らないために血色が悪く、陽虚は血の推動不足に加えて、温めるという機能も同

「熱の象」か「寒の象」かを分けて考える

「津液」が分布されないために乾くということは、「熱の象」と間違いやすいので、診察の際には四診合参による総合的な判断を行います。

津液の不足が確認できると、「熱の象」か、あるいは陽虚により「寒の象」のいずれかに分けて考えます。それとともに主訴や脈、腹の状態から情報を収集することにより、病証判断のための参考とします。

時に低下することにより、血や津液の巡りがスムーズに行われずに淡白となります。

治療原則は温陽益気を行って津液や血の流れを促します。

淡紅舌をベースに考える

舌の色が紅いのは何を示しているかを考えます。紅くなるということは熱が存在しているということです。また、一般的な紅い色よりさらに紅い色を示すものは絳舌といわれているものです。主に陰虚体質の人に認められ、体内に虚熱がある表示で、陰を補って滋養します。あるいは、熱に対して瀉法を用いて取り除くようします。

① 紅舌に薄白苔：陰虚火旺、あるいは表証に熱が残り、熱邪が営陰に入った場合に形成します。舌質は鮮紅色か深い紅色で、白苔が薄く全体に広がっています。外感病の初期には、舌は淡紅色ですが、症状の進行に伴って紅絳色へと変化します。

注目すべきことは、紅もしくは絳色を呈しながら進んでいても、薄白色の苔が広がっているのは、表証がまだ残っていることを表しています。

発病の初期にこの舌が出現すれば、風寒が外にあり、内部に熱が潜んでいることを表示しています。

治療原則は陰を補って陽を抑え、栄熱を冷まして表から発散させるようにします。

② 紅舌に白滑苔：水湿の停留、陽虚による水湿の浮上、営熱が水湿を挟むと形成します。

舌の色は鮮紅色で苔は白色で薄く津液が多いこの舌は、寒証と熱証に分類しなくてはなりません。

寒証の場合は、滑苔は水湿が体内の湿邪が存在していることを示しています。舌の色は紅いが舌体に浮腫を伴い、赤色で鮮やかであれば、たとえ紅色舌であっても寒が原因しています。

熱証の場合は、舌質が硬くて濃い紅色であるものは熱が原因となっています。

治療原則は脾腎の陽を補って温めます。営を冷まして湿を化するようにします。

③ 紅舌に浮垢苔：熱性病の後期に認められ、正気が虚して湿熱があると形成されます。

舌色は紅く、顆粒はないが、暗くて白色の垢のような浮苔が認められるのが特徴的です。これは邪熱は退いたが、湿濁は残っています。病の後なので中気が虚してしまったために、体内の濁気が余熱と一緒に上昇するために起こります。

治療原則は脾胃を養って、中気を回復させ、湿熱を清熱するようにします。

④ 紅舌に白粘苔：原因として二つのタイプが考えられます。1ツ目は営陰が熱して痰湿を挟む場合と、2ツ目は慢性化した陰虚体質あるいは痰湿が発生しやすいタイプの人に形成されます。

舌色は鮮紅色か深紅色で、舌の全体に粘液が覆っていて、透明でつやがあります。このような舌は営陰に熱が入り、痰飲が体内に蓄積されて発生するか、陰虚火旺によって痰湿がひどくなった表示です。臨床的にも自覚症状があり、粘液が濃厚で、口の中は常に粘っこいが、口渇はありません。苔は少し乾燥しています。

これは内部に蓄積された痰湿が津液の気化を妨げるために、津液が上焦部に到達できずに発生します。したがって口渇が認められない症状でも熱証ではないと考えてはいけません。また逆に口渇があったということで、湿が存在しないと考えてはいけません。

治療原則として営陰を冷まして痰湿を排泄します。陰火を補って湿を化すようにします。

⑤ **紅舌に白膩苔**：陰虚火旺や胃腸が湿邪を挟んだとき、または飲食物が停滞している場合に形成されます。

舌質は鮮紅色か深紅色で舌苔は白色で厚く、舌全体を覆っているか、舌中より舌根部に厚く、舌辺や舌尖部に薄く分布し、光滑で乾燥していません。これは営陰に熱があり、気に湿が交わって、湿が熱を抑留している証です。

治療原則は営陰の熱を排泄して、湿邪の運化作用を促します。陰を養い湿を化すようにします（巻頭カラー❷）。

⑥ **紅舌に白燥苔**：もともと津液が少ない体質、あるいは外部の燥邪に津液を破ったことにより形成されます。

舌色は鮮紅色か深紅色で、舌質の上に薄くて白い苔があります。あるいは薄く広がっていて乾燥し、手指で触れるとザラザラしています。この舌苔は、邪熱が営陰に入ることによって津液が傷られた証です。その多くのものは外感によることが多く、主に二つに分けて考えることができます。

Ⅰ　陰虚火旺の体質や、本来、営陰に熱が潜んでいるところに、外部より燥邪や風寒の邪を感受したとき。

Ⅱ　外感燥邪などが化火して直接、営陰に入ったとき。化火すると病情の進行は速く、津を損なって液を奪うものです。

　この場合の舌は、紅色の舌を呈し、さらに白く乾燥します。これは燥気の存在により、苔が黄色く変わらない間に、邪が営陰に入って津液を損なったために出現する白燥です。

　治療原則は熱を冷まして陰を養うようにします（巻頭カラー❸）。

⑦ **紅舌に類燥苔**：湿熱が津液を損なったとき、あるいは気虚に湿が挟まれたときに形成します。舌色は鮮紅色か深紅色で、白苔が薄くまたは厚くその上を覆っています。

一見、この舌は津液がなく乾燥しているように見えますが、手指で触れてみると、手指には水の跡がつきます。このように乾燥しているかのように見える舌を「類燥苔」「類乾苔」と呼びます。

この「類燥苔」には二つの診断意義があります。1ツ目は湿熱が津液を破ったために津液はすでに失われ、しかも湿気が上昇するもので、その舌質は紅絳色で、苔は比較的に厚く滑らかです（膩）。

2ツ目は気虚により湿を挟んで、気が津液を宣発しないうちに、湿気が増して盛んになった状態のもの。その舌質は淡紅色で苔は比較的に薄い。

治療原則は営を清して陰を養い、湿を変化させます。気を補って、脾の働きを促すようにします。

⑧ **舌辺紅、白苔と舌中の乾き**：熱が上焦にあり、津液を灼焼することにより形成されます。舌尖部は鮮やかな紅色か絳色（深い紅色）で、舌中部は正常な淡紅色です。舌面には薄白苔が広がり、舌辺は湿潤で、舌中部の乾燥が認められます。これは風熱や風燥が化火するときに見られます。

舌面に薄白苔が認められることからも、外邪がまだ胃腸の宿垢と結合して体内に蓄積されて

いないことがわかります。

また、紅色が舌尖部に著しく認められていることから、熱が上焦部に位置するとみられます。舌中部の苔が乾燥しているのは、津液がすでに熱により傷られています。

したがって無形の火熱が上焦部において津液を焼いている証の現れです。この類の証は、外感病邪が時間の経過とともに化火して津液を灼焼し始めます。さらに病勢の進行により津液を焼き尽くします。舌尖部から舌辺部に紅色が広がりつつあれば、乾燥した苔も中央部から全体に広がっていくのです。

治療原則は熱を清して流れを促し、熱を排泄するようにします。

⑨ **舌尖紅に白苔**：舌尖部が紅で白苔の認められるものには、三つの要素が考えられます。1ツ目は風熱が表証に存在していた場合。2ツ目は心火が旺盛になった場合。3ツ目は風熱が湿を挟んで風湿が熱に化すケースです。

舌の全体は淡紅色なのですが、舌尖部だけが紅色で、苔は白色で、その苔質が薄いか厚くのいずれかで、滑潤が著しく出現していません。注目すべきことは、雑病に白苔が出現するとそれは心火が旺盛になることを示し、外感病に現れると風熱が表証にあることを示しています。

傷寒の初期段階でも薄白苔が出現しますが、舌尖部が淡紅色か鮮紅色であるかという違いにより、外感病と区別します。

また、苔が白くて厚いものは、風熱が表にだけ存在するのではなく、これは風熱が湿を挟んで湿が時間の経過とともに化熱し始めています。

治療原則は表証を解いて湿を散らします。心を清して熱を下すようにします。

⑩ **舌辺紅に白苔**：風熱が表証にあるか、湿が時間の経過とともに化熱するケース。肝胆の熱、表邪が熱の流れを妨げてうっ滞させ、下焦に水が停滞した場合あるいは邪熱が湿邪を挟んで胸膈が塞がれたときに形成されます。

舌尖と舌辺部は鮮紅色で、それ以外のところは淡紅色です。舌の上は白苔が覆っています。初期の外感病では風熱が表証にあり、湿邪が熱に化する証です。白苔が舌根部に厚く蓄積されていると表邪が解けずに内熱により水が下焦に停滞している証です。この類の舌がみられるケースは邪熱が湿を挟んで胸膈を塞ぐとよく出現します。

治療原則は表証を解いて湿邪を流して、肝胆を清熱します。

⑪ **舌根紅に舌尖白苔**：表証に現れ、邪が少陽にあり、陰が少ないときに形成されます。舌の前半分が薄くて白い苔が分布し、後ろの半分は無苔で、舌色は鮮紅色です。

とくに陰液の不足が起こっている外感病の患者に出現します。あるいは六経病証の少陽病で、熱が解けずに、太陽にも出ていかず、陽明にも入っていない時期にも認められます。

治療原則は陰を補って熱を解きます。

⑫ **舌中紅絳に舌辺白苔**：外感病証で津液が傷れて形成します。舌の周辺は白苔で、舌尖部だけが無苔です。舌色は紅絳色で光沢があります。これは元気と津液が失われ、病邪が太陽か少陽にあります。

もし、さらに紅絳舌が乾燥して、皺が舌面に出現した場合は、蔵府機能の働きに限界を示しています。

治療原則は気を補って、津液を増し、太陽を解表するか少陽を和解するようにします。

⑬ **半絳舌に半白苔**：熱で陰を損ない、湿濁が胃に内停していると形成します。舌面の半分が紅色で光沢があり、あとの半分は白厚苔があり滑潤で光沢が認められます。

　舌上において半白苔左右がどちらかの一方に片寄っている場合に現れます。紅舌は外感病証において営陰が熱されて陰液が失われたことを示し、内傷病証では陰が損なわれて火が旺盛になっていることを示します。

　また、厚白苔は胃内に湿濁内停していることを現しています。

　治療原則は清熱して陰を養い、湿の運化を助けます。補陰して火を下げて湿を運化します。

⑭ **紅点、絳舌と白苔**：表証が解かれずに営陰に熱が加わる、あるいは瘟毒が起こると形成します。舌全体は鮮紅色か深紅色であり、その上に白色の薄い苔が分布しています。

　また、白苔の中に紅点が散在しているのが特徴です。表邪が解かれずに営血に熱が加わって生じるケースが多く、ほかに暑熱病や瘟疫斑疹にも現れます。

　この舌に出現する紅点は重症な熱邪を示唆しています。紅点が白苔に散らばっていることから、表証が残存した状態で熱毒が存在しています。大切なことは表証が解かれずに熱毒が排泄されなければ、うっ滞は悪化します。これが紅点を発生させる原因となるのです。同時に熱の勢いも強くなるわけです（巻頭カラー—❾）。

　治療原則は清熱して熱を排泄するようにします。

⑮ **絳舌に黄白苔**：表証が解かれずに、営陰に熱が加わったとき、表証で熱化して裏に入り、営が熱して胃が実する場合に形成されます。舌は鮮紅色か深紅色ですが、舌苔が黄色のものと白色のものとに分けられます。これは表証が終わらない間に、裏熱が著しく出現しようとしているケースです。

　ただし、苔の厚薄から2ツのケースが考えられます。薄い苔の場合は表証が終わらずに、営のなかに熱が加わっている状態。もう1ツ厚い苔が表証を終わらずに、脾胃に実熱が蓄積され、裏実証に進んでいる状態です。

　治療原則は営熱を清し、停滞を解く、解表して熱を排泄し、営陰を清すようにします。

⑯ **絳舌に黄潤苔**：陰虚や血熱が湿を挟んだときに形成します。舌色は鮮紅か深紅色で、その上に黄苔が広がっていて、潤で光沢があります。紅舌と黄苔は熱の象です。熱は津液を損ねるので、舌苔は乾燥します。しかし、黄色くて湿っているのは、津液はまだ損なわれていない状態を示しています。これは熱に湿が挟まれるためです。あるいは熱が津液を上焦に燻蒸させたためです。

　陰虚火旺の体質の者は、脾胃に湿熱のあることを現し、飲酒を常時好む者は時間の経過とともに湿が鬱結して熱を生じ、熱が血に潜んで血熱となります。

　外感病においては、熱邪が営に入ると、脾胃の湿が熱と重なるのです。これらの要素が潤った黄苔を形成します。湿邪が熱を得ると、常時、熱によって燻蒸され、上焦部に充満します。

　熱のなかに湿があると、津液の消耗もある程度まで緩和することができます。

　湿を認めない熱性の疾患でも潤った黄苔を形成します。これは熱邪が気から営に入ったときに出現します。舌上に津液が不足していて、熱が営に入ると舌上は潤います。これは津液が増えたのではなく、熱邪が営に深く入ったために、血中の水分が燻蒸され、上部の舌に達すると現れます。

治療原則は陰を養って湿を流し、血を清して排泄するようにします。

⑰ **絳舌に黄粘苔**：湿熱が痰を挟んだときや陰虚により痰熱が形成されると生じます。舌色は深紅色か鮮紅色で、舌面に卵の黄味状の粘液が覆っています。黄粘苔は痰湿に熱が加わっていることが考えられます。それに対して白粘苔は痰湿のなかに熱がないので、粘苔の「黄」あるいは「白」で熱の有無を区別し判断します。

治療原則は熱を清して痰を化かします。陰を滋養して熱を清して痰を化かすようにします。

⑱ **絳舌に黄膩苔**：脾胃の実熱、脾胃が実して血熱するときに形成します。舌色は深紅色か鮮紅色で、苔は舌中部が厚くて舌辺部が薄い。苔質は細かくて滑らかで、色は深い黄色または淡い黄色で、舌根部の苔色は舌尖部より濃い。舌上の津液は乾燥しています。

舌の色が鮮紅色なら脾胃の実熱が営に波及したものであり、疾患の主な原因が脾胃の実熱にあります。舌色が深紅色で紫色になっていたならば営に加わった熱がさらに重くなったことを示します。また、紅舌に黄膩苔は陰虚火旺の者に見られ、垢が腸胃にたまっていることを示します。

治療原則は清熱して血を清して下すか、陰を滋養して下すようにします。

⑲ **絳舌に焦黄粗糙・裂苔**：重症の実熱証に形成されます。舌色は深紅色か鮮紅色で、苔は厚くて乾燥し、粗糙があり黄色いあるいは裂紋があります。

この舌の多くは風寒や風熱が火と化して裏に入り、発汗して熱が蒸発し、津液が損なわれています。熱邪は盛んになり、胃腸は津液を失って内部で熱邪と糟粕が結します。燥熱は去らずに、熱の勢いは旺盛となり、津液は枯れていく状態が形成されます。舌苔は黄色で舌質が深紅色です。乾燥した粗いとげも生じ、裂紋も発生します。

ここで注目すべきことは、胃腸の実熱がうっ滞して流れない、さらに気血もうっ滞しているという点です。

治療原則は、実熱を下して陰液を守ることが必要であり、要注意の証です。

⑳ **舌尖紅に黄苔**：心火が旺盛なとき、胃熱が心に乗じて形成されます。舌尖部は鮮紅色であり、他の部分は淡紅色です。舌面には黄苔が覆っていて津液が不足した状態です。これは外感病邪が火に化して、心、脾、胃に支障を与えるか、あるいは元来脾胃に熱があり、その上に心火が旺盛になったことを現します。これらの熱が上焦を灼焼すると、肺に熱を溜めて、このような舌が形成されます。

治療原則は胃熱を清して心火を瀉すようにします。

㉑ **紅舌に黒（灰）滑苔**：陽虚で寒がきわまって形成します。舌は紅色で舌質は腫れています。舌苔は灰黒色で、そのなかに白色を帯び、滑潤（ベトベトしている）で津液が多く、容易に苔を剥がすことができます。

この舌の象は実熱や湿熱と間違いやすく、陽虚で寒がきわまったことにより生じます。

「寒極の証」では虚陽が上にあふれるために紅舌を形成し、舌体は浮腫して嫩舌となります。

また、ここで出現している舌苔が灰黒色で、そのなかに白色を帯びているものは、もともと寒証に出現してくる黒苔や灰苔で、白苔より変化したもので、黒苔のなかに黄苔は現れないで白色を帯びているのです。舌苔剥離しやすく、舌苔が滑潤であるということに着眼すれば寒の証と診断できる材料となります。

治療原則は経を温めて寒を散らすようにします。

㉒ **舌辺紅に舌中黒（灰）滑苔**：裏に寒証があり、表に熱があるときや、肝胆に熱を認め胃腸に寒が存在するときに形成されます。舌は舌辺と舌尖部が鮮紅色か深紅色で、舌中部に黒い潤苔が形成されています。

このような舌は寒熱が入り交じった状態を示します。夏場に表証が解けない時に、冷たいものを過食したために、表熱が外部に鬱して結し、寒湿だけが体内に蓄積を受けたときに生じます。つまり内部に寒があり、外部には熱があるために、熱の証と間違いやすいので、四診を併せて考えます。黒滑苔は寒証を示し、紅色は熱証に属します。

治療原則は中気を温めて表を解く、暑を清して脾を温めるようにします。

㉓ **舌辺紅に舌中黒（灰）燥苔**：舌辺と舌尖部は紅く絳色で舌中部に黒（灰）苔があり、乾燥しています。これは外邪が火と化したときや、瘟疫熱毒が侵入時に形成します。このとき内臓は熱します。特に胃腸の熱が著明です。

治療原則は清熱解毒を行うようにします。

㉔ **紅痩舌黒苔**：津液や血が枯れて形成されます。舌色は紅色で舌体はやせてひからび、舌上には薄い黒苔があります。これは熱が盛んで津液を枯らしてしまい、あるいは陰虚火旺により血を燥かされることにより生じます。

治療原則は腎陰を補うようにします。

紫舌・青紫舌をベースに考える

① **紫舌薄白苔**：過度の飲酒により外感風寒の邪を感受した場合に形成されます。舌が紫色で舌の上には薄くて白い苔が分布し適度に乾燥しています。薄白苔は正常な状態に近く、浅い疾患や軽度の疾患に出現します。紫舌は熱邪が重く、深いことを示しています。あるいは熱の性質をもつ酒の力が原因となることも考えられます。熱邪が原因となる場合には舌苔は黄色く変化します。しかし、舌苔の変化が認められないで白苔がみられると、熱によるものではなく酒毒によるものが考えられます。過度の飲酒を長期間続けると、舌が紫色に変化します。外感病の初期に舌色が紫舌に変化することはないので注意します。

治療原則は解表を行って、酒を散らすようにします。

② **紫舌白膩苔**：風寒の邪が裏に入ったときや過度の飲酒により湿邪が体内に生じると形成します。舌色は紫色でさらに絳色を呈し、舌上には白色の厚い苔があり、燥湿はなく、このような舌も飲酒により見られます。初期の病状や紫舌、薄白苔から変化することも考えられます。

治療原則は解表あるいは運化作用を促し、脾を健やかにするようにします。

③ **青紫舌黄滑苔**：寒が血脈に停滞し、食積胃滞により形成されます。舌色は紫色のなかに青みを帯び、舌中部には黄厚苔があり、湿潤で光沢があります。

注意すべきことは黄厚苔が紫色舌になっている舌状は、胃腸の実熱に似ています。紫色に青味がかっているのは、寒邪が停滞していて、血流が円滑に行われていないためであり、また、舌の潤滑より寒証であることがわかります。舌苔が黄色く厚いのは、寒邪と飲食が中焦部に停滞していることを表しています。

治療原則は陽を補って温め、血を穏やかにして、脾の運化作用を促すようにします。

④ **紫舌黄燥苔**：胃腸の実熱、血熱が深くて重いと形成されます。舌色は絳紫色で、舌中部は黄色く厚い乾燥した苔があります。紫紅舌は紅絳舌より症状が悪化したことを示し、熱邪が深く血分に加わったことを現しています。

　舌中部の黄色の乾燥苔は、胃腸に実熱が生じていることを示します。

　過度の飲酒により酒毒が蔵府に鬱積していると、蔵府に熱が発生して紫紅舌となるケースがあります。

　治療原則は営を清して、胃腸の実熱をさますようにします。

⑤ **淡紫舌灰苔**：体質が虚弱か、過度の疲労倦怠により熱邪が深く血に入ると形成します。これは舌質は淡紫色で舌の上は灰苔が覆っています。

　これには二つのものが存在します。1ツは舌辺部と舌尖部が淡紫色で、舌中部に灰白苔が覆っているもので、淡紫色は一般の紫色ほど濃くはなく、淡白色より転化したという点です。虚弱体質の者が熱性疾患や瘟疫の証を患うことにより本証を現します。

　2ツ目は灰苔を舌尖と舌辺に認め、舌中部が淡紫色に見えます。この両者は熱邪が営血に侵入した現象で、瘟疫証に認められます。重症な外感病にもこのような舌が出現します。

　治療原則は熱を清して血をさまします。

⑥ **紫舌焦苔**：熱邪が深くて重いときに形成します。舌質は絳色で、舌苔は乾燥して黄金色、時に芒刺があります。

　このような舌は熱邪が極に達して、化火したもので重症です。この舌は紅絳舌に焦老黄苔の疾患よりさらに重症として取り扱います。

　『六経弁証』ではすでに熱邪が深く厥陰に入った状態を示し、温病では熱毒が深く下焦の血分に入ったことを現し危篤の証です。

　治療原則は熱を清して毒を解きます。

⑦ **青舌白厚苔**：「水穀の精微」が寒邪のために胃腸に停滞すると形成します。舌色は淡白色で青味を帯び、舌上には白色の厚苔が覆っています。

　このような状態は気と血が冷え、陽気が失われることにより、気血がともに巡らないことを現します。

舌診の注意事項を教えて

舌診を行ううえでの注意事項として、自然光の下で診ることがあります。また飲食などはよく舌苔を染色するために色素の強いものを避けます。食事の際のメニューを知ることは、診察を行ううえでの情報のひとつとして加えることができます。

　たとえばコーヒー、豆乳、みかんなどは容易に染色ができるので、黄色に染まって黄苔として診ることで、誤診となる可能性があります。症状や主訴との関連性が結びつかないケースには、食生活や嗜好品も聞いておくようにします。

　年齢や体質も関係します。高齢者は気血の不足により舌色が悪く、裂紋が生じ、乳頭も徐々に萎縮を始めます。高齢者に対する舌診は、青年、壮年期と対比して色や組織上に生じる反応は異なっています。季節や気温は血流に影響するので、これらの状況を判断して舌診を行います。

治療原則は脾胃を温めて中気を益し、運化作用を促します。
⑧ **青舌黄苔**：「真寒仮熱」の証に形成されます。「真寒仮熱」とは病の病巣が寒証を示し、症状が熱の象を現したものです。この舌の特徴は舌色が淡白色で青味を帯び、舌上は淡黄色の苔が覆っています。このような舌象は熱証ではなく、陰が内盛になることにより、熱を浮上させ、体内に実寒がきわまったために生じます。

あるいは夏期の炎天下で、熱邪を受け、冷たい食べ物を過食することにより、脾胃が冷やされても発生します。

治療原則は補陽して体内の陽気を巡らせて、寒を散らすようにします。
⑨ **青舌黒苔**：舌色は淡白色で青味を帯び、舌上は黒苔が覆っています。この舌象から判断できることは、寒が旺盛な状態にあることを現しています。舌苔は白色から黒色に転化し、血も寒邪により凝滞して舌が青くなります。したがってこのような舌は寒が滞することにより血が滞ると形成されます。

治療原則は経気を温めて陽を回すようにします。

人中診察法

口や唇は経絡とのかかわりが深く、手陽明大腸経は人中に、足厥陰肝経は唇をまとい、足陽明胃経は口を挟んで唇をまといます。口や唇は別名を飛門とも呼び、口を開くことによって音声を出したり、咀しゃく運動で飲食物を体内に取り入れたりすることによって、五蔵六府を養い、蔵府機能を促進する役割を担うために、経絡、蔵府と口唇には相関性があります。

口唇部とのかかわりが最も深いのが脾胃です。口唇は肌肉の根本で口に開いて、その華は唇です。また、衝脈も口唇を覆います。衝脈は血の海で十二経絡の海とも呼ばれるため、正常な口唇では色が赤くて、潤い、またつやがあります。口唇は気血の栄養がとどまるところでもあるため、口唇は全身の気血が、旺盛であるか否かを診るところでもあります。

『黄帝内経』霊枢、本蔵篇第四十七でも唇の状態と蔵府との関連性について記載された興味深い内容が記されています。

「揭唇者、脾高。唇下縦者、脾下。唇堅者、脾堅。唇大而不堅者、脾脆。唇上下好者、脾端正。唇偏擧者、脾偏傾也〔唇が揭がる者は、脾高し、唇が下って縦き者は脾下る。唇の堅き者は、脾堅し、唇の大にして堅からざる者は脾脆し、唇の上下好き者は、脾端正なり。唇の偏り擧がる者は脾偏傾するなり〕」（口唇がまくれ上がっている者は、脾の位置が上方にあります。口唇が垂れ下がって弛んでいる者は脾の位置が下がっています。口唇が引き締まっている者は、脾が堅く。口唇が大きくて締まりが無い者は脾も脆弱です。口唇が上下とも均等で好い者は、脾の位置は端整です。口唇が一方向に上がっている者は、脾の位置は斜めに偏っています）と、口唇が脾の位置や性能に影響していることについて述べられています。

口唇の状態から何がわかるか

正常な口唇は赤くて潤い、腫れたり硬くならない、働きが滑らかで、でき物もない、口の中で特殊な味覚なども認められません。

■ 病態を推測する唇の色

わたしたちが臨床を行ううえで舌診と同時に診なくてはいけないのが口唇です。唇の色は体内の虚・実・寒・熱の情報を示し、気血の運行や寒熱の状態がわかります。特に色彩は気血の状態を著しく生体表面に反映させるので、色を診ることで気虚や血虚などを知ることができ、施術時の方法、刺激量や刺激の質を検討することができます。

淡白色を呈する病証

気虚：脾胃虚弱による脾気虚は、唇の色が淡白で食欲不振、全身倦怠感があります。胃気虚の唇の色は淡白で悪心嘔吐があります。肺気虚は唇が淡白で喘咳があり、冷えを生じます。これは気虚により推動作用の低下によって血を運びきれないために淡白色となります。

陽虚：寒邪が原因で推動作用と温煦作用の低下により血を上昇させることができません。したがって唇が淡白となります。

血虚：脾の営血の不足は顔色が黄色く、心血虚は心悸亢進に淡白な唇をしています。肝血虚は唇が淡白で脇には隠痛があります。さらに視力に障害を生じます。衝任の不足は生理不順や閉経を引き起こします。

黄色を呈する病証

寒湿：寒邪のもつ特徴のひとつである凝滞性から、湿の流れが阻まれて脾の運化作用などが失われ、顔面部や唇が黄色く黒くなります。腹は膨（脹）満となり食欲減退がある。この疾患に罹患すると、病気の進行状況は緩慢で、徐々に症状が悪化する性質をもつタイプです。舌質は淡で白膩苔を認めます。

湿熱：湿熱が脾に止まっている場合は、唇と全身は黄色く、黄膩の舌苔が形成されます。

熱：熱邪によって瘀血を生じ、気血の流れを阻み、肝の疏泄作用が失われて黄疸を形成し、唇、全身は黄色く、紅舌、口渇、便秘などの実証症状を生じます。

淡紅色を呈する病証

気血両虚：気と血の二つが不足しているために、全身への気血の供給が充分に行われません。したがって唇、爪甲、舌は淡紅色となります。

脾胃虚弱：運化作用が低下することが原因で、気血が全身に運べずに発生し、全身倦怠などを伴います。

深紅色を呈する病証

内熱：唇が紅く見える場合、そのほとんどが内熱を引き起こしているケースです。赤く腫れている状態はきわめて熱が盛んになったことを示しています。

唇の色が赤く、さらに乾燥したものは熱が盛んで津液が損なわれたもので、唇の上下が赤いものは心熱を現し、上唇が赤く、下唇が白いのは心腎不交が出現しています。

虚熱：陰虚により生じる熱のことです。特に虚火上炎になると唇が赤くなります。

毒邪：伝染性疾患を罹患することにより発熱して唇が赤くなります。

紫色を呈する病証

虚寒：心陽虚の患者さんには動悸が認められ、脈状が結代します（脈拍が遅く、不規則に欠落し、その時間が長く感じられる状態）。

脾陽虚の患者は唇が暗く紫色の状態を示し、下痢を伴います。肺気虚（陽虚）の患者さんは

顔面部の浮腫を呈し、咳喘を引き起こし、足厥陰肝経に虚寒を受けていると唇は、紺紫で脇の部分に隠痛が発生します。腎陽虚のものは唇が紫紺色で腰痛や喘逆を生じます。

実熱：熱が営血に浸入して、血熱が壅熱されると唇は紫紺色となり、手足は厥冷して、壮熱を生じます。

血瘀：血瘀が取り除かれないために唇は紫紺色を呈し、心気の虚弱などにより血瘀の排泄が行き届かなくなると、顔面部や爪甲部にも紫紺色となり現れます。

ガス中毒：二酸化炭素中毒により紫色になります。

黒く青い色を呈する病証

鬱熱：熱邪が体内に鬱積することにより、血脈が閉塞を受けると唇は青黒くなり、舌は絳、舌苔も乾燥します。手足の厥冷、神昏煩躁、胸腹部の灼熱を感じます。

気滞血瘀：気血のうっ滞が顕著な場合は唇が青黒くなって出現します。

陽虚（寒極）：寒がきわまれば血脈に影響を受けて収縮を引き起こします。筋脈は養われず、閉塞を受けるために四肢運動障害を発生させ、舌は縮み、小腸の虚寒を引き起こし、下痢を起こします。顕著な場合には脾陽虚が改善されません。疼痛を生じる場合には冷痛となって発生します。

■ 病態を推測する唇の形

　唇の腫れ、乾燥、荒れ具合などを診て気血や津液また蔵府機能の状態を診ます。体内の生理状態の異常は形として外部に映し出すので、特に口をつかさどる、とされている脾胃とのかかわりが深く、消化器系の疾患が反映するところです。脾気虚などを生じると、中気の下陥などが原因となって、口唇が垂れ下がり持ち上げることが容易にはできません。ここでは皮膚の色、つや、隆起、光沢を診ていきます。

唇の腫れを呈する病態

湿熱：湿熱が脾に蘊熱すると昇って唇を腫らします。このようなときには、舌質は紅で舌膩苔、納呆を呈します。

熱邪：脾胃などに熱毒が影響すると唇が腫れて紅くなります。口は乾燥して、紅舌で黄苔を形成します。

> **注** 五蔵六府の気が絶えると唇が腫れます。これは危急の象なので注意が必要です。また、神明が衰えて脈象は微脈となります。

唇の乾燥と亀裂を呈する病態

血瘀：唇が裂けて色が暗くて偏ってきます。口は乾燥しているが水分は欲しくない状態です。舌診では舌に瘀色か紫斑が見られます。

虚寒：肉体、精神的な倦怠感を認め、四肢の寒冷、寒を嫌がります。唇は乾燥し、口は乾燥するが水分は飲みたくない状態です。

裏熱：裏熱が盛んになり、唇が紅く乾燥して亀裂がある所見です。肺熱と胃熱の盛んなときにも乾燥して亀裂を生じ、口渇が激しく、よく水分を飲みたがる状態です。口唇が乾燥して亀裂があり口渇がないものは、大腸の燥熱や脾に熱が加わって生じます。

陰虚化燥：燥熱などが発生し、唇が裂けて咽喉、鼻が乾燥し、紅舌、少苔を形成した状態です。糖尿病患者によく見られます。

唇の皮膚が剥離する病態

陰虚燥熱：肺腎陰虚により燥を生じることにより剥離します。色は紅くて乾燥して亀裂があり、口が乾いて喉が乾燥し、五心煩熱、紅舌で無苔の状態です。

脾胃実熱：脾胃の熱が唇の皮に達すると剥離します。便秘や心煩、紅舌、黄苔などの症状がある状態です。

唇のびらんによる病態

脾胃湿熱：湿熱内蘊が脾に生じて、湿熱が口唇に上昇して口にびらんが起こり納食がある。

陰虚上炎：陰虚により内熱を生じ、火炎により口にびらんを生じます。

裏熱：裏熱が上焦に燻蒸して口にびらんを生じます。

口瘡による病態

虚火：陰虚が原因で火を生じた状態。心腎不交が原因により虚火が上亢するか、中気の不足、陰火の内生により口瘡が発生します。

実火：手少陰心経、足太陰脾経の2ツの経絡上に、熱が上昇して生じた状態で、心煩、口渇、便秘で尿が紅く、舌診では紅舌で黄苔を形成します。

> 注　唇の瘙痒感は風によるもので、風火が足陽明胃経を上亢して生じます。

■ 病態を推測する人中

　人中部位の形態や光沢などを診る方法のひとつに人中の診察法があります。人中は水溝とも呼ばれ、形態が溝のようになっていることからこの名がつけられています。人中には多くの経絡が交差するために、経気が貫いて注がれる要の部位となります。手陽明大陽経は人中に交わり、足陽明胃経は口を狭み、口の周辺を循環します。足厥陰肝経は唇の内側を巡ります。また、会陰部の衝脈、任脈、督脈の三つの経脈が上焦に循環する場合に、任脈と督脈の二つは直接人中に交わり、衝脈は唇の周辺を巡り人中とつながります。任脈は陰経の海で諸々の陰を統率しています。督脈は陽経の海で、諸々の陽を統率しています。その気は元気を生じる腎と通じます。したがって人中は人体の経気の集まる所とされ、経絡蔵府と陽気、腎気が人中に反映します。『黄帝内経』にも人中の形態から膀胱の疾患を推測した記載があることから、先哲はすでに体内の病態が人中に反映することに注目していたとみられます。

人中色による病態

白色：裏寒証や気虚証に見られ、裏寒証では腰痛や肩関節痛、気虚では全身倦怠感、崩漏などが出現します。虚実挾雑証にも見られ、大腸虚寒証候や湿熱、納差などが考えられます。

赤色：血熱によるものと風熱によるものとに分類されます。血熱によるものは崩漏、月経量が多く色が紅い、心煩があり陰虚によりよく水分をよく飲みます。風熱によるものは頭痛などが見られます。

青色：寒邪が盛んなものと、五蔵六府の気がすでに絶えようとしているものとに分類します。寒が盛んになっている場合には、生理痛や腹部の寒冷痛が伴い、五蔵六府の気が絶えると下痢が生じます。

黒色：泌尿器系疾患、膀胱炎、前立腺炎、精巣（睾丸）炎などの湿熱が原因で生じるものと、熱が盛んになり口の渇きや紅舌があり舌苔が乾燥しています。

形態異常による病態

短くて浅い：子宮が一般よりも小さい、子宮頸部が短く、子宮内膜の発育が遅れる、または陰茎が短小し、精巣の発育不良が考えられます。性欲低下や不妊症があります。女性では生理の周期が不規則で、月経量が少ない。男性ではインポテンス、精子の量が少なく活動が低下しています（図1）。

溝が二つあるもの：子宮頸が狭くて長く、子宮体が狭くて小さい、生理痛があります（図2）。

梨を倒したもの：子宮前屈や生理時に腹部の脹痛が認められます。

隆起：子宮頸のびらん、生理不順、子宮筋腫などが考えられます（図3）。

疱疹：子宮頸のびらん、男性は前立腺炎と精索炎などが考えられます（図2）。

瘀斑：子宮内膜の結核、精索静脈曲張などが考えられます（図2）。

暗色：天癸が尽きて衝任の不足、腎虚による不妊などが考えられます。人中に光沢があり潤っていれば妊婦の気血は旺盛で母子ともに健康です。

歪曲：人中が左側に傾いていれば子宮体は左に偏っています。右側に傾いていれば子宮体は右側に偏っています（図4）。

陥凹：骨盤腔の狭窄があるので難産に注意する必要があります（図3）。

末広：子宮後屈や生理時に腰部のだるさを生じ、重症なものは妊娠にまで影響します。

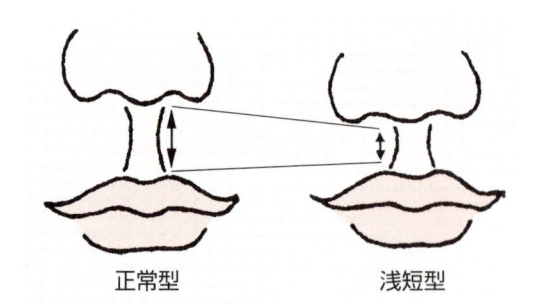

正常型　　浅短型

図1

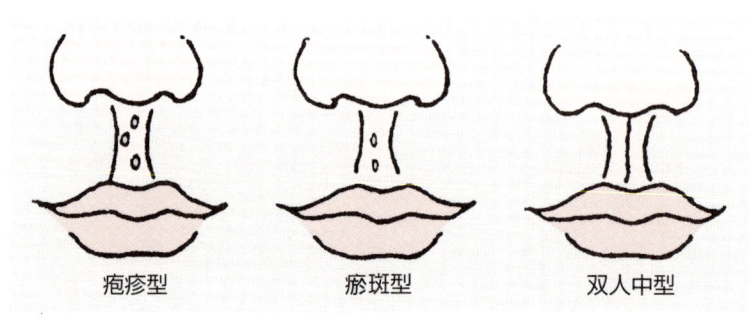

疱疹型　　瘀斑型　　双人中型

図2

A・望診

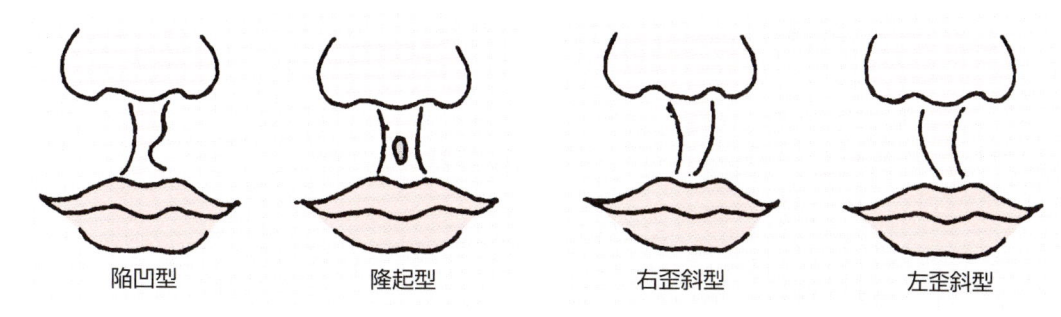

| 陥凹型 | 隆起型 | 右歪斜型 | 左歪斜型 |

図3　　　　　　　　　　　　　図4

95

B 聞診

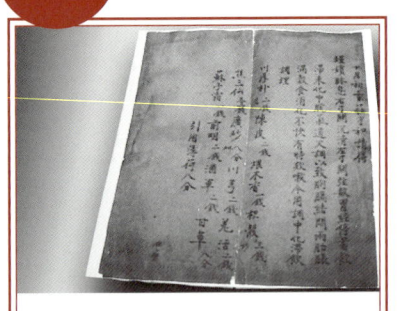

体臭を中心に排泄物、呼吸や音声、吃逆（しゃっくり）、咳嗽（せき）、振水音、ぐる音、喘息などを診察する方法です。歴代の黄帝（皇帝）に仕えていた侍医らは、黄帝の体内の排泄物を嗅ぎながら、食生活の指示や体調の虚実を判断し、黄帝の健康に対しては神経質になっていました。現在では考えることができないようですが、排泄物が診察方法のひとつとして重要視されたのでした。実際にわたしたちと患者さんとの距離が近くなったときに、最初に気になるのは体臭と口臭です、口臭は臊・焦・香・腥・腐の五種類に分けて蔵府にあてます。

音声

音声については、声は体内から体外に向けて発することから、それぞれの音階を五音に分けて診察します。五音は角・徴・宮・商・羽の五種類に分けて、それぞれが五蔵六府と関係するのです。また、病人の発する声は五声といわれ、呼・言・歌・哭・呻と分けて五蔵六府を診る方法のひとつとしてあげられています。

声の大きい小さいは先天的なものですが、声に力があって明確なものは気血が充実し、声に力のないものは虚していると考えられます。さらに「譫語」（うわ言）は胃の実熱によって出たり、慢性病による精気の消耗によっても出現します。

呼吸

次に呼吸による症状を考えましょう。息切れが認められれば気虚の体質で、胃内に停水があるときや、心臓病があるときにみられます。中医ではこれを「気短」と呼んでいます。

呼吸が浅く、体力が低下しているときの呼吸困難は「少気」といわれています。注目すべきことは妊娠時の母親が、病で肩を用いて呼吸をする場合には注意を払うこと、顔面浮腫、下痢を併発しているときは、陽気の衰弱によって水湿の回転が悪くなった状態です。陽は全身の水液を流す働きをもつためです。

咳嗽

呼吸と関係する咳嗽はどうでしょうか、咳と嗽は二つの症状を表したものです。咳とは声ありて痰のないもの、嗽とは痰ありて声のないものをいいます。またこの二つを痰のない咳（乾咳）と痰のある咳（湿咳）に分類する場合があります。咳嗽は肺から起こるものですが、腎と脾に関係することも多く、古典の『難経』六十一難にも「聞いてこれを知る聖の技と謂う」との記載があります。

声音を聞こう

力強い声、あるいは高くて力強い声は実証や熱証に通じます。逆に低くて弱い声は、虚証や寒証に通じます。この二つは八綱弁証に提供できる資料となります。

①力が強い声 ➡ 実・熱証

処方箋
紫禁城に遺る脈診による漢方が記された瑾嬪（中国後宮の身分制度名）の処方箋（1889-1900年）。陳皮、川芎、羌活、甘草、薄荷などの名がみえる。）（著者撮影）

②力の弱い声➡虚・寒証

　重く濁った声は湿濁の阻滞を現します。湿は下注する（重だるく）性質をもちます。この湿の流れが悪くなり、湿が集まって形成するものに痰湿があります。

　鼻づまりによる濁った声は、風寒によるものです。外感風寒は風邪ひきなどを引き起こしているので、肺の疾患との関係も無視できなくなります。そこで声のかすれがあり、症状によっては声の出ない状態になることを「失音」と呼んでいます。これは突然発声できなくなる肺気不宣と、慢性化して咽喉が乾燥して声がかすれる肺腎陰虚証に分かれます。肺気不宣は外邪が肺を侵した状態によって出現します。急性期に比較的多くみられるのに対して、肺腎陰虚は慢性病に認められます。

　肺腎陰虚証の場合を考えてみると、肺陰は腎陰を滋養し、腎陰は肺陰を養っています。これが慢性の咳嗽や肉体疲労、過度の性生活により腎陰が損なわれ、肺陰を滋養できなくなります。すると肺に虚火が発生し、肺陰が灼焼されて肺燥を起こし、陰虚を形成します。配穴には肺兪、腎兪、太渓、太淵、復溜、孔最を用います。特に復溜と孔最は、滋陰降火を行って、理気潤肺と清熱の作用があります。中医薬では滋陰降火湯、百合固金湯などを使用します。

言葉を聞こう

　言語は心の支配する領域でもあり、精神状態（神明）が言葉として発せられます。いらいらして、言葉が非常に多いのは実証や熱証に多く、陰虚が伴っています。その反対に静かで口数が少ないタイプは、虚証や寒証に多くみられ、陽虚が伴っています。この二つのタイプは八綱弁証の情報源になり、八綱の寒熱弁証と虚実弁証に分類ができます。陰虚や陽虚は虚実弁証に含まれ、これを寒熱のいずれかに分類します（図5）。

　①イライラする、よく話す➡実・熱証
　②静かであまり話さない➡虚・寒証

　さらに言葉を話すうえで錯乱状態となった者を虚実に分類します。

実証：二つのタイプに分けられ、熱が心神をかき乱して起こる「譫語」といわれるものです。どのような声かというと、声には力がありますが、話が支離滅裂で、意識昏迷があり、もうひとつは、痰火が心神をかき乱されることによって出現する「狂言」があります。わめきちらして言葉が荒々しいという特徴をもちます。

　①熱擾心神→譫語＝話が支離滅裂
　②痰火擾心→狂言＝わめきちらす

虚証：二つに分類されます。主に正気の損傷が心で起こっている状態です。「ひとり言」を言い続けるのは、心気が損なわれて起こる「独語」と、もうひとつは意識がはっきりせず、あるいは重複した話を繰り返したり、声は低くて弱い状態のものを指します。これは心気が損傷して起こす「鄭声」と呼ばれるものです。

　①心気が損なわれたもの→独言＝ひとり言を言い続けたりする
　②心気の損傷によるもの→鄭声＝重複した話を繰り返す

正気の盛衰が反映する語声

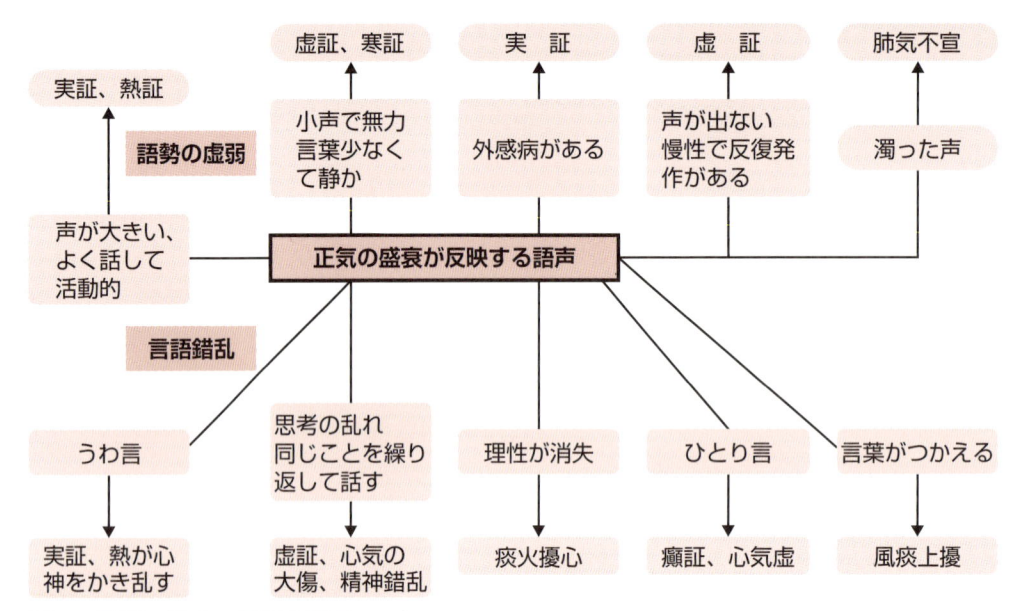

- 実証、熱証 ← 声が大きい、よく話して活動的
- **語勢の虚弱**
- 虚証、寒証 ← 小声で無力 言葉少なくて静か
- 実証 ← 外感病がある
- 虚証 ← 声が出ない 慢性で反復発作がある
- 肺気不宣 ← 濁った声
- **言語錯乱**
- うわ言 → 実証、熱が心神をかき乱す
- 思考の乱れ 同じことを繰り返して話す → 虚証、心気の大傷、精神錯乱
- 理性が消失 → 痰火擾心
- ひとり言 → 癲証、心気虚
- 言葉がつかえる → 風痰上擾

図5：言葉の強さで正気を診る

呼吸を診よう

呼吸は清気と濁気の交換が行われている状態を示すもので、中医学では宣発粛降作用といわれている蔵府の生理機能のことです。この呼吸の働きから蔵府機能の虚実を判断します（図6）。

①呼吸が粗くて、呼吸音が高いのは実証で、呼吸が微弱で呼吸音が低いのは虚証です。ここでの注意は、吸気が困難で、呼吸が短く、呼吸音が低いのは、肺腎気虚証により起こります。

②呼気性困難で、呼吸が粗くて呼吸音が高いものは肺実証とします。この両者の症状を中医学では「喘」（呼吸困難）と呼んでいます。

③呼吸困難に喘鳴を伴うものを「哮」と呼んでいます。

④気虚が原因で起こる微弱な呼吸状態を「少気」、肝の気鬱で起こるため息を「太息」と呼んでいます。

注 ここで注目すべきことは音声では肺腎陰虚、呼吸では肺腎気虚という共通した、二つの蔵府の生理が、機能低下した病態がみられることです。

中医学における蔵府機能生理のうえで、肺は粛降作用によって腎の納気を助け、腎は納気作用によって、さらに肺の吸気を助けています。

もし、腎気虚のために納気が減退し、腎不納気が発生すると、呼吸器系の病態を引き起こしやすくなります。つまり気虚の症状が根底にあり、肺と腎にまで波及すると、肺腎気虚の症状を発生させます。

このような病態における治療原則は、肺を養って喘を安定させ、腎を補って納気を増強させます。配穴には肺兪、腎兪、膻中、気海、太淵、太渓を用い、中医薬は人参胡桃湯、黒錫丹、七物都気丸などです。

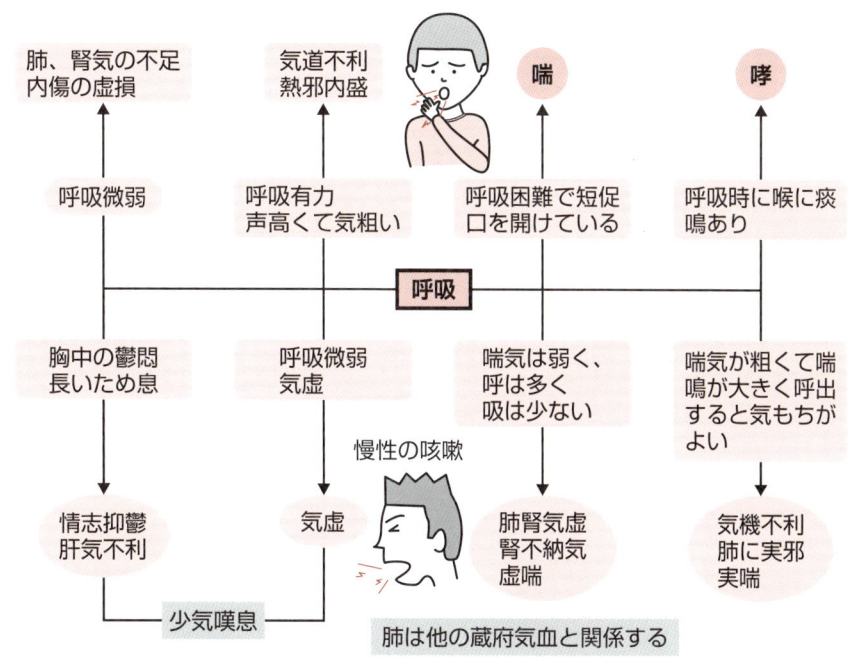

図6：呼吸で正気の強さを診る

- 肺、腎気の不足 内傷の虚損 ← 呼吸微弱
- 気道不利 熱邪内盛 ← 呼吸有力 声高くて気粗い
- 喘 ← 呼吸困難で短促 口を開けている
- 哮 ← 呼吸時に喉に痰鳴あり

呼吸

- 胸中の鬱悶 長いため息 → 情志抑鬱 肝気不利
- 呼吸微弱 気虚 → 気虚
- 喘気は弱く、呼は多く吸は少ない → 肺腎気虚 腎不納気 虚喘
- 喘気が粗くて喘鳴が大きく呼出すると気もちがよい → 気機不利 肺に実邪 実喘

少気嘆息

慢性の咳嗽
肺は他の蔵府気血と関係する

咳嗽を診よう

①咳の声が低くて弱々しいものは虚証で、咳の声が重くて濁るタイプは実証です。
②咳の声が重くて痰が伴うタイプは「痰湿」が原因で起こっています。
③無痰でから咳、あるいは少量の粘稠な痰が出るような咳は「燥咳」と呼ばれています。
④咳の声がかすれて、まるで犬が吠えるような咳嗽を「白喉」と呼ばれています。

吃逆を診よう

胃が実している場合は吃逆の音が高くて力強く、反対に胃気が失われた場合は音が低くて弱々しい特徴をもちます。

げっぷを診よう

①噯気：過食などでは食後に発生し酸腐臭を伴います。過食を中医学では食積と呼んでいます。
②ストレスなどの長期化によって起こる肝気犯胃証が原因で起こるものは、胸脇部の脹痛と食欲減退、腹部のつかえを覚えます。弦脈をみることが多いようです。
③気虚によるげっぷは腹部のつかえ、食欲の減退、細脈と淡舌が認められます。

C 問診

患者さんとの会話によって情報を得る方法です。術者はたえず冷静にして患者さんの訴えに対して、耳を傾けるように努力しましょう。わたしたちは医学の知識をもつために、すぐに部分的な話だけで生理や病理に結びつけ、話を半分ほど聞いて即座に治療へ進もうとするので、まず、相手の訴えを充分に聞き、次へと進むようにしましょう。これらには主訴や悪寒発熱、厥冷、熱や汗、食欲、疼痛や麻痺、しびれ、睡眠状態、大小便、口渇、月経、家族歴、既往歴などを問診します。

わたしたちが扱う疾患で最も多いのが「痛み」と「こり」ではないでしょうか。特に痛みに対する鍼灸治療は多く、中医ではこれを主に行痺、痛痺、着痺の三つに分類しています。

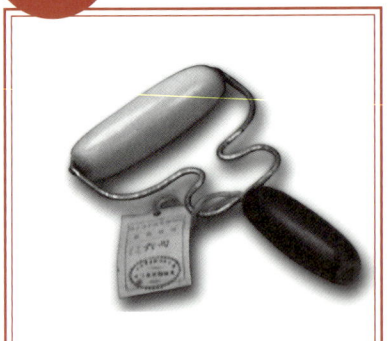

手動型ローラー式按摩器
西太后らが紫禁城で使用した按摩器(1644-1911年)。美顔器としても利用されていた。(著者撮影)

行痺：遊走性の痛みとは、移動性の痛みを指します。別名を「風痺」といいます。ちょうどリウマチがこれに相当します。古典には「風寒湿邪の中、風が勝ものは行痺を為す、風痺の証はその痛み上下左右その所を定めず転変走行して痛むなり、すなわち癧節風」と記されています。

痛痺：一定の場所が痛む固定性の痛みを指します。別名は「寒痺」といわれ、痛みのうちで、寒邪による痛みです。古典には「風寒湿邪の中、寒気が勝ものを痛痺と為す。陰寒の気が筋肉、骨、肌肉の間に凝結して陽気のいかざるが故に痛み絶えずその所変わらず激痛する」と記されています。

着痺：全身が重くてだるく、疼痛を感じ、知覚麻痺ならびに硬直を起こした状態です。そのために「湿痺」ともいわれています。湿は下注する性質をもつために、湿が体内に宿ると全身を重くします。古典には「風寒湿邪の中、湿気が勝ものは着痺を為す、着痺は四肢、体重著しくして移らず、あるいは疼痛し、あるいは頑木不仁を為す」と記され、着痺は麻痺硬直を兼ねる疾患です。

寒と熱を問いましょう──正常・寒・熱──いずれかを選択

寒熱とは「冷える」「熱っぽい」「寒気がする」という言葉で訴えてきます。具体的には悪寒と発熱を指しています。悪寒（畏寒）が強いほうを風寒といいます。発熱が強いものは風熱といいます。

寒には三つあります。1ツ目の悪寒は俗にいわれている寒気のことで、温かくして寝ていても、ゾクゾクと寒気がすることをいいます。これとは逆の畏寒は、寒がりますが、温かくすれば治まります。

2ツ目の悪風（畏風）は、風などの外気に触れたりすることを嫌います。寒気がないのが特徴です。3ツ目は厥冷と呼ばれ自覚的、他覚的に四肢が冷えた状態です。冷えによってのぼせることは厥逆といわれています。

熱は患者さんの自覚的な熱感や、術者の触診によって感じとられる熱のことで、体温計に現れた客観的な熱だけではありません。中医学の熱とは数値上の熱を求めるのではなく、数値で現すことのできない自覚的な熱を含みます。中医学的にいわれている体内の火とは、決して数値に出るものとは限りません。中国では感情的に怒ることを「発火」と言ったりします。口内炎などにも「虚火」が上がったとの表現方法を用いることが多く、これは火が炎上しやすい性質をもつことから、上半身に現れる症状の形容として用いられています。

寒熱のいくつかの特徴を列記しましょう（図7）。

悪寒発熱（表証）：悪寒と発熱が同時に出現します。悪寒が重いのは風寒による外感病の初期であることが多いようです。発熱が重くて悪寒が軽いのは風熱によるものです。

初期症状（表証）における寒熱の程度は、病邪の性質（病性）と関係するだけではなく、さらに正気の盛衰と関係があります。

外邪、正気ともに強い場合は、悪寒発熱ともに強く、この両者が逆に弱い場合は、悪寒発熱

十問歌

中国の古典医書『景岳全書』と陳修園の『医学実在易』には、患者さんに問診を行う際の「問いかけ方」を基本的に十種類に分け、これを十問歌として残しています。

十問歌

『景岳全書』
①寒熱：悪寒、発熱を指します
②汗：発汗状態
③頭身：頭痛や身体の痛み
④便：大便の性状、尿の色、排尿障害の有無
⑤飲食：食欲、味覚など
⑥胸：胸腹部、呼吸状態や圧迫感、不快感
⑦聾：聴覚の状態
⑧渇：咽喉部、口の渇き
⑨顔色と脈から陰陽を察する：代謝循環
⑩体臭：匂いの異常（気味）
※「神」の有無を見る

『医学実在易』
①寒熱：悪寒、発熱を指します
②汗：発汗状態
③頭身：頭痛や身体の痛み
④便：大便の性状、尿の色、排尿障害の有無
⑤飲食：食欲や味覚
⑥胸：胸腹部、呼吸状態や圧迫感、不快感
⑦聾：聴覚の状態
⑧渇：咽喉部、口の渇き
⑨久病：既往歴
⑩因：病にいたった原因

現在の中医学では、これを現代医学のカルテに近づけるために問診の内容を家族歴、既往歴、現病歴から現在の症状、いわゆる自覚症状という主訴におきかえています。すなわち寒熱、汗、頭身、胸腹部、耳目、睡眠、食欲と味覚、便の順番で問いかけます。当然、一般的な問診（性別、年齢、職業、好きな食べ物、煙草の数量）は予診として行っておくとよいでしょう。では具体的に問診をしてみましょう。

①寒と熱を問いましょう
②発汗を問いましょう
③頭身の痛みを問いましょう
④胸腹の痛みを問いましょう
⑤耳目を問いましょう
⑥睡眠を問いましょう
⑦飲食と味覚を問いましょう
⑧口渇を問いましょう
⑨大小便を問いましょう
⑩月経を問いましょう

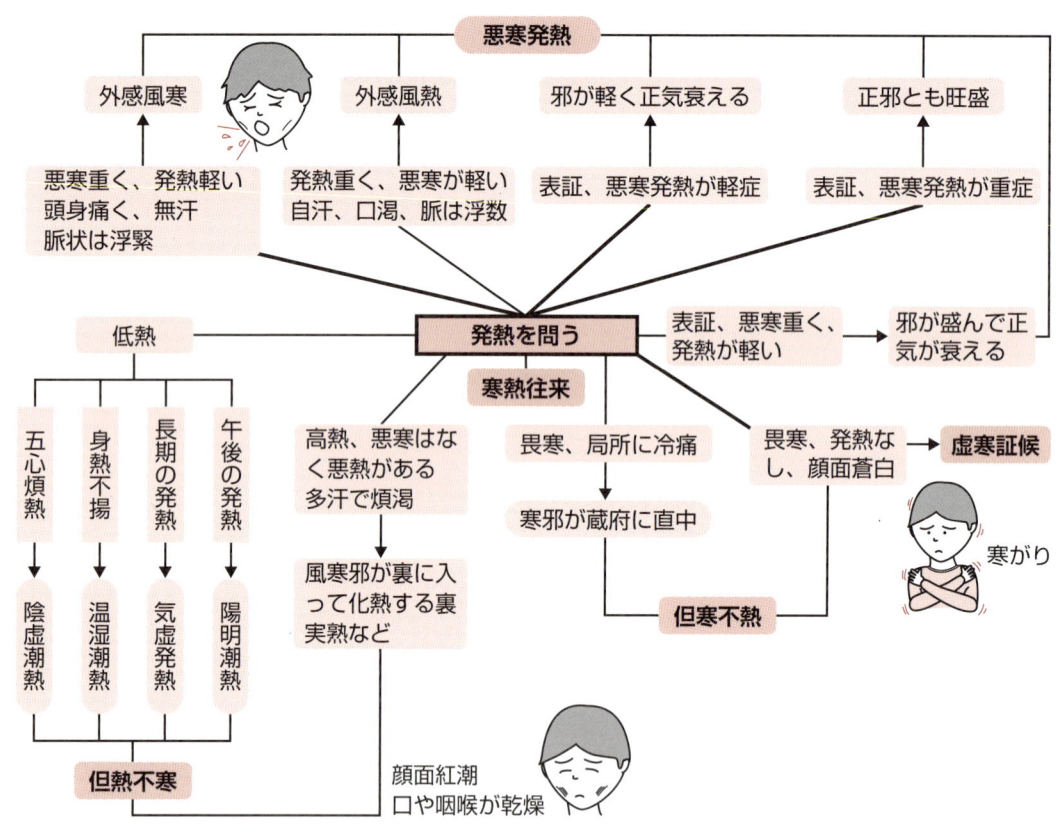

図7：発熱から病態を診る

悪寒発熱
- 外感風寒：悪寒重く、発熱軽い、頭身痛く、無汗、脈状は浮緊
- 外感風熱：発熱重く、悪寒が軽い、自汗、口渇、脈は浮数
- 邪が軽く正気衰える：表証、悪寒発熱が軽症
- 正邪とも旺盛：表証、悪寒発熱が重症
- 表証、悪寒重く、発熱が軽い → 邪が盛んで正気が衰える

寒熱往来
- 高熱、悪寒はなく悪熱がある、多汗で煩渇 → 風寒邪が裏に入って化熱する裏実熱など（顔面紅潮、口や咽喉が乾燥）
- 畏寒、局所に冷痛 → 寒邪が蔵府に直中
- 畏寒、発熱なし、顔面蒼白 → 虚寒証候（寒がり）

但寒不熱

低熱／但熱不寒
- 五心煩熱 → 陰虚潮熱
- 身熱不揚 → 温湿潮熱
- 長期の発熱 → 気虚発熱
- 午後の発熱 → 陽明潮熱

ともに弱いのです。外邪が強くて正気が弱い場合は、悪寒が重く発熱は軽いが治りが悪く、逆に外邪が弱く正気が強い場合は悪寒発熱が起こらない、すなわち正気（抵抗力）によって全身を防衛するために外部からの侵入者を受け入れない、つまり外部から外邪を受けないということです。

但寒不熱（裏寒証）：寒がるが、温かくすれば治まる。これは陽気の不足のために寒が内から生まれたものと、外部から寒邪が直接蔵府に進入することが原因となります。

但熱不寒（裏熱証）：発熱だけが出現しますが、悪寒はありません。

発熱の時間程度によってさらに分類

①壮熱：高熱が続き、悪熱して悪寒のないものです。症状としては高熱（39℃以上）が続き、顔面部の紅潮、口渇、汗が大量に出現、脈が洪大です。

②潮熱：一定の時刻になると発熱を繰り返す症状です。一般的には午後に発熱するものが多く、午後3時から5時前後に出現する日晡潮熱（陽明潮熱）と、夜間時に発熱が著明になる夜間潮熱に分けられます。日晡潮熱は高熱が特徴で、陽明府実証に属します。さらに便秘、腹部の脹満と痛みを訴え、舌苔は黄色で乾燥し芒刺がみられます。

また、陰液の不足によって起こる内熱には五心煩熱と骨蒸発熱があります。五心煩熱とは胸中の煩熱、掌心や足底の熱感を覚える症状です。骨蒸発熱とは、骨のなかより「蒸す」ような熱感を自覚的に感じられるものを指します。具体的な症状としては寝汗、口やのど

が渇き、頬部の発赤、舌が赤く、舌があまり湿っていないのが特徴です。

③寒熱往来（半表半裏証）：悪寒、発熱が交互に出現します。瘧疾と少陽病によくみられます。

瘧疾の寒熱が往来するときは悪寒と戦慄と壮熱が交互に出現し、激しい頭痛と口渇、汗がよく出ます。少陽病のものは悪寒と発熱が交互に出現し、食欲の減退、咽喉部の乾燥、口の中が苦く、胸脇苦満を訴えます。

④長期微熱：発熱は正常な体温より少し高く、発熱の日数が比較的に長いもの、または患者さんが発熱していると感じるが体温が高くないものをいいます。これには陰虚の症状を伴う「陰虚発熱」と、気虚の症状を伴う「気虚発熱」があります。陰虚発熱は陰虚による内熱の症状に寝汗、口やのどが渇き、頬部の発赤、舌が赤く、舌があまり湿っていないのが特徴です。気虚発熱は微熱が長期に及んだために体力の消耗、中気の不足により脾気虚などに多くみられ、過労により悪化します。また、顔面部が白くなり、食欲不振、脈には力無く（虚脈）、無気力となります。

発汗を問いましょう──正常・自汗・盗汗・大汗・局所の発汗──いずれかを選択

発汗は肺の宣発作用によって体内の熱を汗にして体外へ放出したり、衛気などの陽気の働きにより、体内の津液を蒸発させて体表に排泄されたものをいいます。

まず発汗の有無、時間、発汗量、発汗部位などについて問診します（図8）。

①睡眠時の発汗は「盗汗」といい、陰虚のときに出現します。一般的にいう寝汗とはこのことです。

②日中よく汗をかき、活動後ひどくなる特徴をもっている汗は「自汗」といわれ、陽虚体質の人に多くみられます。

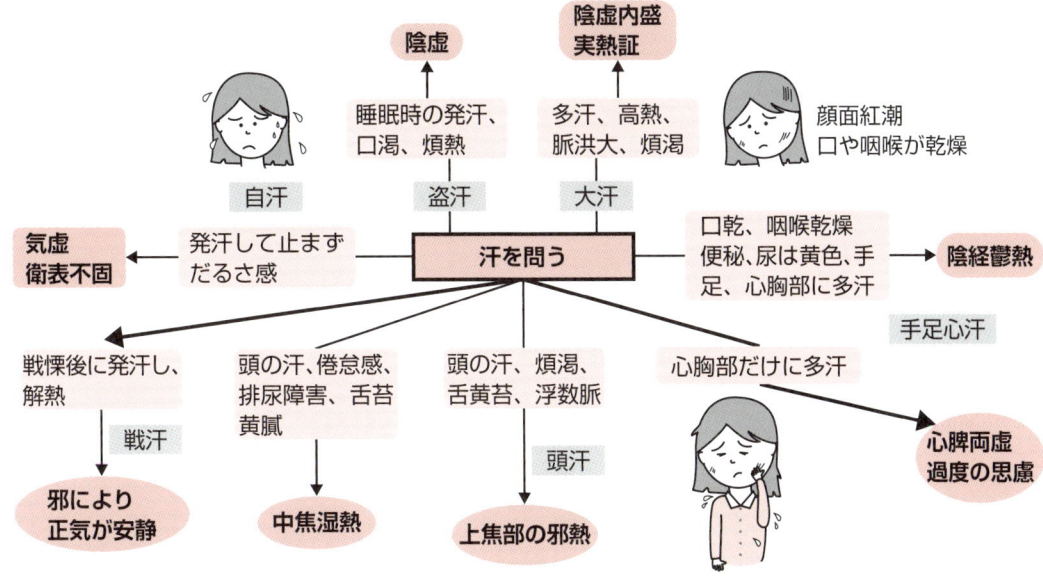

図8：発汗から病態を診る

③大量の発汗を「大汗」といいます。これには口渇と高熱に心煩を伴い、洪大脈を呈する裏熱亢盛の発汗と、顔面蒼白と四肢厥冷に冷や汗を伴い、微脈を呈する「亡陽」の発汗の二つに分類されます。

④病状の転換期には悪化もしくは好転を意味する「戦汗」があります。高熱が持続した後に悪寒と戦慄がみられ、その後発汗して解熱すれば病状は回復しますが、解熱しなければかえって悪化します。

症状的には全身の戦慄の後に発汗する。

以上は裏証の発汗ですが、特に局所に出現する発汗について述べると、最も局所的にめだつのが「頭汗」です。中焦からくるものは全身が重く、倦怠感を生じ、舌診では黄膩苔を形成します。上焦からくるものは口渇、心煩があり、舌診では黄苔、脈診では浮いて数脈を呈します。

手掌、足の裏によく発汗するものは、熱が陰経の経絡走行部位（少陰経・厥陰経）に鬱して起こります。合併症として便秘、咽喉部の乾き、尿の色が濃く、脈が細くなります。

また、表証の汗としては、外邪を感受して衛気（体表を守る陽気）虚弱者に起こる衛表不固証、悪風、発熱を主とする外感風熱証（浮数脈・舌尖、舌辺が紅い）と太陽中風証（浮緩脈・舌苔は薄くて白い）に見られます。特に注目するべきことは、傷寒表実証でありながら無汗状態を呈するものです。これは悪寒発熱、舌苔は薄くて白く、浮緊脈を特徴とします。

頭身痛を問いましょう──痛みの性質と痛みの部位、時間を確認

中医学の用語に「不通則痛」（通じなければ痛む）があります。これは経絡の流れが閉塞を受け、気血の運行が失われて発生する痛みで、実証型に現れる痛みです。原因としては外感風邪などの外邪、気滞血瘀、痰湿の滞りなどです。

一方、虚証の痛みとは本来あるべきはずの気血が不足して、陰精の消耗により、蔵府と経絡が養うことができないために発生する疼痛を指します。中医学ではこれを「不栄則痛」（栄養

痛みの性質について分類しましょう

1. 脹痛 → 疼痛＋脹満感覚 → 気滞が原因
2. 刺痛 → 針で刺される痛み → 瘀血の滞りによるもの
3. 冷痛 → 疼痛＋寒冷感 → 寒証
4. 重痛 → 疼痛＋おもだるさ → 湿邪の滞りによるもの
5. 絞痛 → 絞るような激しい痛み → 実邪の滞り
6. 灼痛 → 疼痛＋熱感 → 熱証
7. 隠痛 → シクシクと持続的な痛み → 気血の不足
8. 酸痛 → だるい痛み → 湿証
9. 掣痛 → ひっぱられる痛み → 肝証
10. 空痛 → 空虚感のある局所の痛み → 気血精の不足

痛みの部位について分類しましょう

頭痛：後頭部痛 → 太陽経
　　　側頭部痛 → 少陽経
　　　頭頂部痛 → 厥陰経
　　　前額部痛 → 陽明経

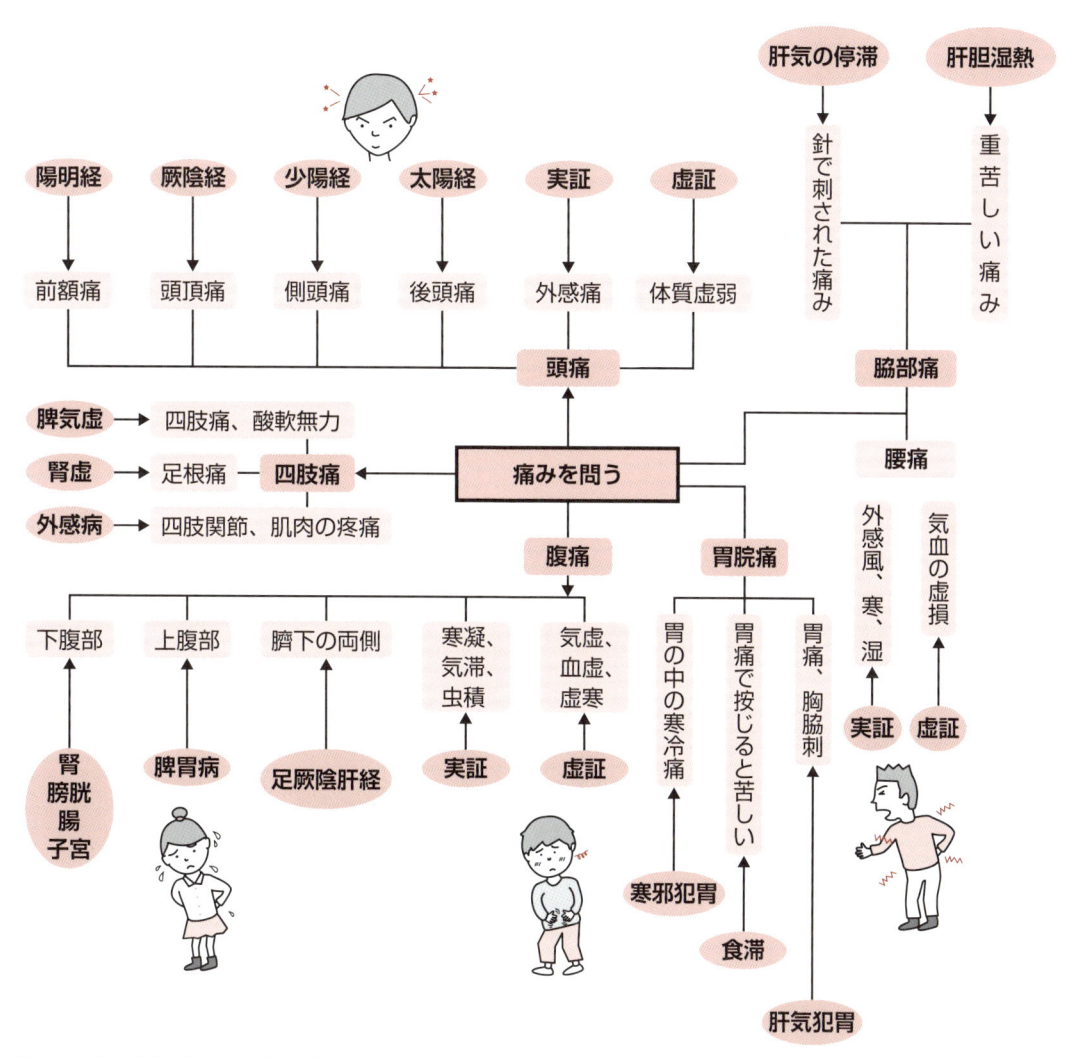

図9：疼痛部位から病態を診る

できないために生じる痛み）と呼んでいます（図9、10）。

　肝陽上亢による頭痛は脹痛にめまいを伴い、痰湿によるものは重痛に胸悶感を覚え、瘀血では固定性の痛みを刺すように覚えます。また気血の不足によって頭痛が発生するとシクシクとした頭痛が長時間持続します。外感の頭痛では悪寒発熱があり急性期にみられます。

　全身痛で初期、外感によるものは悪寒発熱を認め、筋と関節に痛みがあります。慢性化すると脾胃の虚弱により筋が衰えて無力となり「痿証」となります。

　筋や関節の痛みを主訴とする症状で、風寒湿熱の邪により四肢の経脈に阻滞することによって発生する四肢末端の痛みです。中医学ではこれを「痺証」といい、風痺、寒痺、湿痺、熱痺の四つに分けます。その痛みの特徴として風痺は遊走性の痛みのために、疼痛が移動します。寒痺は冷えると痛みが増し、温めると軽快します。湿痺は痛みが限局されて固定したものです。重だるさを特徴とします。熱痺は関節部が赤く腫れ熱痛を主とします。

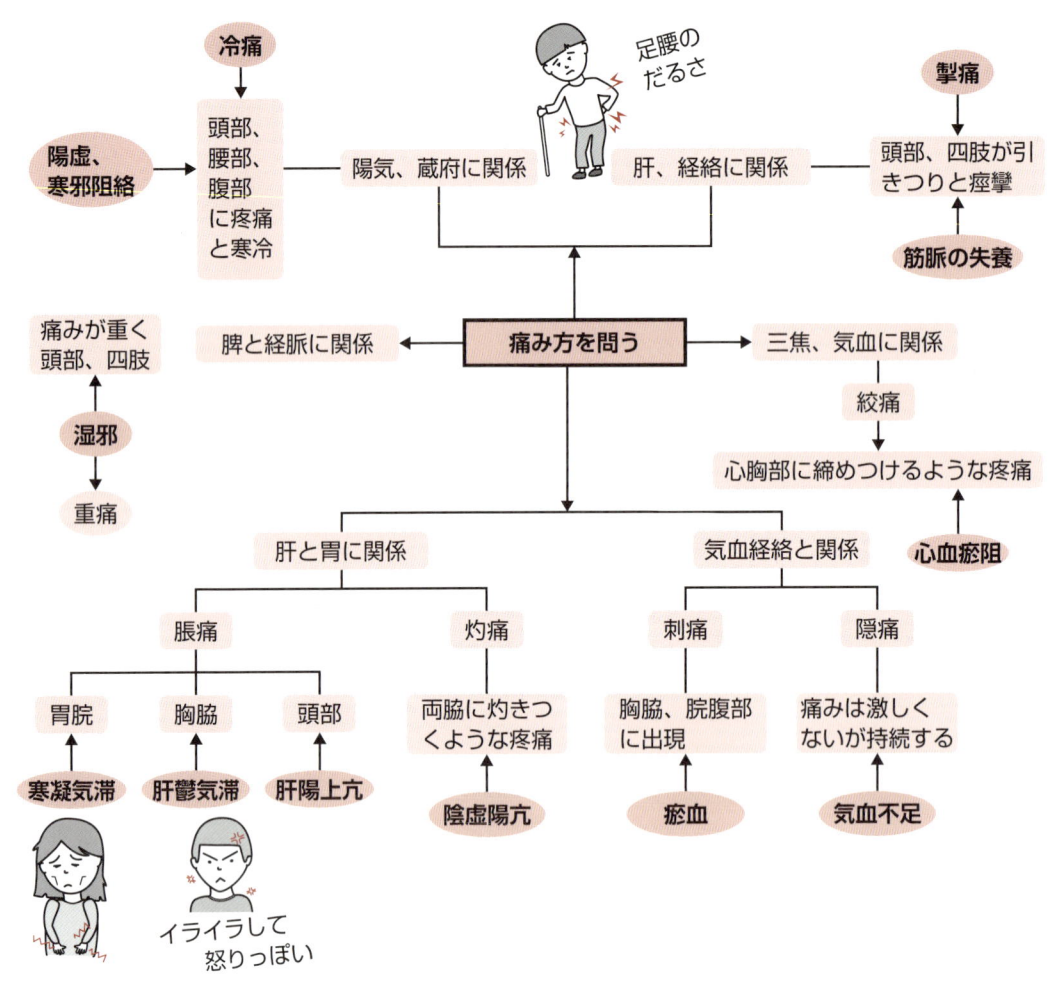

図10：疼痛の性質から病態を診る

胸脇腹の痛みを問いましょう

　胸の痛みが背部まで突き抜けるように響くものを胸痺（胸部の疼痛や閉塞感を主訴とする）といいます。

　刺すような痛みに冷や汗が流れ、顔色が青く灰色で血色がない、また胸部の苦悶感を伴うものを真心痛（心血瘀阻）と呼び、重篤な胸痺として診ます。現代医学的には狭心症や心筋梗塞に相当します。胸部の膨（脹）満感があり、痛みを伴わず、胸悶と胸部の痛みは痰飲が肺に伏（痰飲伏肺）していると考えます。初期状態ではこれより悪化することが多いようです。

　胸脇部の脹痛で、噯気が出ると軽減するものは肝気のうっ滞に属します。

注 噯気：満腹になって出る息であり、肝胃不和証でよくみられます。

　胸部痛に潮熱や盗汗の陰虚の症状が出現し、さらに血液が混じった痰や空咳が認められるものの多くは肺癆として気をつけます。現代医学の肺結核に相当します。

　発熱、咳嗽、胸悶を伴う胸部痛で膿血色の痰を吐き出す者は肺癰で、茶色の痰を出す者は肺

熱がこもっています。

　脇部では肝胆の経絡が走行しますので、脇に出現する症状は肝胆の経絡と関係が深いようです。肝気のうっ滞を生じると、脹痛と遊走性の痛みを引き起こします。さらに進むと灼けるような痛みがあり、口が苦く、紅舌を呈すると肝火のうっ滞が起こっていることを考えます。この症状に黄疸が発生している場合には、さらに全身が黄色くなります。また、固定性の痛みが刺すように起これば、瘀血の発生を検討します。大切なことは咳や痰を吐くときに、胸脇部から肋骨のあたりに腫れや痛みを生じ、呼吸が速まったり、横になるのがつらかったりすると、水飲が胸脇部に停留する「懸飲」という症状が発生しているということです。

　腹部では下腹部や心下部などの痛みを確認します。下腹部鼠径部から精巣（睾丸）にかけて冷痛があれば、肝脈に寒の滞りを生じる寒滞肝脈、下腹部の脹痛に排尿時の困難が生じた場合には癃閉（りゅうへい）、臍の上の冷痛は、寒邪が胃を侵したために出現します。食べてもすぐに空腹になり、強い灼熱痛を呈して、口臭と便秘を認めたものは胃熱と判断します。胃の陰虚時には空腹でも食欲がなく軽い灼熱痛があり、舌が赤く、苔が少ないのが特徴です。胃が陽虚の場合には薄くて透明な唾液を吐き、シクシクと痛みます。

　実証の痛みは突然あるいは激しく痛みだし、腹部をおさえつけることによって増悪します。

　虚証の痛みは長時間続き、シクシクと痛み、痛い部位をおさえたり、食事をとると痛みが軽減します。寒証の痛みは温めると軽くなり、逆に熱証は冷やすことにより軽快します。気滞の痛みは遊走性で脹満感を伴い、瘀血によるものは固定性の痛みとなって出現します。

耳目を問いましょう──耳鳴・耳聾・眼の痛み・めまい──いずれかを選択

　耳鳴、耳聾は老化現象でよくみられます。老化現象の耳鳴は主として腎精の消耗や脾胃の虚弱、耳聾は慢性病などによる虚証で出現します。突然の耳聾（聴力減退）は実証に属し、突然大きな音で始まり、耳をおさえると増悪するのは肝火が上部をかき乱す肝火上擾や痰火による閉塞によって起こります。

　肝陽上亢、肝火上炎では眼が充血し、さらに涙が流れ、光がまぶしいのは風熱が眼を侵した場合です。陽は上昇する性質をもつので、病証の進行で発生した火は炎上して頭部をかき乱します。めまいも肝陽上亢によって発生します。この場合は顔面紅潮、耳鳴、足腰のだるさや頭部の脹満感があります。

　腎陰不足によるめまいにも同様な症状が発生します。また、痰湿によるめまいは四肢の倦怠感、膩苔が認められ胸悶感があります。中医学ではめまいを古来より目眩（めんげん）（めまい）、眩暈（げんうん）と呼んでいます。その他にものがハッキリと見えない目昏（もくこん）があり、老化現象や虚弱体質、慢性病に現れ、その原因は主として腎精と気血の不足に由来していることが多いようです。

睡眠を問いましょう──正常・少ない・多い──いずれかを選択

　睡眠は主として不眠と嗜眠（しみん）の二つに分類されます。不眠症とは寝つきが悪く、目が醒めやすい、眠りが浅くて、一睡もできないなどの症状を訴えます（図11）。

　心腎不交証の不眠は、心陰の不足によって心火の亢進を伴うために、腎虚の足腰のだるさ、遺精などの下焦の状態、上焦部では心悸、めまい、不眠などの頭部の症状と、陰虚で発生する

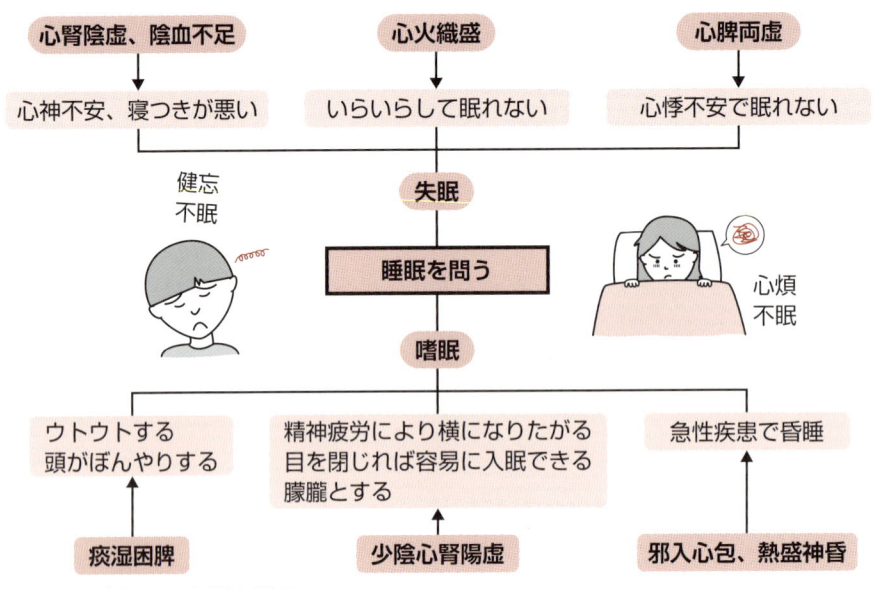

```
  心腎陰虚、陰血不足          心火熾盛              心脾両虚
  心神不安、寝つきが悪い    いらいらして眠れない    心悸不安で眠れない
```

健忘
不眠　　　　　　　失眠

睡眠を問う

　　　　　　　　　嗜眠　　　　　　　　　　　心煩
　　　　　　　　　　　　　　　　　　　　　　不眠

```
ウトウトする    精神疲労により横になりたがる    急性疾患で昏睡
頭がぼんやりする  目を閉じれば容易に入眠できる
             朦朧とする

痰湿困脾       少陰心腎陽虚            邪入心包、熱盛神昏
```

図11：睡眠から病態を診る

　五心煩熱という状態が発生します。
　これは腎陰が心火を抑制できないために、心火が亢進して脳の中に入り、一方では腎陰の不足のために腎陰虚となり腰部と下肢の諸症状を訴えるところに注目してください。また、脾が心を養うことができなくなる心脾両虚証の場合には、不眠に疲労倦怠感、心悸、顔色が悪いといった症状を呈します。
　この場合の不眠は火の亢進によるものではなく、脾で作られた水穀の精微（栄養源）が心を栄養できないために起こる不眠です。心は神明（精神活動）をつかさどるために、心を養うことができないための不眠を起こすのです。
　消化不良の不眠には腹部の膨満、膩苔、噯気を生じます。
　口の中が苦い、多量の痰、ビクビクすることによって起こる動悸、黄膩苔、胸悶などによって起こる不眠は、胆鬱上擾が原因です。胆気が鬱して熱化し、痰を発生させ神明をかき乱します。
　嗜眠は疲労倦怠感によって、たまらなく眠くなる状態で、ひどいときには知らない間に寝てしまいます。これには全身が衰弱し、食後眠くなり、無気力、食欲減退による脾気虚弱による嗜眠と、全身が重く、疲れてはすぐに眠くなり、膩苔、濡脈を呈する痰湿困脾の嗜眠に分けられます。

飲食と味覚を問いましょう──正常・なし・旺盛──いずれかを選択

　食欲の減退は中医学では「納呆」といわれています。
　脾胃の虚弱は慢性疾患があり、疲労倦怠感、体がやせて、顔色が黄色くやせています。
　湿邪困脾証には腹部膨満、胸悶、舌苔が厚膩で食欲の減退があります。
　また、特定の食物や、食物の臭いを嫌う「厭食」という症状があります。これは主に食べ過

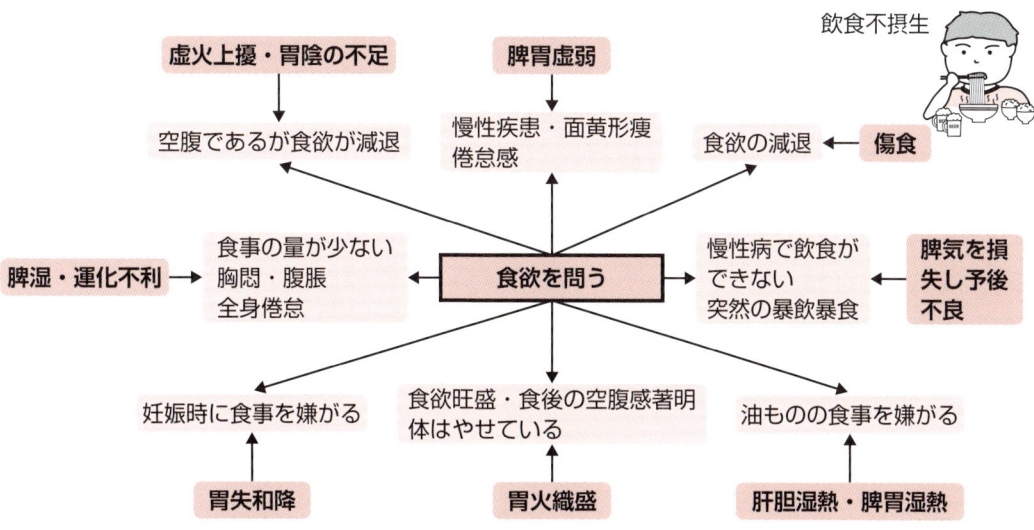

図12：食欲から病態を診る

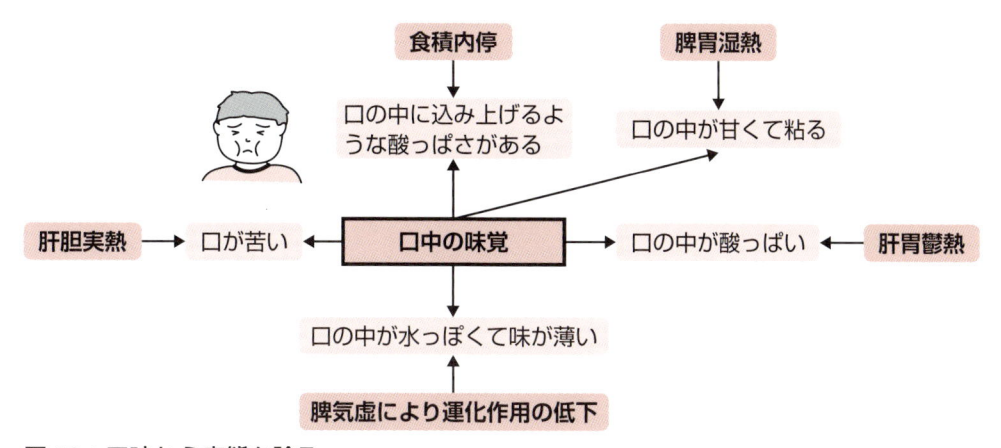

図13：口味から病態を診る

ぎによる腹部膨満や、肝胆湿熱、脾胃湿熱のときに現れます。湿熱が肝胆や脾胃に起きれば油っぽいものや、味の濃い食物を嫌います。ここで問題なのは空腹感です。胃熱亢盛によるものは食欲旺盛で食べても空腹になります。胃陰の不足では空腹感があるのに食欲はありません（図12、13）。

口渇を問いましょう──あり・なし──いずれかを選択

　口渇の有無がわかれば、口渇時の飲み物が多いか、少ないかを検討します。陰虚の状態を知るうえで重要な問診のひとつです（図14）。

口渇がひどくて多量の水分を必要とする人：まずは熱証であることがわかります。多く飲みたがる、尿の多い人には糖尿病があります。

　気温の上昇によっても水分を多量に必要とすることがありますので、日常生活面にも、環境的な因子との関係を配慮しましょう。

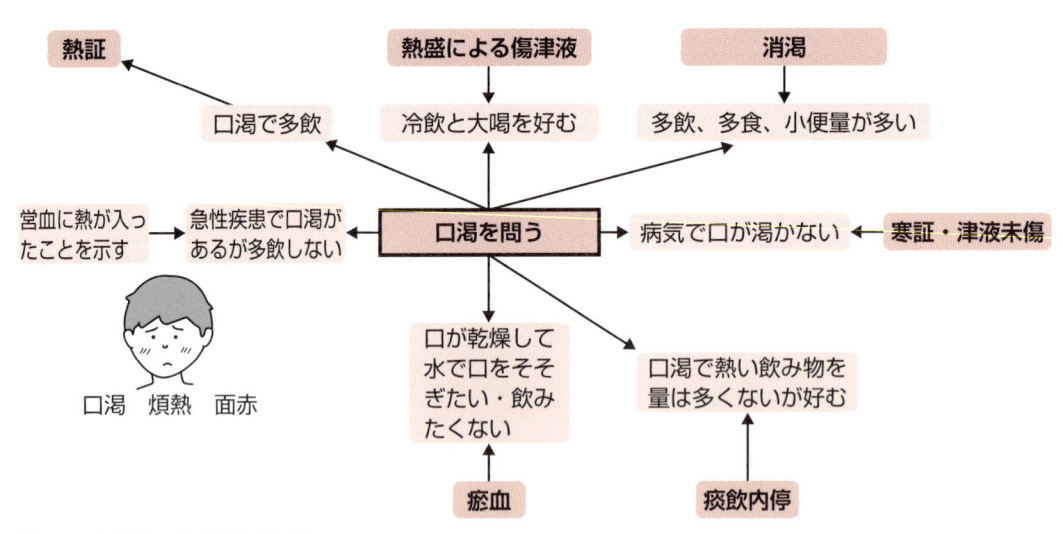

図14：口渇から病態を診る

口渇でも少量の水分で充分な人：口渇で飲む量が少ない人は湿邪によるもの、飲むとすぐに吐き出してしまうものは、痰飲が体内にとどまっています。瘀血が発生している場合には口が乾燥して、口をすすぎたくなるが、飲みたくはない状態です。

大小便を問いましょう──回数・状態・量・感覚──いずれかを選択

　大小便は体内の寒や熱の症状を示す大切なバロメータのひとつです。これは色、量、回数、状態で判断します。

　中国医学では便から多くの情報を知ることにより、臨床実践に役だててきたのでした。体内に熱が発生していると便は黄色くなったり黒くなったり、時には血便となって現れます。また、泥状であることから湿熱があると考えたりします。いわゆる陰虚は便秘や口渇という関連症状をもち、さらに数脈という熱の状態が出現するのです。反対に冷えの訴えは下痢に淡白色の舌がみられ、腹部の寒冷などの症状が認められます（図15）。

■ 便秘について考えてみましょう

　便秘は排便困難な状態や回数の減少を指しますが、中国医学においては気虚、陽虚、陰虚、実熱などのタイプに分類します。

気虚便秘：蠕動運動の低下、力んでも排便できない、腸伝導の無力型。

　このタイプは慢性疾患のために体力が失われたり、産後や老化などにより抵抗力が消耗した状態のときに発生します。

陽虚便秘：寒の内生によって腸の伝導能力が低下するもの。

　このタイプは顔面蒼白、冷えが原因で血液循環が活発でないために起こる沈んで遅い脈（沈遅脈）で、温かいものを好みます。

陰虚便秘：熱によって陰液が失われ、腸への滋潤作用が低下したもの。

　このタイプはさらに大便の乾燥、赤くなった舌に少しの苔があり（紅舌少苔）、脈が細くて速く（細数脈）なります。

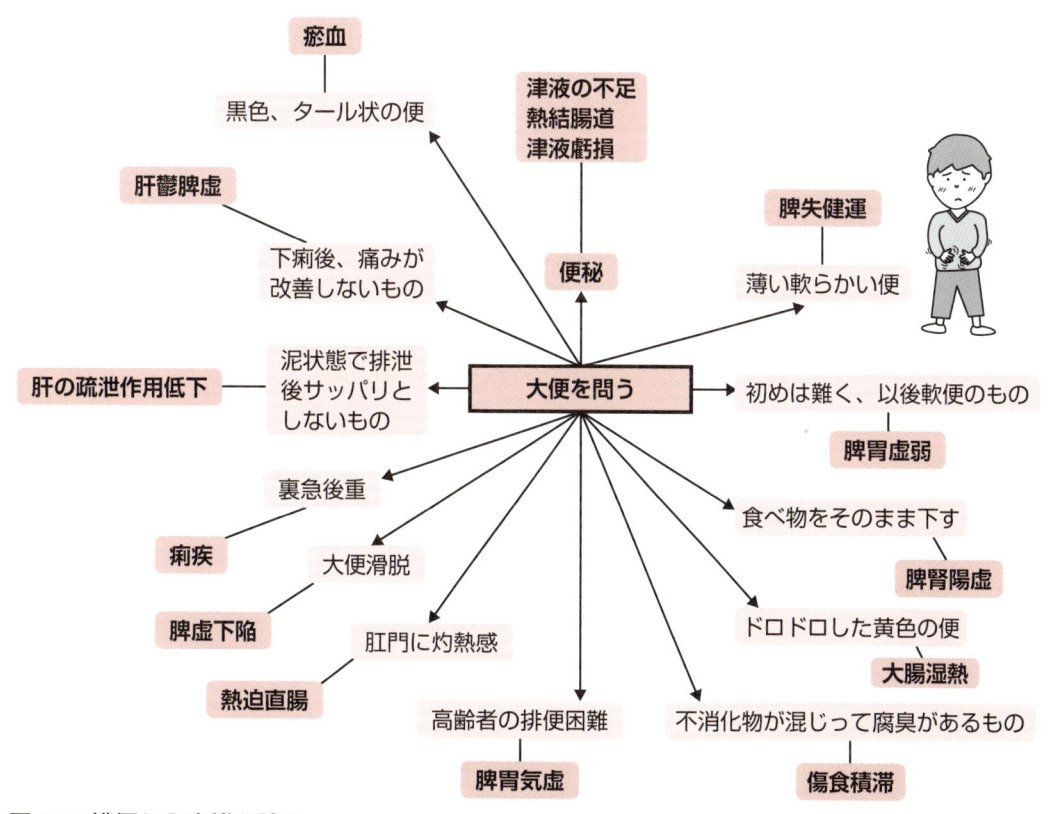

図15：排便から病態を診る

- 瘀血：黒色、タール状の便
- 津液の不足・熱結腸道・津液虧損：便秘
- 脾失健運：薄い軟らかい便
- 肝鬱脾虚：下痢後、痛みが改善しないもの
- 肝の疏泄作用低下：泥状態で排泄後サッパリとしないもの
- 脾胃虚弱：初めは難く、以後軟便のもの
- 痢疾：裏急後重
- 脾虚下陥：大便滑脱
- 熱迫直腸：肛門に灼熱感
- 脾胃気虚：高齢者の排便困難
- 脾腎陽虚：食べ物をそのまま下す
- 大腸湿熱：ドロドロした黄色の便
- 傷食積滞：不消化物が混じって腐臭があるもの

実熱便秘：腸内の代謝産物が熱と結合して発生したもので、「熱結腸道」と呼ばれているものです。

このタイプは腹部の膨満、痛みのため腹部の診察をいやがり、発熱し舌苔は黄色くて乾燥しています。

■ 下痢について考えてみましょう

下痢は主に水様便といわれる「泄瀉」と泥状の「溏泄」に分類されます。

泄瀉の特徴は、排便回数が多くて便が薄くて水のようになっているものをいいます。

溏泄は便が薄くて軟らかく形状がないドロドロしたものです。このような状態を虚実でさらに詳しく分類すると、虚証では長期間続く「久瀉」という下痢、実証では「暴瀉」という急激に起こる下痢があります。

黄色くてお粥状態で肛門の灼熱感があれば、湿熱の盛んなものです。水のようになっているものは湿が盛んになっている現れです。

さらに水様で未消化物が混ざっていると、虚寒によるもので、脾腎陽虚証などで認められます。この場合には五更泄瀉と呼ばれている、夜明け前の下痢によく現れます。

単なる脾虚証の場合には、泥状の便に疲労倦怠感と腹部の膨満感を訴えます。

中気の下陥の証においては、久瀉の長期化によって下痢が止まらない「滑泄」に、肛門の下垂感覚を覚え、脱肛を生じます。

脾胃虚弱が原因によるものは大便が初めは硬く、後に泥状となります。肝鬱脾虚では大便が乾燥し、ときどき薄くなり、腹部の疼痛があります。排便後にこの症状が軽快しないのが特徴です。瘀血はタール状の血便がみられますが、排便はスムーズです。

■ 小便を寒熱に分けて考えてみましょう（図16）

一般的に知られている症状としては、2ツあります。

熱証：尿の量が少なくて、色が濃い。

尿の量が減少して色が濃く熱があるものは、熱が盛んで津液が損なわれた場合（熱盛傷津）に出現します。

逆に尿の色が透明で浮腫のあるものは、水湿が体内に停滞している状態です。

寒証：尿の量が多くて、色が透明。

尿量が多くて、口渇でよく飲みたがり、体重の減少を認める者は消渇（糖尿病）です。

尿の色が透明で寒がりの者は虚寒症状です。

排尿回数が多いのに（頻尿）、尿の量が少なく色が濃く、尿意がよくあるものは下焦の湿熱です。

腎気不固による頻尿は排尿後も尿が滴り落ちて止まらない（余瀝）、夜間時の多尿が認められます。

中医学において排尿時の障害を癃閉と呼びます。代表的なものとしては湿熱下注、結石によるもので、排尿感はありますが尿が出ません。また下腹部の膨満感があります。腎陽虚によるものは陽気の不足が原因で寒冷を足腰に認め、本来の気の不足で尿を排出する力がないのです。

尿失禁や遺尿は主に腎気不固などによって出現します。気の本来もつ固摂作用が腎において老化などの原因で失われて発生します。また、中風や熱が心包に入ったときは（熱入心包）、

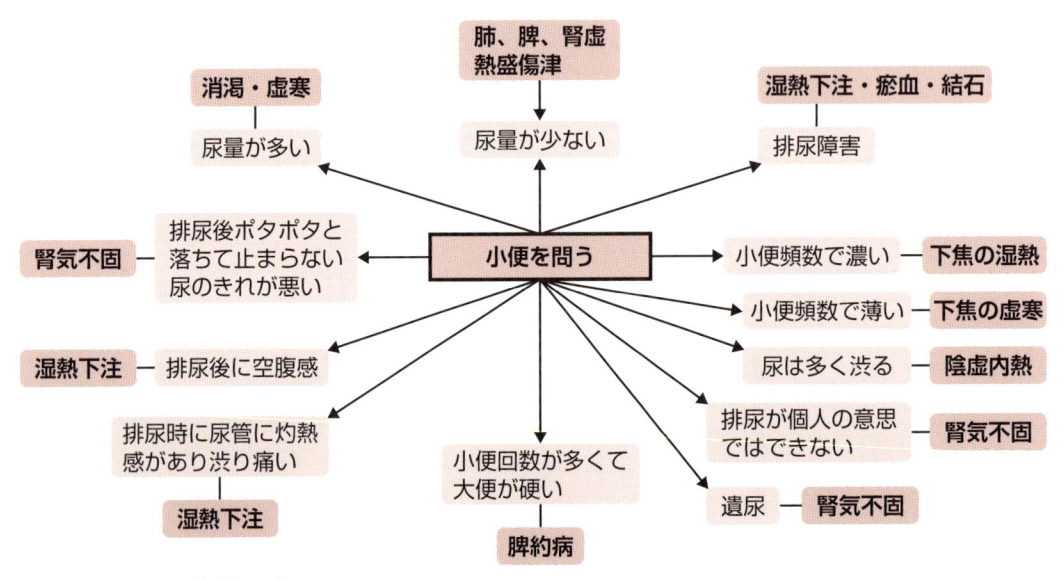

図16：排尿から病態を診る

尿失禁に意識の昏迷が加わります。

月経を問いましょう──周期・量・色質・疼痛・帯下──いずれかを選択

月経の量と質、妊娠などについて質問します（図17）。女性の月経周期は月経先期、後期、不定期に分かれます。使用頻度の高い配穴は中極、気海、三陰交、腎兪が多く、衝脈と任脈を調えて、腎を補って脾の働きを活発にして統血、運化作用の促進を目的とします。

月経先期：周期が一週間以上早まります。
- 量が多くて深紅色、粘稠状で、紅舌、黄苔があるものは血熱によるものです。
- 量が多くて淡紅色、稀薄状で、淡舌、白苔があるものは気虚によるものです。

月経後期：周期が一週間以上遅れます。
- 量が少なくて淡紅色、稀薄状で、顔面部の萎黄は血虚によるものです。
- 量が少なくて紫暗色、下腹部の冷痛があるものは寒凝血瘀によるものです。

月経不定期：周期が遅くなったり早くなったりして定まらない状態です。
- 量が不安定で紫紅色、血塊があり、下腹部の脹痛は肝気の鬱結によるものです。
- 量が不安定で淡紅色、稀薄状で、腰部のだるさを訴える者は脾と腎が損なわれることによって起こるものです。

■ 閉経

月経のない状態は閉経といわれます。気滞血瘀によるものは胸脇部と下腹部の脹痛があり、血寒凝滞によるものは下腹部の寒冷感覚に白苔を認めます。さらに気血の二つが虚している場合には淡舌に顔面部の萎黄がみられます。使用頻度の高い配穴として『神応経』には曲池、三

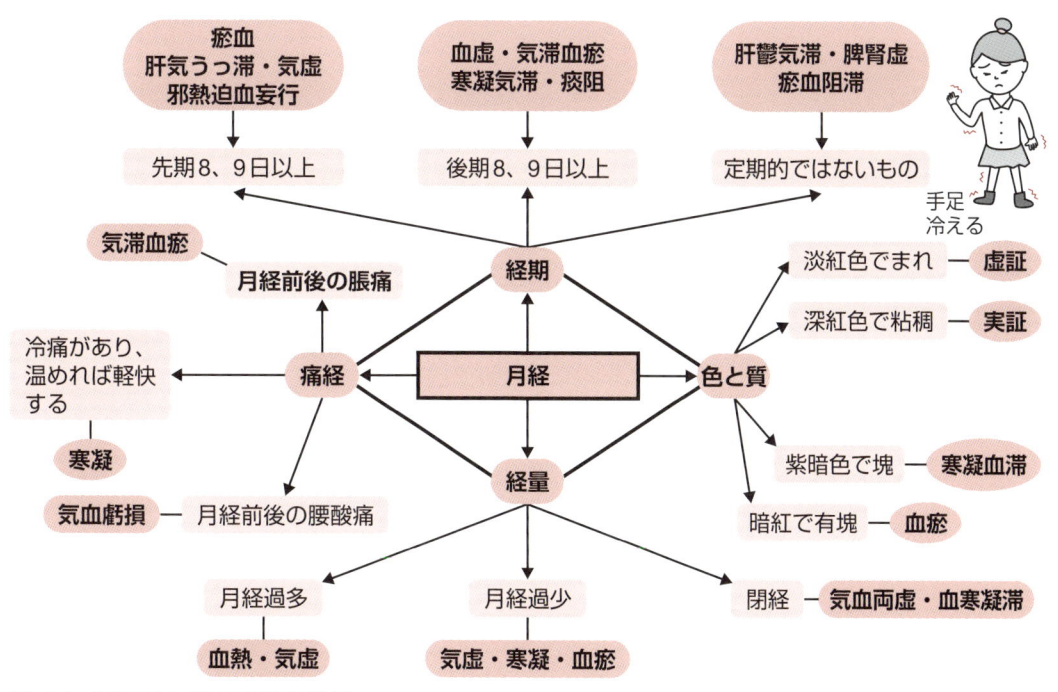

図17：月経量と質で病態を診る

陰交、足三里、支溝を使用するとしています。曲池と支溝穴は気の流れを改善して血を生かし（行気活血）、足三里は瘀を取り除く（祛瘀）、三陰交は血を生かして絡を通じさせる（活血通絡）ことを治療目的とすることにより、気滞血瘀と痰湿阻滞の閉経に適しています。

『医学綱目』では、三陰交、腎兪、合谷、中極で、中極と腎兪は先天の精が蔵され、三陰交と合谷は後天の気血を補うことを目的としているため、精血不足、気滞血瘀、痰湿阻滞の閉経に適しています。

■ 月経痛

女性の月経時に多いのが月経痛です。現代の女性は月経痛で困っている人が多いようです。『鍼灸大全』において照海と関元の二つが使用頻度が高く、月経痛は気滞血瘀と寒凝胞宮が原因で発症することが多いようです。そのために関元穴で胞宮を温め、八脈交会穴のひとつである照海穴を用いて血を生かして瘀を取り除く作業（活血化瘀）を行います。

気滞血瘀型：生理前後に胸脇部と下腹部の脹痛があります。
寒凝血瘀型：生理中に下腹部の冷痛と、紫暗色の経血で血塊を伴います。
気血両虚型：生理後に下腹部の隠痛、淡紅色で稀薄の経血があります。

■ 崩漏

不正性器出血を崩漏と呼んでいます。脾の運化や、肝の蔵血作用の低下によることが多く、これには深紅色で血塊を伴う熱証のものと、中気の下陥や衝任の二脈の異常により淡紅色で血塊の伴わないものがあります。

熱証：深い紅色で、血の塊が認められるものを指します。
中気の下陥（胃気の不足）：淡い紅色を認めますが、血の塊は伴いません。
衝脈と任脈の異常：淡い紅色を認めますが、血の塊は伴いません。

■ 帯下

帯下は女性の間で「おりもの」と呼ばれているものです。実はこの帯下から体内の異常を知ることができるのです。中医学では赤淫、白崩、白瀝、白濁と分類されています。使用頻度の高い配穴は、気海、中極、白環兪、陰交、三陰交で、脾を健やかにして腎を固め（健脾固腎）、熱を冷まして湿の流れを促す（清熱利湿）ことを治療目的とします（図18）。

肝経に熱が鬱積した状態：赤色で少しの臭みがただようものをいいます。
湿熱が原因で下注した状態：黄色で粘稠状、臭く、そのうえ外陰部には瘙痒感があります。
腎気の虚損による状態：黒色で薄く、量が多い、長期化すると陽虚にまで発展すれば足腰の寒冷とだるさを起こします。
脾虚によって湿が体内に滞る状態：無臭、透明、薄くて量が多いようです。
腫瘤：紫色、赤色で血液状のもので悪臭があります。

■ 倦怠感の異常

現代医学における自律神経失調症のひとつです。この倦怠感は本来、体がもつ抵抗力や体力、ストレスなどが原因で発生することがあげられます。大きくは二つに分類されます。

気血両虚：全身に活力を与えて、活動を活発にすると気と血が不足した状態を指します。これらの活力源の低下はだるさを引き起こします。特に脾胃での気虚は、食欲不振、食後すぐに眠くなります。

肝経鬱熱
赤色で絶え間なく流れ出てわずかに臭みがあり

実熱証
黄色か赤、粘稠で臭く汚い

黄色で粘稠で臭くて汚い
外陰部が痛くてかゆい
湿熱下注

帯下

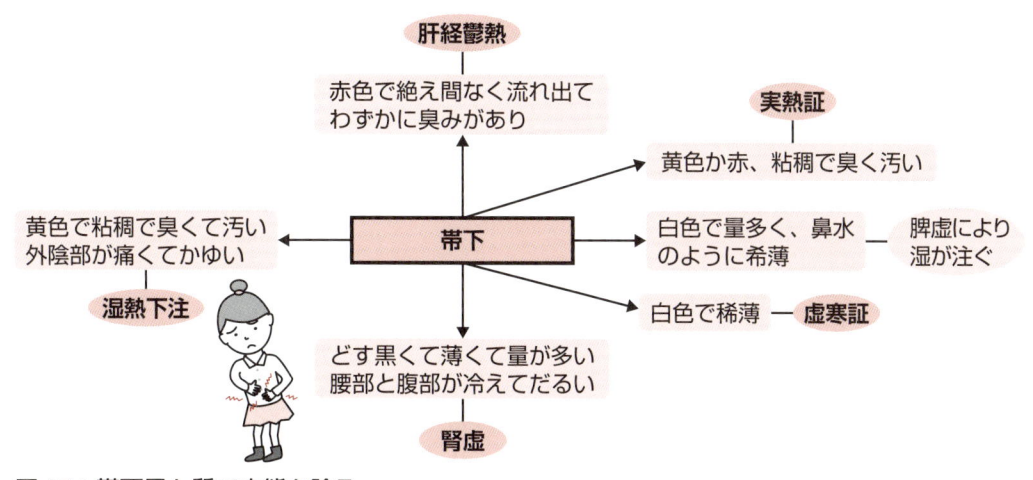

白色で量多く、鼻水のように希薄 ― 脾虚により湿が注ぐ

白色で稀薄 ― **虚寒証**

どす黒くて薄くて量が多い
腰部と腹部が冷えてだるい
腎虚

図18：帯下量と質で病態を診る

　中医薬では四君子湯が基本的な処方で、それに全身のだるさやむくみを訴える者には、六君子湯を用い、脱肛や低血圧などの症状があれば、補中益気湯を使用しましょう。
　血虚の症状にはめまい、ふらつき、不眠、記憶力の低下があります。これに欠かすことができないのが四物湯です。不眠があれば精神的な安定を目的に帰脾湯を用い、それにストレスが加われば加味帰脾湯を処方します。配穴では太衝、足三里、三陰交、膈兪、気海などが使われます。全身的な体力低下があると十全大補湯があり、これは癌の手術後や放射線治療にも取り入れられています。

肝気鬱結：主にストレスの長期化や精神的な悩みが続くと、肝の疏泄という機能が低下して、気血を体内にスムーズに流すことができないために全身の筋の機能が低下します。その結果、気血の不足によってだるさ、動悸、精神的な鬱状態を形成することがあります。
　治療としては加味逍遥散が代表的な処方のひとつです。この処方は特に女性に有効とされ、更年期障害にもよく使われています。配穴では足三里、合谷、陽陵泉です。
　また、不眠とイライラに抑肝散、胃腸障害が伴う場合や産後には女神湯、高血圧、イライラなどがある場合は、柴胡加竜骨牡蠣湯などが処方されます。

D 切 診

I - 切 経

　経絡を察して経絡上の変化を基礎として弁証診断を導く方法です。経絡流注は体内と体外の２ツに分割され、体内流注は蔵府との連絡通路として体外流注へと開いているのです。したがって体外の流注、すなわち経絡に鍼灸治療を施すことは、体内流注を介して蔵府に気血を届けるということです。

　経絡の機能は、気・血・水（津液）、精の循環によって、四肢百骸を栄養するとされています。もしも経絡の流れが阻害されると経絡の病証となって、気・血・水を四肢百骸や蔵府に運ぶことができずに、是動病証や所生病証を引き起こし、運動器や蔵府の病気を起こしてしまいます。是動病証は気の病、所生病証は血の病、蔵府病とも呼ばれています。したがって、潤滑な経絡の働きを診察するうえで、経絡を察する方法もそのひとつです。これは左右差、所属経絡上の筋の反応などを診ていきます。

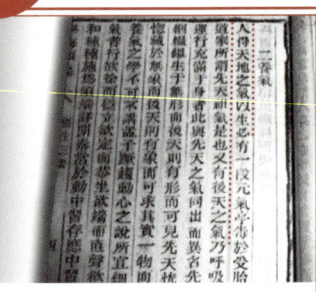

『攝生三要』
養 氣

明（1368〜1644年）嘉善袁、黃坤儀著『攝生三要』。第二の養生の要として「養氣」が載る。ここには「人は天と地の氣を得て生じる」や「道家の謂う先天の祖氣これなり」「また後天の氣有り」等、氣について記されている。（著者撮影）

II - 切 穴

　切穴で大切なものは腧穴察病法です。腧穴は蔵府経絡の気が輸注する場所です。腧穴は人体の体表面、筋や骨格、皮膚の間に多く分布し、蔵府経絡とのつながりがあります。腧は通すという輸の意味をもち、穴とは空隙を表しています。『鍼灸甲乙経』では経穴を孔穴あるいは穴道と呼び、『黄帝内経』においては骨空、気府と、時代によっては書物の上に記載されている経穴の呼び名が異なります。

　腧穴は十四経絡にある五腧穴、十二原穴、十五絡穴、十六郄穴、背部兪穴、腹部募穴と八会穴と、奇穴、阿是穴です。阿是穴は別名天応穴と呼ばれ、圧痛点として認められるものです。つまりトリガーポイントと呼ばれている所が、天応穴あるいは阿是穴そのものです。これは中医学理論にある「以痛為輸（痛をもって輸となす）」の原理に一致しているのです。

　切穴を始めるまえには、臨床所見による疾患の進行状態を弁証します。弁証により切穴部を絞り、左手の母指で軽く切穴する個所を固定して、右手母指の指腹部で点圧、循按を行います。その際に上より下、左より右側、先に末梢そして中枢へ、背部を行って腹部に行います。切穴には結節の存在も無視してはいけません。索状様、楕円状、扁平、円形、数珠様などの筋などの特殊な反応、および酸、脹、鈍、麻、灼熱、触電様の感覚も確認します。これらの情報は病状の進行状況の現れです。

兪募穴の反応を診る

　兪穴は背部に分布することから背兪穴と呼ばれ、足の太陽膀胱経の経穴が切穴点となり蔵府の気が輸注する所です。内臓の位置関係により、内臓体壁反射とかかわります。

募穴は腹部に分布することから腹部募穴と呼ばれ、蔵府の気が集まる所です。五蔵六府には十二の兪穴と募穴があり、両者は相通じる働きをもちます。『難経本義』には「陰陽経絡、気相交貫、蔵府胸背、気相通応」と記載されています。したがって五蔵の病と慢性疾患は背兪穴に、六府の病と急性疾患は腹募穴に反応点が出現しやすくなります。「審募而察兪、察兪而診募（募を審して兪を察し、兪を察して募を診す）」とはこのことです（図19）。

① **肺兪・中府穴**：索状結節に圧痛が伴う場合は咳嗽、哮喘、胸痛があります。数珠様結節に圧痛を伴うときには、肺結核や肺癌を疑います。

② **心兪・巨闕穴**：菱形の結節に顕著な圧痛を伴うものは心悸、怔忡、上肢の内側疼痛があります。もし圧痛が敏感で皮膚が陥凹しているときには心筋梗塞、認知症になりやすくなります。

③ **腎兪・京門穴**：扁平な結節に敏感な圧痛を伴うものは耳鳴り、腰痛、インポテンス、生理不順が考えられます。菱形状の結節に圧痛が出現すれば浮腫、血尿、腎炎などが考えられます。

④ **肝兪・期門穴**：索状の結節に顕著な圧痛は不眠、めまい、煩躁、易怒、慢性肝炎が考えられます。円形の結節が出現し顕著な圧痛が出現する場合には不眠症です。菱形の結節があり、なおかつ圧痛があるときは肝炎、胆嚢炎が考えられます。泡状の結節があり皮膚が陥凹する者は肝癌が推測されます。

⑤ **脾兪・章門穴**：按じて綿のように軟らかく皮膚の陥凹を伴う場合は、脾胃の虚弱と四肢の無力感があります。索状結節に圧痛が伴うのは胃下垂か消化不良があります。数珠様の結節で顕著な圧痛があるときは膵臓炎、下肢内側の発赤腫痛が考えられます。

⑥ **大腸兪・天枢穴**：円形の結節に敏感な圧痛があるときは便秘、耳痛、腹痛があります。菱形の結節があり圧痛があるものは急性の腸炎、闌尾炎、腸痙攣などの腸の疾患に罹患しています。

⑦ **小腸兪・関元穴**：扁平あるいは索状の結節が触れ、圧痛を伴うものは不妊症、子宮下垂、生理不順が考えられます。楕円形の結節に圧痛があるときは頭痛、項部のこり、耳鳴り、眼科疾患に罹患しやすくなります。

⑧ **胃兪・中脘穴**：索状結節に圧痛があると胃潰瘍、慢性胃炎があります。菱形の結節に圧痛が顕著なのは関節の発赤腫脹や嘔吐があります。

⑨ **胆兪・日月穴**：菱形の結節に圧痛があると胆石症、黄疸、急性の胆嚢炎が考えられます。索状、円形の結節に圧痛があれば慢性の胆嚢炎、片頭痛、下肢の外側部の疼痛があります。

⑩ **膀胱兪・中極穴**：楕円形の結節があり、皮膚がフワフワしている場合は遺尿があり、菱形の結節があって顕著な圧痛があるときは頻尿、腰下肢痛が考えられます。索状結節に痛みが伴う

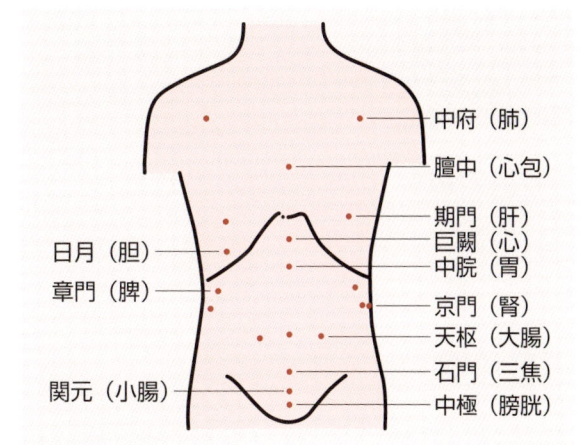

図19：募穴診察点

場合は閉経、遺精、帯下、腰痛があります。

郄穴の反応を診る

郄穴の郄は空隙という意味をもっています。郄穴は十二経脈の経気が深く集まる所です。十二経脈、奇経八脈中の陰蹻脈、陽蹻脈、陰維脈、陽維脈のそれぞれにも郄穴が含まれています。郄穴は経穴診断の要穴で、急性病の反応点として最もよく出現する所です。郄穴は軽く按じても反応が敏感な経穴です。また、蔵府の異常も比較的に出現しやすい経穴でもあります。郄穴切診時において大切なことは、按じて激痛があり、または過敏なものは急性病証で実証に属し、軽く按じて圧痛または酸脹、麻木感覚があるものは慢性病証で虚証、結節が硬くて脹ったもので圧痛があれば急性疾患、結節が軟らかくて痛まないものは慢性疾患に認められます（表1）。

■ 郄穴上に出現する感覚異常

郄穴に脹痛、締めつけられるような絞痛、あるいは焼けつくような灼痛がみられると炎症性疾患または急性疾患です。灼熱感を呈するものは実証で、寒冷感の伴う場合は虚証に属します。麻木、だるい痛み（酸痛、酸重感）、重い痛み（沈重感）の場合、多くは慢性疾患に罹患しています（表2）。

原絡穴の反応を診る

原穴と絡穴の反応を探って病態を診る方法です。原穴は五蔵六府の原気が流れ注ぎ、また集

表1：郄穴に出現する結節の特徴と疾患

経穴・経絡名	結節の種類	考えられる疾患
孔最（手の太陰肺経）	大きな結節	気管支炎、哮喘、皮膚疾患、肺炎、肺結核、胸痛
温溜（手の陽明大腸経）	一個か二個の大結節	腸疾患、腹瀉、便秘、腰痛
陰郄（手の少陰心経）	硬くて腫れた索状物	心悸驚悸、不整脈、神経衰弱、貧血
養老（手の太陽小腸経）	細い索状物	闌尾炎、不妊症、遺精、疝気、小腹部の脹痛、腰痛、坐骨神経痛
中都（足の厥陰肝経）	大小のつながった結節	肝疾患、胸肋痛、生理不順、めまい、嘔吐、眼科疾患
外丘（足の少陽胆経）	連なった結節	胆石症、胆嚢炎、肝炎、偏頭痛、腹痛、関節痛、坐骨神経痛
郄門（手の厥陰心包経）	連なった結節が著明	心臓疾患、心悸、てんかん、神経衰弱、不眠、多夢、頭痛や胸悶
会宗（手の少陽三焦経）	肌肉が硬くて脹るまたは結節	排尿障害、遺尿、水腫、腹水、腰痛、耳鳴り、腹痛や泄瀉、婦人科疾患
交信（陰蹻脈）	硬くて脹った結節に圧痛	婦人科疾患、精巣脹痛、泄瀉か便秘
跗陽（陽蹻脈）	連なった結節	脚気、不眠、頭痛、腰痛
築賓（陰維脈）	索状様の結節	癲狂、憂鬱などの精神性疾患、心痛、疝痛、生殖器系統の疾患
陽交（陽維脈）	硬くて脹った結節	鬱証、運動器系統の疾患、熱狂

表2：郄穴に出現する感覚異常と疾患の種類

経絡名	経穴名	痛みの種類	予測される症状
手太陰肺経	孔最	脹痛	哮喘発作
手陽明大腸経	温溜	脹痛	消化器系消化管の穿孔
手少陰心経	陰郄	絞痛	心臓疾患
手太陽小腸経	養老	沈重感	腰痛
足厥陰肝経	中都	酸重感	慢性肝炎
足少陽胆経	外丘	灼痛	胆嚢炎
足太陰脾経	地機	寒冷感	婦人科疾患
足陽明胃経	梁丘	酸痛	痺証
足少陰腎経	水泉	酸痛	腎炎
足太陽膀胱経	金門	脹痛	水腫、浮腫
手厥陰心包経	郄門	灼痛	腹膜炎
手少陽三焦経	会宗	脹痛	耳聾

表3：原絡穴に出現する反応と疾病の種類

経絡名	原穴	絡穴	反応点の種類	予測される症状
手太陰肺経	太淵	列缺	圧痛、過敏、索状物	咳嗽、気喘、胸痛
手陽明大腸経	合谷	偏歴	圧痛、索状物、過敏	頭痛、歯痛、顎痛、咽喉痛
手少陰心経	神門	通里	圧痛、過敏	低血圧、心悸亢進、心痛
手太陽小腸経	腕骨	支正	圧痛、過敏	頭痛、耳鳴、耳聾、項強、手痛
足厥陰肝経	太衝	蠡溝	圧痛、過敏	肝臓疾患、高血圧
足少陽胆経	丘墟	光明	圧痛、索状様の結節	眼科疾患、胆嚢疾患
足太陰脾経	太白	公孫	圧痛、敏感	泄瀉、痢疾、腹痛
足陽明胃経	衝陽	豊隆	圧痛、結節、過敏	頭痛、癲狂、歯齦痛
足少陰腎経	太渓	大鐘	圧痛、索状様の結節	腎炎、咽喉痛、気喘
足太陽膀胱経	京骨	飛陽	圧痛、過敏	頭痛、腰痛、めまい、痔瘡
手厥陰心包経	大陵	内関	圧痛、過敏	心筋梗塞、心筋炎
手少陽三焦経	陽池	外関	圧痛、過敏	片頭痛、耳聾、耳鳴
任脈		鳩尾	圧痛、結節、過敏	胃痛、心胸部の疼痛
督脈		長強	圧痛、過敏	痔瘡、泄瀉、痢疾、腰痛、背痛
脾の大絡		大包	圧痛、過敏	関節痛、胸部痛

まる所とされています。原穴は十二経にそれぞれ分布し手関節や足関節に集まっています。絡穴は経絡の表裏を連絡している経穴です。十二の経絡に分布し、これに任脈の鳩尾と督脈の長強、脾の大絡太包を含めて十五穴になるために十五絡穴とも呼ばれています（表3）。

下合穴の反応を診る

下合穴は六府の気血が集まる所で、下肢の陽経に分布しています。下合穴の切穴は六府の疾病を判断するうえで重要な経穴です（表4）。

表4：下合谷と疾病との関係

経絡名	経穴名	反応点の種類	症状
足陽明胃経	下巨虚	結節に圧痛	急性腸炎、痢疾
足陽明胃経	上巨虚	結節に圧痛	闌尾炎、腸炎
足太陽膀胱経	委陽	索状様の結節	遺尿、癃閉（排尿障害）
足太陽膀胱経	委中	索状様の結節、過敏な圧痛	急性腰痛、膀胱炎
足陽明胃経	足三里	結節に圧痛を伴うもの	急性、慢性の腸炎、潰瘍病
足少陽胆経	陽陵泉	過敏な圧痛	胆嚢炎、消化器系の出血、胆石痛

表5：中脘穴に他の経穴を組み合わせることにより病態を診る

	配穴名	症状
中脘	陽陵泉	消化管の出血
	左右承満	胃炎
	左承満、梁丘	胃痙攣
	水分	胃酸過多
	左商曲	神経性胃炎
	右梁門、水分	十二指腸潰瘍
	左承満、下巨虚	急性胃腸炎

■ 消化器系疾患の反応穴（表5）

　腹部疾患の反応穴に肺経では魚際、『霊枢』には「胃中寒ずればその絡多く青し、胃中熱すれば魚際の絡多く赤しその暴かに黒きものは痺也」との記載があります。

　足太陰脾経では地機穴に現れやすく、糖尿病は脾の疾患に含まれるために脾兪や胃兪にも反応穴として出現します。

　足陽明胃経では梁門や関門穴に出やすく、この二つの経穴は胃癌において硬いものに触れることが多く、胆石症や胃潰瘍、膵臓病にもよく反応が現れるのでよく観察することです。不容穴は胃潰瘍を診る場合にその発生部位によって左右のどちらかに反応を示します。左側の不容穴は胃と膵臓（尾部）疾患を示し、右側の不容穴は肝臓や胆嚢疾患、膵臓（頭部）疾患の反応穴です。上巨虚穴は虫垂炎や大腸疾患に反応を示し、大巨穴は大腸疾患に反応を示し、この経穴の圧痛が強い場合は陰市、足三里、上巨虚などの圧痛を示します。

　足少陰腎経では肓兪穴に反応を示します。肓兪穴は腹膜炎の反応点として診ます。慢性化した胃酸過多や胃潰瘍の痛みは左側肓兪穴を中心に上下の拍動と圧痛が現れます。

　足太陽膀胱経では胆兪は胆石症のときに右側胆兪に圧痛を示します。脾兪は胆石症、十二指腸潰瘍のときには右側、胃潰瘍は左側に反応を示し、糖尿病に圧痛が出現することが多くみられます。胃兪は胃痙攣、急性の胃炎、胃アトニーなどは脾兪より胃兪に強く反応を現します。陽綱は胆石症や胃痙攣に反応を示しやすい経穴です。魂門は肝臓に疾患がある場合に反応を現します。肓門は腹部疾患に対してこの経穴に著明な圧痛や硬結があります。この硬結を治療すると胃の痛みなどを消すが、深刺には気をつけます。肓門穴はその他の胃の疾患などに反応をよく示す経穴です。

　手少陽三焦経の会宗穴は虫垂炎に反応をよく現します。

　足少陽胆経の日月は胆嚢疾患の場合に右側に反応が出現しやすく、また胆石症のときに完骨と足の臨泣の右側に圧痛を現します。五枢は虫垂炎には右側に圧痛が出現します。

■ 呼吸器系疾患の反応穴（表6）

　足太陽膀胱経の膏肓は、心や肺などの反応を示します。神堂は特に心疾患の反応穴です。腎

兪は納気作用の働きにより呼吸器系とつながりがあります。喘息の患者は肓門（痞根）に著明な圧痛や硬結が現れ、したがってこの反応穴への施術は呼吸を調節することです。

手太陰肺経の中府、尺沢、孔最は肺疾患の反応経穴で、同側の臓器の疾患が疑われ、特に尺沢は気管支に障害を生じると反応しやすい経穴です。

足陽明胃経の滑肉門は、風邪に罹患すると反応を現すと同時に、腹直筋の緊張と圧痛が現れます。これは天の寒気が風門から膈兪、肝、脾、腎に入るときには滑肉門に反応を示します。気舎穴は咳嗽、喘息、咽喉痛に反応を現します。

足少陽胆経と督脈の風池、風府の二穴は風邪の表証の場合には鬱血して過敏になります。

足少陰腎経の或中と兪府の二穴は風邪の際に風門穴に灸、鍼をして悪寒の外証が除かれて翌日に咽喉が痛くなる場合に反応を示します。また、歩廊は肋間神経痛の反応穴です。足少陰腎経の陰都と幽門は頑固な咳嗽によく反応を現します。気管支炎に罹患すると足少陰腎経に反応を示すようになります。

手厥陰心包経の郄門は肋膜炎の反応を現します。

足少陽胆経の足の臨泣も肋膜炎の際に反応を示します。

■ 神経系疾患の反応穴

手陽明大腸経の合谷は、神経衰弱のときに左側の合谷穴に強い圧痛を多く引き起こします。

手少陰心経の霊道、陰郄、神門、通里は精神病や神経衰弱に反応が多く現れ、心臓疾患にも反応穴として出現します。

手厥陰心包経の郄門は神経系疾患の反応穴で、膏肓周辺の緊張が強いときは郄門に反応が現れやすく、特に左側郄門に出現します。

督脈の百会は全身の陽が集まってくる所で「諸陽の会」とされています。神経症などは百会に反応を出現します。圧痛がきわめて強く、軽く触れただけで首を縮める者もいます。

前曲沢（曲沢穴の下一寸のところ）は甲状腺機能亢進症の反応穴です。血圧点に郄門は脳血管痙攣の反応を現します。定志（大椎穴の傍ら二寸五分のところ）は癲癇の反応を示します。

■ 循環器系の反応穴（表7）

手陽明大腸経の合谷穴の脈が高いときには血圧の上昇が考えられます。

手少陰心経の霊道、神門、通里、陰郄の四つの経穴は心臓疾患ならびに神経衰弱に際して反応を示す経穴です。霊道は心疾患で反

表6：肺兪穴に他の経穴を組み合わせることにより病態を診る

	配穴名	症状
肺兪	風門	感冒
	庫房	気管支炎
	気戸	気管支喘息
	膺窓	気管支拡張
	淵液	胸膜炎
	淵液、水分	滲出性肺炎

表7：神堂穴に他の経穴を組み合わせることにより病態を診る

	配穴名	症状
神堂	郄門	心悸亢進
	通里	心悸亢進
	心兪	不整脈
	小腸兪、心臓点（心臓点：前腕屈曲の尺側線、肘横紋の下三寸の所）	リウマチ性心臓病
	霊道	心絞痛
	極泉	心筋梗塞
	大陵	心筋炎

応を現し、数脈の鎮静に用います。内関は心下満で巨闕と鳩尾に圧痛がある場合に反応を現します。

足太陽膀胱経の神堂は心臓疾患における反応穴です。

手厥陰心包経の郄門は、急性の心疾患に多く利用され、心悸亢進、狭心症、心臓弁膜症、心筋梗塞やそのほかの神経症に対して反応を現します。特に膏肓周辺の緊張は郄門に反応をよく現します。

足厥陰肝経の期門と中封は高血圧における反応穴です。

任脈の巨闕は手少陰心経の異常に出現します。心下痞鞕はこの穴で改善できる経穴です。

■ 産婦人科系の反応穴

足太陰脾経の三陰交と血海は、生理不順やその他の婦人科疾患に反応を現します。

足陽明胃経の陥谷穴は、乳腺炎のときに反応を現します。

手少陰心経、手太陽小腸経、足太陽膀胱経、任脈経に属する臑兪、天宗、肩外兪、心兪、肝兪、関元は月経の障害により反応を現します。

次髎と生殖点の反応は妊娠を現します。生殖点と滑肉門の反応は妊娠による吐き気を現します。

三陰交の圧痛は生理不順を示し、三陰交と血海の反応は子宮の出血を示します。崩漏は三陰交と鳩尾に現れ、生理通は三陰交と外陵に出現します。帯下は三陰交と陰交に反応を示します。乳腺炎は肩井と水分に反応が現れます。

中国の蓋国才は経穴を診断点のひとつとして、穴位診断方法を体系化しました。これらを多くの臨床家への診断技術のひとつとして残しました。ここでその配穴を例にあげて考えてみましょう。

その代表的なものに癌診断に用いられる新大郄穴を診ます。新大郄穴は承扶と委中との間の中間点で、その外方五分さらに直下五分にあります（表8）。

表8：新大郄穴に他の経穴を組み合わせることにより病態を診る

	配穴名	症状
新大郄	肺兪	肺癌
	中脘・左承満	胃癌
	中脘・右承満	食道癌
	脾兪・地機	膵臓癌
	天枢・大腸兪	直腸癌
	肩井	乳腺癌
	肝兪	肝癌
	中極・大巨	膀胱癌
	次髎・帯脈	子宮癌
	中極・生殖点	前立腺癌

代表的な診察点と治療穴

穴性について

　経穴の性能（穴性）を初めて提唱したのが、中華民国期に活躍した、広西出身の医家である羅兆琚（1895～1945）といわれています。当時、羅氏は気・血・虚・実・寒・熱・風・湿を8つに分類して、「穴性」を『針灸雑誌』（1934年）「実用鍼灸指要」に記しています。しかし、これらを形成するに至った萌芽には「気」の思想をもつ道教医学の存在は否定できません。

　宋代、張君房が編纂した『雲笈七籤』には、『黄帝内経』と神仙思想を基礎とした、「道」思想による不老長寿のための実践法が説かれています。とくに第五十六巻から第六十二巻に載る「諸家気法」には、穴性や薬性の基本的概念を彷彿とさせる、肉体、五蔵、精神、経絡、長寿、水穀と気血、また、陰陽や五行との関係性が述べられています。『抱朴子』の著者である葛洪（283～343頃）や、『本草経集注』を著した陶弘景（456～536）、また、『千金要方』『千金翼方』の作者である孫思邈（581頃～682）等の歴代医家も、道教医薬学に貢献し、後世の中国伝統医療文化の基礎を築きました。これらの医薬学の発展は、清朝末期にまで伝えられました。ところが、孫文によって建国された中華民国期において、一部の農家では、道医の古代神仙思想を中心とした、不老不死の呪術が一般大衆のなかに広がっていました。孫文を臨時大統領とする中華民国政府は、西洋医学を導入し、近代医学の発展を築くために、伝統医学を撤廃する政策を、全国各地に発布しました。しかし、伝統医学の撤廃は容易なことではなく、存続の危機を覚えた当時の伝統医学を受け継ぐ医家らによって、中国全土で大規模な反対運動が起こりました。その後、全面撤廃された事実は、史実上で明らかにされています。故に、伝統医療文化を存続させようとする医家らが、気や、陰陽五行の精神を保ち続け、経穴の性能を伝統医学に組み込んだことは、穴性学説が成立する上で貢献したことは否定できません。

※赤ゴシック字は経穴の性能を示す

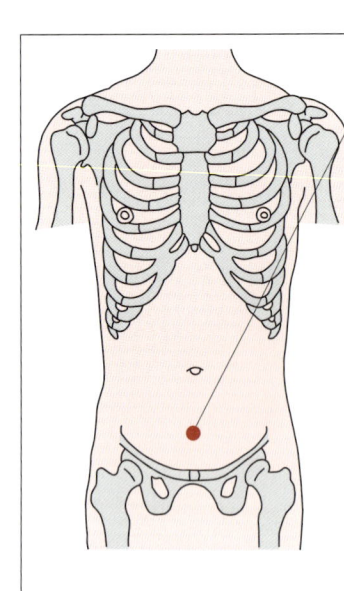

関元

1. 任脈と足三陰経との交会穴である
- 本穴に反応がある場合、生殖・泌尿病がある。これは任脈と足三陰経が生殖・泌尿系と密接な関係にあるためである。任脈は胞中より起こり、脾は統血をつかさどり、肝は蔵血をつかさどり、腎は精を蔵し生殖をつかさどる。そして女性は穴下に子宮があるため生殖病を診ることができる。また脾は運化水湿をつかさどり、腎は水をつかさどり、肝は疏利水道をつかさどる。そして穴下には膀胱があり開闔をつかさどるため、泌尿病を診ることができる。

2. 小腸経の募穴である
- 本穴に反応がある場合、小腸病がある。これは本穴が小腸経の気が集まる所で、胃から送られてきた食べ物を消化し、清濁を区別することを調節する性質があるためである。また穴下には小腸が存在することにもよる。

3. 大補元気
- 元気が旺盛であれば、下腹部には張りがあり、体内の蔵府器官も力強く働く。そして元気が衰えると下腹部は軟弱になり蔵府器官も弱く、障害を受けやすくなる。このため腹直筋の緊張の強弱から、体質の強弱や疾患の急性・慢性を診ることができる。筋緊張が中等であれば、体質は実でも虚でもないということである。
- 臍下小腹部に触れる動悸（腎間の動気）の弾力により、病の予後を推測することができる。腎間の動気とは「生気の根源で、五蔵六府と十二経脈の根本、そして三焦の源泉で、身体を保護し邪気を防御する力」である。したがってこの弾力があるということは邪気を防御する力が強いということで、病の予後がよいということになる。
- 小腹に一息四至の脈を触れる場合は腎間の動気がしっかりしている（腎が強い）ということで腎実証である。

4. 補腎陽、壮真火
- 臍下小腹部の寒熱により、病の進展状態を診ることができる。
- 小腹に寒冷がある場合は腎虚で、さらに正中上にすじが一本張ったような感覚を触れるときは、治癒しがたい腎虚証である。
- 小腹に熱感を触れ、滑沢がなく、動悸が細数で中焦まで昇っている場合は、内熱の証である。陰虚に伴うことが多い。

腎兪

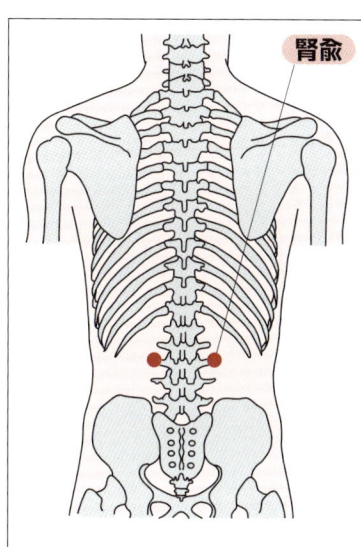

1. 滋補腎陰、温腎壮腸、補虚培元（腎虚治療の要穴）
- 本穴は腎経の背兪穴で、腎気が輸注するところであるため、このような性質をもつ。

2. 益腎聡耳
- 腎は耳に開竅しているので、このような性質をもつ。

3. 温腎健脾、祛湿止瀉、利水消腫
- 腎は津液をつかさどり、全身の水分代謝を調節する性質をもつ。

4. 温腎納気、止咳平喘
- 肺は呼吸をつかさどり、腎は納気をつかさどる。肺がつかさどる呼吸のうち、特に吸気は腎がつかさどる納気作用が低下しているとできず、浅い呼吸となる。そのためこのような性質をもつ。

5. 補肝腎、強腰脊、止痺痛
- 腰は腎の府であるため、このような性質をもつ。
- 腰部白色で産毛の多い者は肺腎虚証で、腰部黒くて滑沢ない者は腎虚証である。
 まず「腰は腎の府」といわれているように、腰部に異常がある場合、腎虚を疑う。そして白色は五行では肺に属し、気血不栄の状態を示す。また産毛が多いことからも、その部分の気虚状態を推測することができ、よってこれらのことから、腰部白色で産毛が多い者は肺腎虚であると考えられる。
 黒色は五行では腎に属し、気血阻滞の状態を示す。そして気血がめぐっていないために、皮膚の滑沢はなくなる。したがって、腰部黒くて滑沢ない者は腎虚証であると考えられる。

（わかりやすい臨床中医臓腑学、第3版。p118参照）

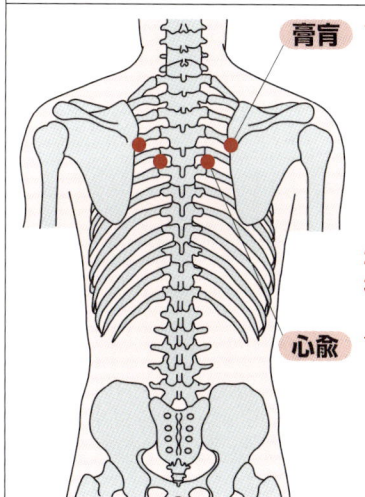

膏肓

1. 補虚培元、滋陰潤肺、止咳平喘（虚損による疾病の常用穴）
- 膏肓周辺の異常反応（産毛やシミなど）は肺病証を示す。産毛やシミは気虚状態を示す。本穴は膀胱経の経穴で、膀胱経は腎経と表裏関係にある。また腎と肺は互いがつかさどる納気作用と粛降作用により密接な関係にある。肺がつかさどる呼吸、特に吸気は腎の納気作用が低下していると深く吸い込むことができない。したがって気喘や咳嗽などの肺病証が出現する。そのために本穴は肺の反応点ともいわれている。

（わかりやすい臨床中医臓腑学、第3版。p104参照）

2. 滋陰清熱、補腎健脳、止遺固精
3. 温腎健脾

心兪

1. 心経の背兪穴で、心経の経気が輸注する所
- 心兪、膏肓付近に痛みがある場合、感情面では悲しみ、喜びの変化が激しい。また自覚症状としては自汗、動悸、息切れ、健忘、胸騒ぎ、心痛、時にふらつく、寒さを恐れる、掌中の熱感、時にはえずくなどがある。心兪、膏肓付近の痛みは心実証のときに出現する。
 心兪、膏肓は心の反応点であるため、心兪と膏肓に異常がある場合は心神が養われていないと考えられる。そのために心神が安定していない時に起こり、悲しみや喜びの変化が激しいといった症状が現れる。また心気虚による自汗・動悸・息切れ・胸騒ぎ、心陽虚による心痛・寒さを恐れ、心血虚による健忘・ふらつき、心陰虚による掌中の熱感などの心病証の症状が現れる。　　　　（わかりやすい臨床中医臓腑学、第3版。p61参照）

2. 寛胸理気、通行心脈、活血化瘀
- 本穴は心経の背兪穴で、心経の経気が輸注するところである。また心は血脈をつかさどるために、このような性質をもつ。

3. 宣肺、化痰、止咳
- 本穴は背部にあり、肺臓の近くに位置するために、このような性質をもつ。

合谷

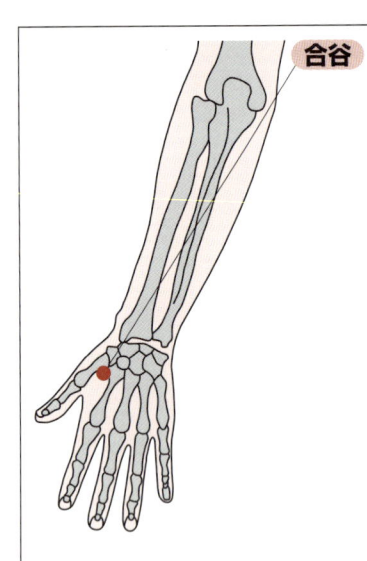

1. 疏散風寒、解表散邪（表証の治療の要穴）
   - 大腸経と肺経は表裏関係にあり、肺は皮毛をつかさどるため、肺気を調節することができる。
2. 疏風清熱、消腫止痛（風熱疾患の常要穴）
3. 大腸経経脈は顔面部を循行する
   - 本穴の脈が高いときは、眼病を起こしやすい状態で、血圧の上昇が多くみられる。本穴は四総穴のひとつであり、本穴が属する大腸経が顔面部を循行するために、「面目は合谷に収む」といわれている。そのため本穴は顔面部疾患の常要穴であり、眼病を診ることができる。
   また本穴が属する大腸経は多気多血の陽明経である。そして通常、本穴の脈は触れにくい。しかしこの触れにくい脈を強く触れる場合は、多気多血の経絡との経穴ということもあり、血圧が上昇していると考えられる。　　　　　　　　（わかりやすい臨床中医臓腑学、第3版。p104参照）
4. 和胃理気、通府瀉熱、祛湿散寒、調中止痛
   - 本穴は大腸経の原穴であり「五蔵に疾あれば、まさに十二原を取るべし」というように、胃腸機能を調節することができる。

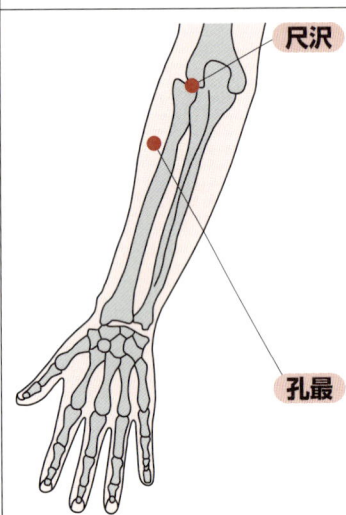

尺沢

1. 清降肺気
   - 本穴は肺経の合穴であり、肺経の脈気が入るところなのでこのような性質をもつ。
   - 尺沢と孔最は肺と大腸の異常を示すポイントである。肺のポイントは尺沢に出現しやすい。これは尺沢も孔最も肺経の経穴であり、尺沢は肺経の脈気が入るところであるため、肺の反応が出現しやすい。また肺と大腸は表裏関係にあるため、大腸の反応を診ることができる。
   　　　　　　　　（わかりやすい臨床中医臓腑学、第3版。p104参照）
2. 泄肺熱、滋肺陰、涼血止血、消腫止痛
   - 本穴は肺経の合水穴で、難業の六十九難の「実すればその子を瀉し」の原則に基づき、肺臓の熱を瀉すことができる。
3. 祛風舒筋、通絡止痛

孔最

1. 清熱涼血
   - 本穴は肺経の郄穴であるため、このような性質をもつ。
2. 清肺瀉熱、化痰止咳、宣肺平喘、開音利咽
3. 発汗解表散寒
   - 本穴は肺経に属する経穴で、肺は皮毛肌表をつかさどるために、このような性質をもつ。

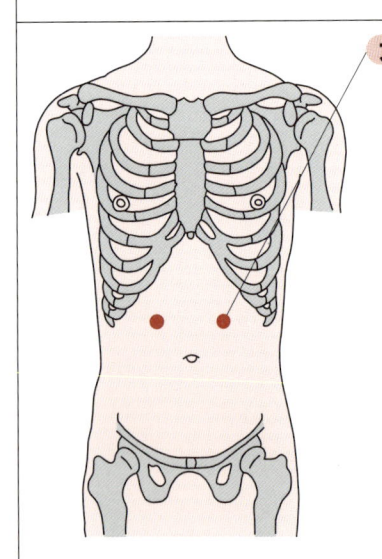

太乙

1. 健脾益気、和胃消食
2. 祛痰、鎮驚、安神
   - 脾胃は運化水湿をつかさどり、脾胃虚弱は湿が停滞し、痰となるためにこのような性質をもつ。
3. その他
   - 本穴に圧痛がある場合、噯気が起こり、胆汁または水を吐く、胃が重だるい、眼瞼下垂がある。

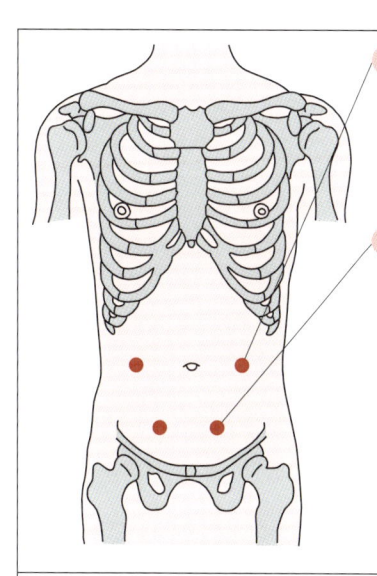

大横
1. 通調腸府、健脾和胃、温陽散寒、理気止痛、祛湿止瀉
2. 足太陰経と陰維脈との交会穴である。
3. その他
- 本穴に圧痛がある場合、肝・胆・脾・膵・心・腎・肺の合併症がある。

帰来
1. 温経散寒、理気止痛
2. 健脾益気、昇陽固脱
3. 理気活血、祛瘀散結
4. その他
- 本穴に圧痛がある場合、腹痛を伴う胃疾患、胃腸積気、背部痛、下腹部痛、子宮痛、便秘、排尿困難、閉経がある。

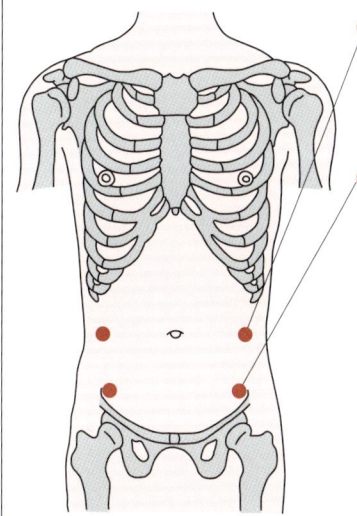

帯脈
1. 活血理気、調経止痛
2. 通利下焦、補肝腎、調経止帯
- 帯脈との交会穴であるため、このような性質をもつ。
- 本穴に圧痛がある場合、胆・腎の疾患がある。

維道
1. 通調衝任
2. 通利下焦、祛湿止帯
- 帯脈との交会穴であるため、このような性質をもつ。
3. その他
- 本穴に圧痛がある場合、胆・腎の疾患がある。

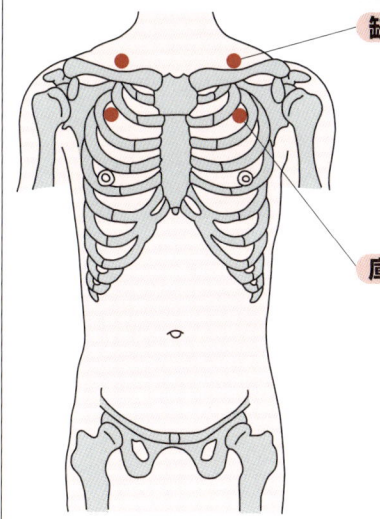

缺盆
1. 宣肺化痰、止咳平喘
- 本穴は肺尖部に位置し、肺気を通すため、このような性質をもつ。
2. 清熱利咽、消腫止痛
- 本穴は咽喉部の近くに位置するため、このような性質をもつ。
3. その他
- 本穴に圧痛がある場合、嘔吐を伴う胃病がある。

庫房
1. 宣肺化痰、止咳平喘
- 本穴は胸肺部に位置し、胸肺の気を通すため、このような性質をもつ。
2. 寛胸理気、清熱排膿、活血化瘀
- 本穴は足陽明経に属し、陽明経は多気多血の経絡であるため、このような性質をもつ。
- 本穴に圧痛がある場合、胃出血、咳・痰を伴うことがある。

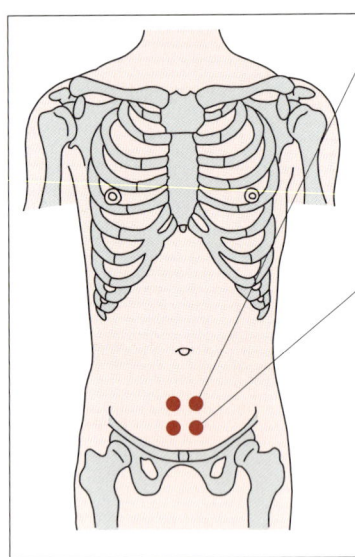

気穴	1. 補腎気 • 衝脈との交会穴であるため、このような性質をもつ。 2. 温腎健脾、祛湿利水 3. 強腰脊、壮筋骨 4. その他 • 右気穴に圧痛がある場合、下腹部痛、腰痛、月経不順、尿中が紅褐色でよどんでいる。
大赫	1. 補腎気、調衝任、固摂胞宮 • 衝脈との交会穴であるため、このような性質をもつ。 2. 温腎健脾 3. その他 • 左大赫に圧痛がある場合、下腹部痛、腰痛、便秘、尿中が紅褐色によどんでいる。

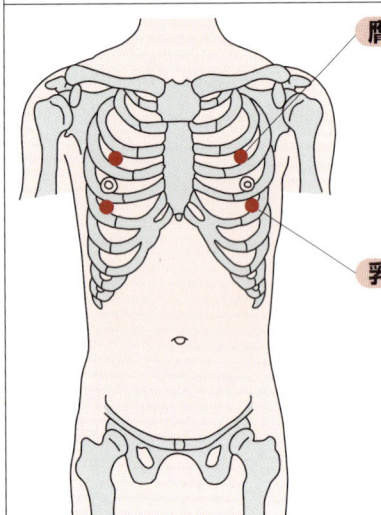

膺窓	1. 清熱化痰、止咳平咳 • 本穴は胸肺部に位置し、胸肺の気を通すため、このような性質をもつ。 2. 寛胸利気、通府瀉熱、消腫止痛 3. その他 • 本穴に圧痛がある場合、噯気、悪酸、心悸、呼吸困難、百日咳の疑いがある。
乳根	1. 寛胸理気、通陽化濁、宣肺化痰、止咳平喘 • 本穴は胸部に位置するため、このような性質をもつ。 2. 調気通経催乳、祛瘀消腫、健脾益気養血 • 脾胃は気血生化の源であるため、このような性質をもつ。 3. その他 • 本穴に圧痛がある場合、噯気を伴う胃疾患、頭痛、呼吸困難、血痰がある。

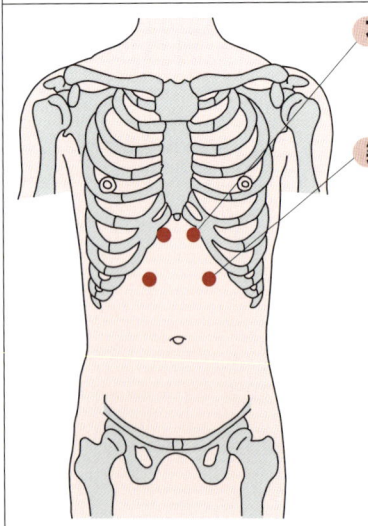

不容	1. 調中和胃、降逆止嘔、理気止痛、消食化積 • 本穴は腹部に位置するため、このような性質をもつ。 2. 和胃活血止血
梁門	1. 健脾和胃、降逆止嘔、消食化滞、祛湿止滞 2. その他 • 本穴に圧痛がある場合、緑色の胆汁を吐く、噯気がある。

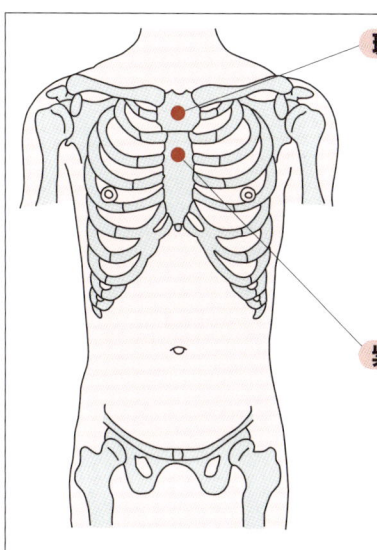

璇璣

1. 宣肺理気、止咳平喘
   - 本穴は任脈に属し、任脈は全身の陰経の気を通す。また肺の前部に位置するため、肺経を調節することができる。そのためこのような性質をもつ。
2. 寛胸理気、通陽止痛
   - 本穴は胸の中央に位置するため、このような性質をもつ。
3. 清熱利咽、消腫止痛
   - 本穴は咽部に近いため、このような性質をもつ。
4. その他
   - 本穴に圧痛がある場合、口臭刺咳がある。

紫宮

1. 宣利肺気、止咳平喘
   - 本穴は胸部に位置するため、このような性質をもつ。
   - 本穴に圧痛がある場合、慢性気管支炎の疑いがある。
2. 寛胸理気、通陽化濁、活血止痛
   - 本穴は胸の中央に位置するため、このような性質をもつ。
3. 理気和胃、降逆止嘔、消食行滞
4. 祛風清熱、利咽消腫

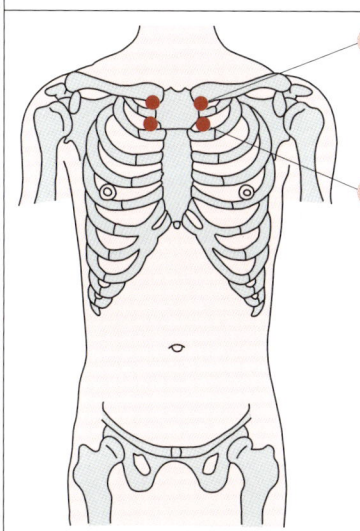

兪府

1. 寛胸理気、宣肺化痰、止咳平喘
2. 理気和胃、降逆止嘔
3. その他
   - 本穴に圧痛がある場合、胃および呼吸器系疾患の疑いがある。

彧中

1. 宣肺化痰、止咳平喘
   - 本穴は肺の近くに位置することもあり、胸肺の気を通すため、このような性質をもつ。
2. 寛胸理気、消腫除満
   - 本穴は胸部に位置するため、このような性質をもつ。
3. その他
   - 本穴に圧痛がある場合、腎および呼吸器系・消化器系疾患の疑いがある。

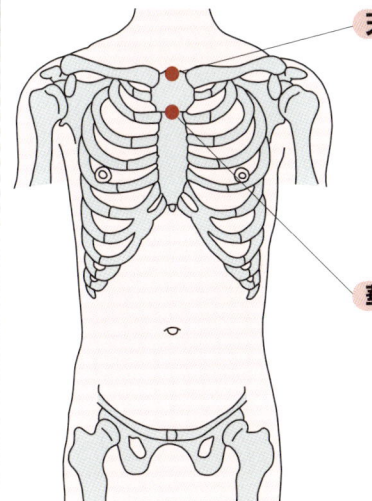

天突

1. 宣肺理気、止咳平喘、瀉熱排膿
   - 本穴は上胸部に位置するため、このような性質をもつ。
   - 本穴に圧痛がある場合、上気道疾患がある。
2. 寛胸理気、和胃降逆、化痰散結
   - 本穴は胸部の中央に位置することから、胸気を通す。そのため、このような性質をもつ。
3. 清瀉肺熱、利咽開音、消腫止痛
4. 陰維脈との交会穴である。

華蓋

1. 宣肺理気、止咳平喘
   - 本穴は胸部前面に位置することにより、肺気を通す。そのため、このような性質をもつ。
   - 本穴に圧痛がある場合、上気道疾患の疑いがある。
2. 寛胸理気、活血止痛
   - 本穴は胸部中央に位置するため、このような性質をもつ。
3. 清熱利咽、消腫止痛

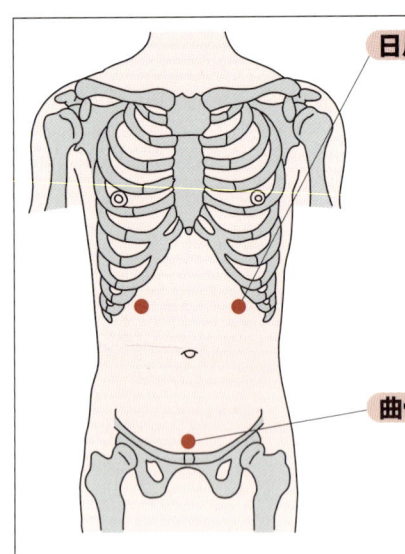

日月

1. 疏肝解鬱、理気止痛、清熱利湿、利胆退黄
- 本穴は胆経の募穴で、胆の経気が集まる所であるため、このような性質をもつ。
- 日月、期門、不容は胆病症の反応が出現しやすい。これは日月は胆経の募穴で、胆の経気が集まる所であり、期門には疏肝利胆（簡明鍼灸学）の作用があり、不容は上腹部に位置し穴下に肝胆があるためだと考えられる。

（わかりやすい臨床中医臓腑学、第3版。p79 参照）

2. 疏肝健脾、利胆和胃、降逆止嘔
- 足太陰経との交会穴であるため、このような性質をもつ。
- 本穴に圧痛がある場合、胆疾患および脾、膵病の疑いがある。

曲骨

1. 補腎培元、調衝任、通経止帯
- 足厥陰経との交会穴であるため、このような性質をもつ。
- 本穴に圧痛がある場合、生殖および肝障害の疑いがある。
2. 清熱利湿、利尿通淋

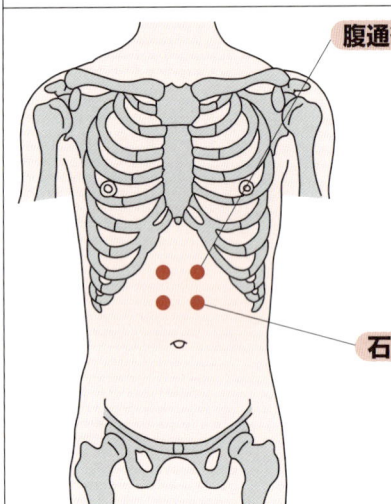

腹通谷

1. 調理腸胃、平衝降逆、理気止痛
- 本穴は上腹部に位置し、衝脈との交会穴であるため、このような性質をもつ。
2. 寛胸理気、通陽散寒、養心安神定驚
- 本穴が属する腎経は心臓を絡い、胸中に注ぐため、このような性質をもつ。
3. その他
- 本穴に反応がある場合、腎炎による尿少と濃い尿、蛋白尿、膀胱無力、小便失禁、全身水腫、小便灼熱、消化不良、嘔吐、腹痛がある。

石関

1. 理腸府、調脾胃、降逆止嘔、行気止痛
- 本穴は胃部に位置するため、このような性質をもつ。
2. 補腎気、調衝任、暖宮散寒
- 本穴は衝脈との交会穴であるため、このような性質をもつ。
3. その他
- 本穴に反応がある場合、尿道痛、前立腺肥大、尿濁、夜間に尿意を頻繁に催す、便秘、腹痛がある。

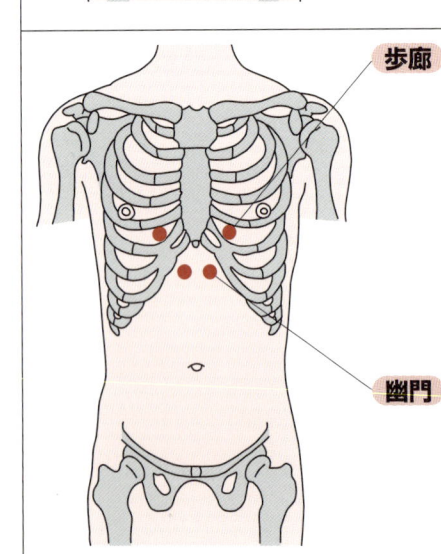

歩廊

1. 宣肺化痰、止咳平喘
- 本穴は腎経に属し、腎は納気をつかさどるため、このような性質をもつ。
2. 寛胸理気、通乳消癰
- 本穴は胸部に位置するため、このような性質をもつ。
3. 理気和胃、降逆止嘔
4. その他
- 本穴に反応がある場合、小便が紅あるいは白色でよどんでいる、慢性腎炎により尿中に蛋白があり白くよどんでいる、消化不良、食欲不振、噯気、心悸、呼吸困難、耳聾の疑いがある。

幽門

1. 調理腸胃、平衝降逆、消食化滞、祛湿止瀉
- 本穴は上腹部に位置し、任脈との交会穴であるため、このような性質をもつ。
2. その他
- 本穴に反応がある場合、心腎病、心の衰えにより下肢の水腫が最も多い、慢性腎炎による蛋白尿がある。

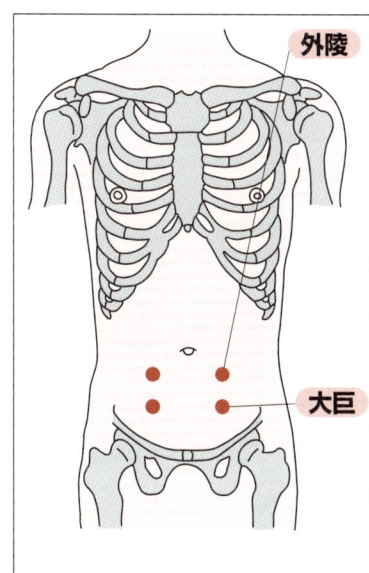

外陵

1. 調理腸胃、理気止痛
 - 本穴は胃経に属し、腹部に位置するため、このような性質をもつ。
 - 腹直筋上（胃経上）が軟弱で、押圧すると硬結が著明な場合は胃の虚証体質、腹直筋が硬く張って圧痛が著明な場合は胃の実証体質である。これは腹部軟弱で深部に抵抗感がないものは虚証で、腹部硬く抵抗感があるものは実証であるということによる。またこれが胃経上に現れるため、それぞれ胃の虚証、胃の実証ということになる。
(わかりやすい臨床中医臓腑学、第3版。p91参照)
2. 益気養血、理気活血、通経止痛
 - 本穴は多気多血の足陽明経に属するため、このような性質をもつ。
3. その他
 - 本穴に反応がある場合、胃腸積気、噯酸、胃痙攣、消化不良、急性・慢性盲腸炎がある。

大巨

1. 補腎固精、通利小便、益智安神
 - 本穴は下腹部に位置するため、このような性質をもつ。
2. 益気養血、健脾和胃
 - 本穴は多気多血の足陽明経に属するため、このような性質をもつ。
 - 本穴に反応がある場合、酸味のある噯気、胃が重だるい、痙攣が起こり嘔吐がある。
3. 調腸胃、固腎気（百症鍼灸用穴指南）
 - 本穴は下腹部に位置するために、このような性質をもつ。
 - 大腸の病は大巨に出現し、大巨の反応が強いときには足三里と上巨虚に圧痛を認める。これは本穴の穴下には腸が存在するためだと考えられる。また足三里は脾胃の反応が出現しやすい所であり、上巨虚は大腸経の下合穴であるため、この2穴にも反応が現れる。
(わかりやすい臨床中医臓腑学、第3版。p104参照)

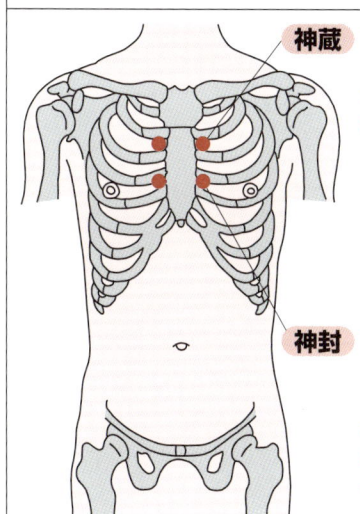

神蔵

1. 宣肺化痰、止咳平喘、寛胸理気
 - 本穴は胸部に位置し、胸肺の気を通すため、このような性質をもつ。
2. 理気和胃、降逆止嘔、祛痰除煩
3. その他
 - 本穴に反応がある場合、腎結石、腎炎、腹痛、血尿、呼吸困難、胸満、吐血がある。

神封

1. 補腎納気、宣肺化痰、止咳平喘
 - 本穴は腎経の経穴で腎は納気をつかさどる。また本穴は胸部に位置し胸肺の気を通すため、このような性質をもつ。
2. 寛胸理気、通乳酪、消癰腫
3. 理気和胃、降逆止咳
4. 宣肺理気、寧心安神（鍼灸集錦）
 - 神と霊の名が付く経穴は精神や心臓疾患の際に反応をよく示す。これは心が神をつかさどるためである。（わかりやすい臨床中医臓腑学、第3版。p61参照）
3. その他
 - 本穴に反応がある場合、腎炎の疑いがある。

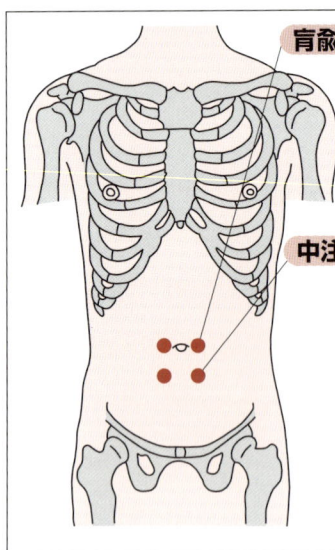

肓兪
1. 調胃腸、健脾胃、行気止痛、降逆止嘔、祛湿止瀉
2. 補腎気、調衝任
- 本穴は衝脈との交会穴であるため、このような性質をもつ。
3. 補肝腎、強腰脊、通経絡、止痺痛
- 本穴に反応がある場合、腎、尿道炎、慢性腎炎、尿がよどんでいる。

中注
1. 調理腸胃、理気止痛、祛湿止瀉、通府瀉下
2. 調衝任、通経脈
- 本穴は衝脈との交会穴であるため、このような性質をもつ。
- 本穴に反応がある場合、蛋白尿、腎炎、血尿、急性腎炎、尿閉、月経痛、下腹部炎（子宮頸、輸卵管炎）、便秘の疑いがある。

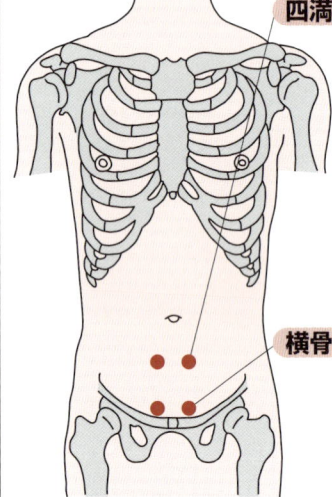

四満
1. 調衝任、活血化瘀
- 本穴は衝脈との交会穴である。衝脈は全身の気血を総統する経脈であるため、このような性質をもつ。
2. 調理下焦、益腎止遺利水
- 本穴は腎経の経穴で、腎は水をつかさどるため、このような性質をもつ。
3. 理気止痛、通便
4. その他
- 本穴に反応がある場合、腎炎あるいは充血、尿少、蛋白質腎盂腎炎、血中に膿がある、腎炎積水、月経量が少ない、少腹痛がある。

横骨
1. 補腎気、益腎精、利膀胱
- 本穴は腎経に属する経穴であるため、このような性質をもつ。
2. 理腸胃、調衝任、理気止痛
- 本穴は衝脈との交会穴であるため、このような性質をもつ。
3. その他
- 本穴に反応がある場合、性病あるいは腎・循環器系疾患がある。

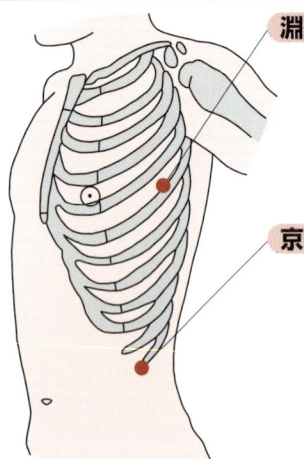

淵腋
1. 理気活血、散瘀消腫
2. 舒筋活絡
3. その他
- 本穴に反応がある場合、胆の急性陽病がある。
- 淵液、陽陵泉、右肩井、足臨泣は胆病証の反応が出現しやすい。

（わかりやすい臨床中医臓腑学、第3版。p79参照）

京門
1. 益腎利水、健脾祛湿
- 本穴は腎経の募穴で、腎経の脈気が胸腹部で集まる所である。また腎は水をつかさどるため、このような性質をもつ。
2. 通経活絡、行気止痛
3. その他
- 本穴に反応がある場合、腎病が胆に及ぶ。

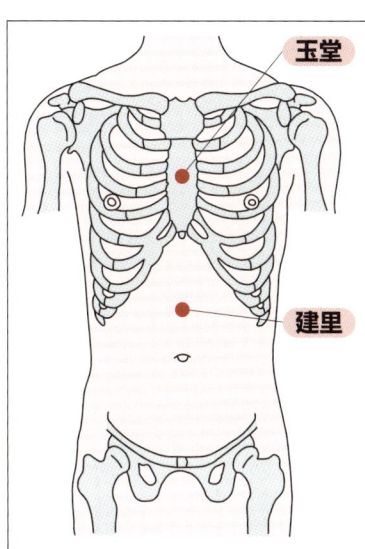

玉堂
1. 宣肺化痰、止咳平喘
   - 本穴は胸部に位置し、肺があるため、このような性質をもつ。
   - 本穴に反応がある場合、上気道疾患の疑いがある。
2. 寛胸理気、活血止痛、通乳酪、消癥腫
   - 本穴は胸の中央に位置するため、このような性質をもつ。

建里
1. 理気和中、降逆止嘔、消積化滞、行気止痛
   - 本穴は胃脘部に位置するため、このような性質をもつ。
   - 本穴に反応がある場合、胃心痛、嘔吐があり腹部が膨張し硬くなる、または食欲旺盛、便秘あるいは下痢がある。
2. 健脾祛湿、利水消腫

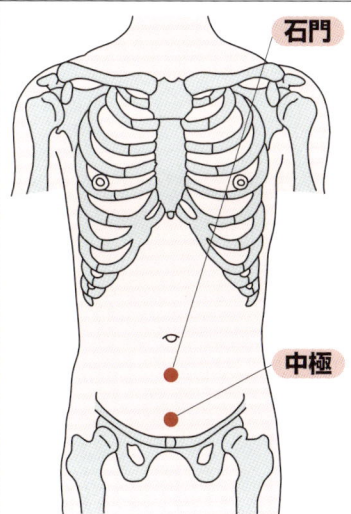

石門
1. 補腎培元、調衝任、益精血
   - 本穴が属する任脈が陰脈の海であるため、このような性質をもつ。
2. 通利三焦、祛湿利水、健脾理腸
   - 本穴は三焦経の募穴で、三焦経の気が集まる所であるため、このような性質をもつ。
3. その他
   - 本穴に反応がある場合、呼吸器・消化器・生殖器系疾患の疑いがある。

中極
1. 補腎培元、溢精血、壮元陽
   - 本穴が属する任脈は陰脈の海であるため、このような性質をもつ。
2. 補腎利尿消腫、清熱利湿止痒
   - 本穴は膀胱経の募穴で、膀胱経の気が集まる所である。そして足三陰経との交会穴でもあり、脾は運化をつかさどり、肝は疏泄、通三焦、利水道をつかさどる。そして腎は水をつかさどり、膀胱は開闔をつかさどるため、水液代謝を調節することができる。
   - 本穴に反応がある場合、膀胱疾患の疑いがある。
3. 補肝腎、理気血、温経散寒
   - 本穴は足三陰経との交会穴であるため、このような性質をもつ。

雲門

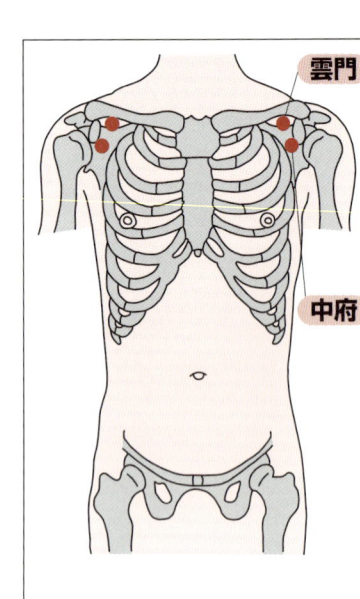

1. **清宣肺気、降逆化痰、止咳平喘**
- 本穴は肺経に属する経穴で、胸肺の上部に位置するため、このような性質をもつ。
- 本穴に圧痛がある場合、肺部疾病がある。
2. **寛胸理気、通陽止痛**
3. **通経活絡止痛**

中府

1. **清宣肺気、理気化痰、止咳平喘**
- 中府周辺に陥凹があり、肌表が白くてカサついていない場合は、肺虚証である。まず本穴は肺経の募穴で、肺経の経気が集まる所であるので、中府周辺が陥凹していることから肺気の虚を診ることができる。また五行で肌表をつかさどるのは肺で、肌表が白いということから、気血を診ることができる。したがって、肺虚証であるといえる。
（わかりやすい臨床中医臓腑学、第3版。p104参照）
- 中府・雲門・缺盆・膻中の皮肉が厚い場合は、肺気実である。これはまず中府は肺経の募穴で、肺経の経気が集まる所。雲門は肺経に属す経穴で肺気を通す。また缺盆も肺尖部辺りに位置するために肺気を通す。そして膻中は八会穴のうちの気会穴で宗気の集まる所である。そのため、この4穴は肺気と関係があり、またこの部分の皮肉が厚いということは、気が充分に満ち足りているということである。したがって肺気実ということになる。　（わかりやすい臨床中医臓腑学、第3版。p104参照）
- 本穴に反応がある場合、重傷肺部疾病である。
2. **健脾益気、化痰降逆、利水祛湿**
- 本穴は足太陰経との交会穴で、脾臓の気を調節することができる。そのためこのような性質をもつ。

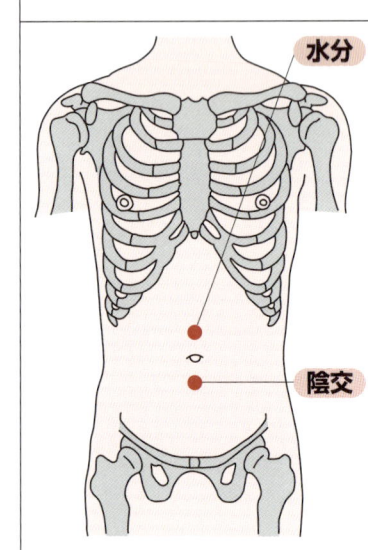

水分

1. **健脾益気、利水祛湿**
- 本穴は中焦部に位置し、脾胃の気を通す。そして脾は化湿するため、このような性質をもつ。
2. **健脾温腎、強壮腰脊**
- 本穴は任脈の経穴であり、任脈と督脈は表裏関係にあるので、任脈と督脈の気を調節することができる。そのためこのような性質をもつ。
3. **健脾和胃、理気止痛**

陰交

1. **補腎培元、調衝任、益精血、降逆平衝**
- 本穴は腎経との交会穴であるため、このような性質をもつ。
- 水分・陰交の動悸が著しい場合は、腎気上逆する。水分の動は水飲の停滞を表し、陰交の動は下焦に水飲が停滞し動いていることを表す。また水飲が停滞していることから、真元が不足（温煦機能の低下）していると考えられる。そして、真元の不足により腎は納気されずに上逆し、命門の火が上炎する（腎気上逆）。
（わかりやすい臨床中医臓腑学、第3版。p118参照）
- 本穴に反応がある場合、生殖・泌尿器系・胆・心の合併症の疑いがある。
2. **温陽散寒、補腎健脾、祛湿利水**
3. **清熱利湿、殺虫止痒**
4. **壮筋骨、強腰脊、通経絡**

厥陰兪

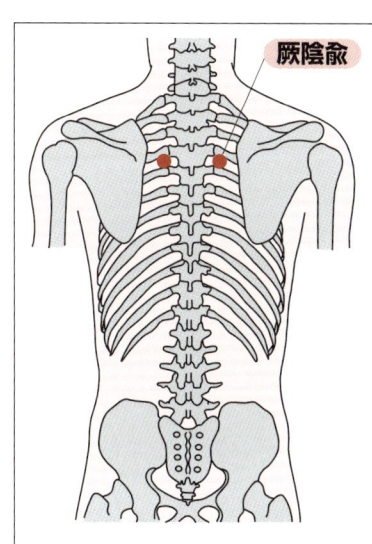

1. **心包経の背兪穴で、心包の気が転輸、輸注する所**
- 左膏肓・心兪・厥陰兪は心包病証の反応として圧痛が出やすい。膏肓・心兪は心の反応点である。心包は心の外膜で、心に代わり邪を受け心を保護する。そのため心の反応点である膏肓・心兪に心包病証の反応として圧痛が出やすい。また左膏肓で反応があるのは、心臓が左に位置するためだと考えられる。そして、厥陰兪は心包経の背兪穴で心包の気が転輸・輸注する所なので圧痛が出現しやすい。

(わかりやすい臨床中医臓腑学、第3版。p75 参照)

- 左膏肓・心兪・厥陰兪の3穴に圧痛があり張っている場合は、郄門にも反応があり、精神性の異常が認められる。また内関にも反応が現れている場合もある。左膏肓・心兪・厥陰兪は心包病証の反応が現れやすい所であり、この3穴すべてに圧痛があることから、心神はかなり不安定であり、精神性異常が現れていてもおかしくないと考えられる。また郄門は心包経の郄穴で、内関は心包経の絡穴で神明の出入りする所であるので、状態によってはこの2穴に圧痛が現れる。

(わかりやすい臨床中医臓腑学、第3版。p75 参照)

- 心神不安、多夢の場合、本穴に反応がある。

2. **宣肺化痰止咳**
- 本穴は背部にあり肺の近くに位置するため、肺気を通す。そのため、このような性質をもつ。

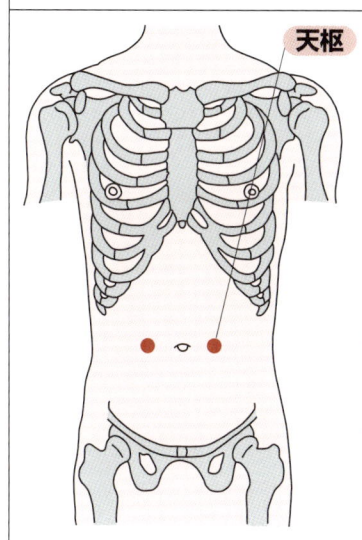

天枢

1. **調理腸胃、降逆止嘔、理気止痛、通府瀉熱、祛湿止瀉**
- 本穴は大腸経の募穴で、大腸経の気が集まり結ばれる所であるためこのような性質をもつ。
- 本穴の圧痛と他の経穴の圧痛を組み合わせると次のような疾患がある。
  下巨虚→腸炎の疑いがある。
  大腸兪・新大郄→直腸癌の疑いがある。
  闌尾・水分→虫垂炎の疑いがある。

2. **理気血、調経脈、活血散結、祛瘀止痛**
- 本穴は足陽明経に属す経穴で、陽明経は多気多血の経絡であるため、このような性質をもつ。

3. **通府瀉熱、活血散結、祛瘀止痛**
- 本穴に反応がある場合、朝食前の嘔吐、胃に灼痛があり空腹を覚える、食後の嘔吐がある。

4. **祛湿利水消腫**
- 本穴は胃経に属す経穴で、脾胃は水湿を運化するため、このような性質をもつ。

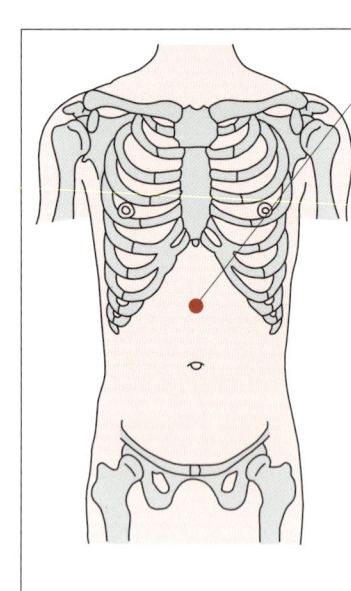

中脘

1. **調胃腸、理気滞、健脾和胃、降逆止嘔、消食化瘀、通府止痢**
- 本穴は胃経の募穴、八会穴の府会であり、胃経の脈気が集まる所であるので、胃病の要穴とされている。
- 本穴に反応がある場合、消化障害および肺病がある。本穴の反応から食物の消化状態を診ることができるのは、本穴が足陽明経との交会穴で、また胃経の募穴でもあり、胃経の脈気が集まる所であるためである。そして肺病は、肺経脈が胃口を巡るため、胃と肺が密接な関係にあるためだと考えられる。
- 中脘の圧痛と他の経穴の圧痛を組み合わせると、次のような疾患がある。
    左承満→胃炎
    左承満・梁丘→胃痙攣
    左商曲→神経性胃炎の疑いがある。

2. **解鬱理気、健脾和胃、祛湿退黄、活血散結、祛瘀止痛**
- 本穴は手少陽経との交会穴であるため、このような性質をもつ。

3. **和胃祛湿、清熱化痰、養心安神、清心除煩、定驚醒神**
- 本穴は足陽明経との交会穴であるため、このような性質をもつ。

4. **健脾益気養血摂血**
- 本穴は胃経の募穴、足陽明経との交会穴であり、また本穴の穴下には脾胃が存在する。脾胃は気血生化の源であるため、このような性質をもつ。
- 中焦の上脘、中脘、下脘を按じて充実していない者は脾胃に病がある。上脘は胃経との交会穴、中脘は胃経との交会穴で、そして下脘は脾経との交会穴である。したがって、中焦の上脘、中脘、下脘を按じて充実していない者は、脾胃に病があるといえる。
- 中焦を押圧して硬い、圧痛か硬結のある場合は脾実、逆に押按して深部に硬結が触れる場合は脾虚に多く見られる。これは腹部が硬く抵抗感があるものは実証、腹部軟弱で深部にも抵抗感がないものは虚証であることによる。また脾との関係は、足太陰経脈が中脘周辺で胃を覆い巡るためである。そのため、それぞれ脾実、脾虚ということになる。

(わかりやすい臨床中医臓腑学、第3版。p91参照)

膻中

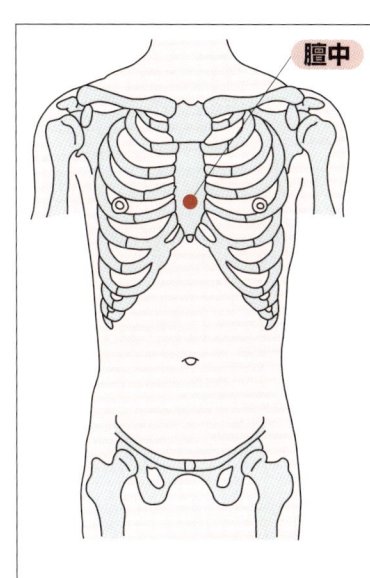

1. **寛胸理気、通陽化濁、宣肺化痰、止咳平喘、解鬱散結**
   - 本穴は八会穴の気会穴であり、宗気の集まる所であるため、理気の要穴とされている。
   - 本穴に圧痛がある場合、気もちがイライラし、怒りやすい状態にある。これは本穴が気会穴であるため、圧痛がある場合は疏泄機能が低下しており、気が滞って気もちがイライラしたり、怒りやすい状態になる。
   - 本穴に圧痛がある場合、三焦・呼吸および肝臓病の疑いがある。これは本穴が気会穴で宗気の集まる所であるため、呼吸器疾患を診ることができる。
   そして手少陽経との交会穴であるため、三焦病証も診ることができる。

2. **定驚安神、清心除煩**
   - 本穴は心包経の募穴で、心包は心の外衛で、心は神志をつかさどるため、このような性質をもつ。
   - 心包病証の反応として、膻中とともに巨闕に緊張を起こしやすい。膻中は心包経の募穴であり心包経の脈気が集まる所である。そのため、心包病証の反応として膻中と巨闕に緊張が起こりやすい。

   (わかりやすい臨床中医臓腑学、第3版。p75参照)

3. **行気解鬱、通経催乳**
   - 本穴は手太陽経と手少陽経との交会穴であるため、このような性質をもつ。
   - 三焦病証の反応として膻中とともに石門に硬結、軟弱、不快感などが出現しやすい。これは膻中が三焦経との交会穴で、石門は三焦経の募穴で三焦経の気が集まる所である。そのためこのような反応が現れる。

4. **理気活血、祛瘀排膿**

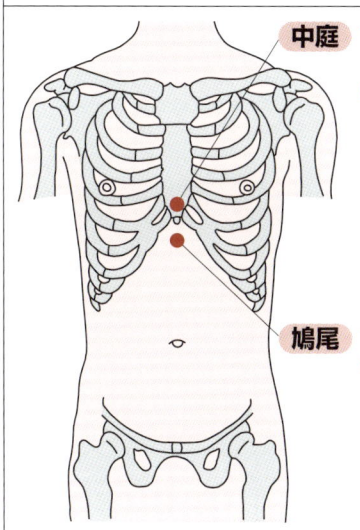

中庭

1. **寛胸理気、通陽活血**
   - 本穴は胸部に位置するため、このような性質をもつ。

2. **理気解鬱、利咽理膈、化痰散結、和胃降逆**
   - 本穴は任脈に属す経穴で、任脈は咽喉部を循行するため、このような性質をもつ。
   - 本穴に圧痛がある場合、咳、痰、喀血、上気道疾患の疑いがある。

鳩尾

1. **寛胸理気、活血祛瘀、宣肺化痰、止咳平喘**
2. **定驚安神、清心除煩、化痰醒脳**
   - 本穴は任脈の絡穴（膏の原）であるため、このような性質をもつ。
   - 本穴に反応がある場合、自覚症状として不眠・動悸・頭痛・ふらつきなどがあり、感情面では驚きが著しいなどがある。

   (わかりやすい臨床中医臓腑学、第3版。p61参照)

   - 本穴に反応がある場合、心下に突き上げる感じがある。そしてお腹が軟弱で塊りに触れる場合は不治の病である。

   (わかりやすい臨床中医臓腑学、第3版。p61参照)

3. **理気和胃、降逆止嘔、行気止痛**
4. **その他**
   - 本穴に圧痛がある場合、神経衰弱、小児痙攣、癲癇、嘔吐、咽喉炎、心神経炎、不妊、偏頭痛にまで及ぶ。

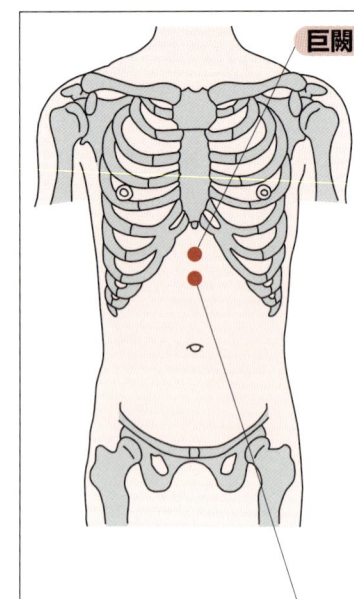

巨闕

1. 寛胸理気、通陽化濁、活血祛瘀、宣肺止咳
- 本穴は胸部と腹部の間に位置し、胸肺の気を通すため、このような性質をもつ。

2. 益智養心、安神定驚、開竅醒脳
- 本穴は心経の募穴で、心経の脈気が集まる所であるため、このような性質をもつ。
- 本穴に圧痛があると、神経性要素が強く、胃酸を増す。本穴は心経の脈気が集まる所で、その部位に圧痛があることから心神が安定していないということで神経性要素が強いと考えられる。また神経性要素が強いと胃酸が増す。
- 心下部に動悸がある場合、心虚または腎虚である。
- 心下部を軽く按じると動悸があり、重く按じると動悸に根がある。そして心下の動悸が下腹まで延びた場合は、心・腎ともに虚証である。
- 心下部が硬くて緊張と圧痛がある場合、少海と神門にも圧痛がある。これは心下部は心の状態を診る部分であり、少海と神門はそれぞれ、心の経気が入る所と心の原気をとどめる所であるためである。

(わかりやすい臨床中医臓腑学、第3版。p61参照)

3. 理気和胃、降逆止嘔、健脾祛湿、化痰散結、利胆退黄

上脘

1. 健脾和胃、理気止痛、降逆止嘔、消化化滞、祛湿止瀉
- 本穴は足陽明経との交会穴であるため、このような性質をもつ。

2. 健脾益気摂血
- 本穴は上腹部に位置し、穴下には脾胃があるため、このような性質をもつ。

3. 清熱祛湿、利胆退黄
4. 健脾祛湿、化痰止咳

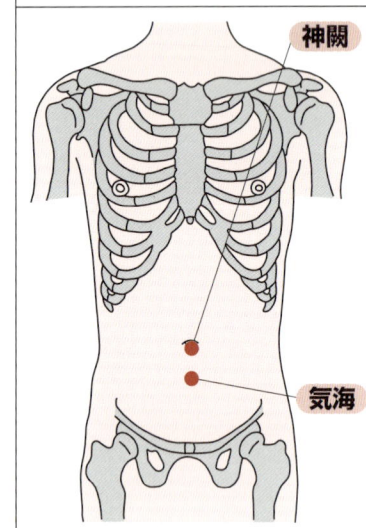

神闕

1. 回陽救逆、培元固本、益気固脱、醒神
- 本穴は臍窩正中に位置し、先天の精気の出入りする所であるため、このような性質をもつ。

2. 滋腎陰、調衝任、益精血
- 本穴は任脈に属する経穴で、任脈は陰脈の海で全身の陰脈を総統しているため、このような性質をもつ。
- 神闕の上・下方に著しい線上の緊張感が触れれば、脾腎虚で回復能力が低下しているので要注意である。

3. 温腎健脾、益気昇提、祛湿止瀉、利水消腫
- 本穴は腹部正中に位置し、腸が存在するため、このような性質をもつ。

気海

1. 大補元気、補血塡精、益気固脱
- 本穴は長期病後の補穴である。これは長期間、病気を患っていて、気が不足しているため、気の海である気海で元気を補うということである。

2. 補肝腎、調衝任、理気血
- 本穴は任脈に属す経穴で任脈は陰脈の海で、胞胎をつかさどる。そのため、このような性質をもつ。

3. 健脾和胃理腸、祛湿化湿理気
- 本穴は臍下に位置し、腸が存在する。そのため、このような性質をもつ。

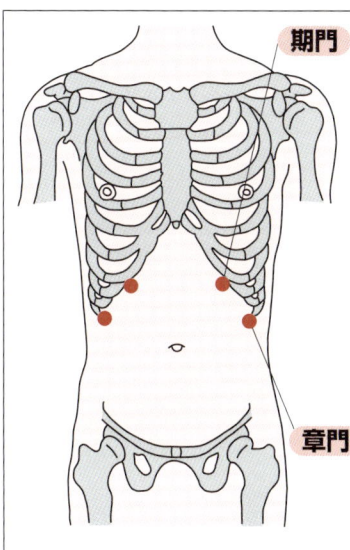

期門
1. 疏肝解鬱、調気活血、酸結止痛
- 本穴は足厥陰経の経穴であり、また肝経の募穴で肝経の気が集まる所であるため、このような性質をもつ。
- 期門、日月、肓兪、左天枢は肝病証の反応が出現しやすい。神経質の者は左天枢の動悸が強く出現する。これは期門は肝経の募穴で肝の経気が集まる所で、日月には疏肝解鬱の作用がある。また肓兪には補肝腎の作用があるためだと考えられる。

(わかりやすい臨床中医臓腑学、第3版。p79参照)

2. 疏肝健脾益気、和胃降逆止嘔、祛湿止瀉
- 本穴は足太陰経と陰維脈との交会穴であるため、このような性質をもつ。
- 本穴に反応がある場合、肝・胃・腸疾患および肺病がある。

3. 平肝降火、清肺化痰、理気宣肺、止咳平喘

章門
1. 疏肝解鬱、調暢気機、理気活血、行気止痛
- 本穴は足少陽経との交会穴であるため、このような性質をもつ。

2. 健脾和胃、調中補虚、益気養血
- 本穴は脾経の募穴であり、また八会穴の蔵会穴でもある。そのため脾の経気が集まる所で、このような性質をもつ。

3. 壮陽散寒、舒筋活絡

4. その他
- 本穴に反応がある場合、肝・胆・脾・膵病による心・腎・肺の疾病がある。
- 章門周辺は中風の前兆を意味することが多く、圧して深く入る者には注意を払うこと。また章門より下一寸を圧して痛むときには足痛がある。

(わかりやすい臨床中医臓腑学、第3版。p79参照)

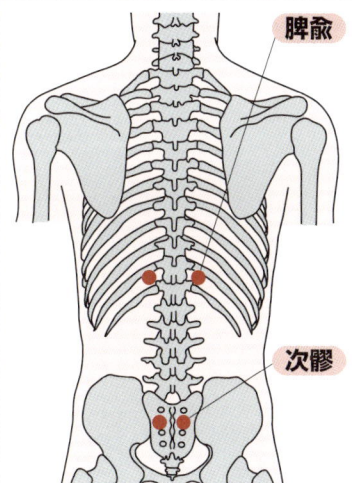

脾兪
1. 益気養血、温陽健脾、和胃降逆、祛湿利水、消食化滞
- 本穴は脾経の背兪穴で脾気の輸注する所であるため、このような性質があり、脾胃虚弱、気血不足の要穴とされている。

2. 祛湿通絡

3. その他
- 本穴に陥凹がある場合、内臓下垂がある。そして本穴の陥凹と他の経穴の圧痛を組み合わせると、どの部位に下垂が起こっているかがわかる。
  下垂点→胃下垂
  太渓→胃下垂
  次髎・帯脈→子宮脱の疑いがある。

次髎
1. 補腎気、祛湿止滞、調経止痛（帯下治療の要穴）
- 本穴は足太陽経に属す経穴であり、膀胱と腎が表裏関係にあるためこのような性質をもつ。

2. 壮筋骨、強腰脊、通経止痛

3. その他
- 次祛の圧痛と他の経穴の圧痛を組み合わせると次のような疾患がある。
  帯脈→子宮内膜炎
  帯脈・新大郄→子宮癌の疑いがある。
  帯脈・脾兪の陥凹→子宮脱

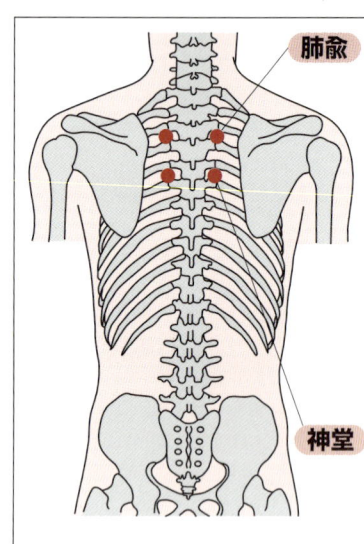

肺兪

1. 宣肺平喘、化痰止咳、補益肺気
   - 本穴は肺経の背兪穴で、肺経の気が輸注する所である。また肺臓の近くに位置することから肺気を調節することができるため、このような性質をもつ。
   - 肺兪の圧痛と他の経穴の圧痛を組み合わせると、次のような疾患がわかる。
       風門→感冒
       庫房→気管支炎
       手五里→肺炎
       新大郄→肺癌の疑いがある。
       結核→肺結核の疑いがある。
2. 滋補肺陰、清熱退蒸

神堂

1. 宣肺理気、止咳平喘
   - 本穴は上背部に位置し穴下には肺臓があるため、このような性質をもつ。
2. 祛風散寒、舒筋活絡、通痺止痛
   - 本穴は足太陽経に属す経穴であり、太陽は表をつかさどるため、このような性質をもつ。
3. その他
   - 神堂の圧痛と他の経穴の圧痛を組み合わせると、次のような疾患がわかる。
       霊道→冠動脈硬化、狭心症の疑いがある。
       極泉→心筋梗塞の疑いがある。
       心兪→不整脈の疑いがある。
       大陵→心筋炎の疑いがある。

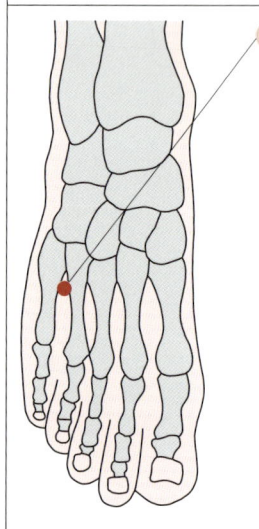

足臨泣

1. 疏肝利胆、理気活血、利助止痛、通乳酪、消癰腫
2. 平肝熄風、清肝明目、通絡止痛
   - 本穴は帯脈との交会穴であるため、このような性質をもつ。
3. 祛風除湿、舒筋活絡、調和気血、祛瘀止痛
   - 本穴は足少陽経の兪穴で、兪穴は体重節痛をつかさどるため、このような性質をもつ。
4. その他
   - 本穴に圧痛がある場合、結石症がある。そして足臨泣の圧痛と他の経穴の圧痛を組み合わせると、どの部位の結石症であるかがわかる。
       胆嚢点・胆兪→胆石症の疑いがある。
       腎兪・子宮→腎結石症の疑いがある。
       腎兪・肓兪→膀胱結石症の疑いがある。

三陰交

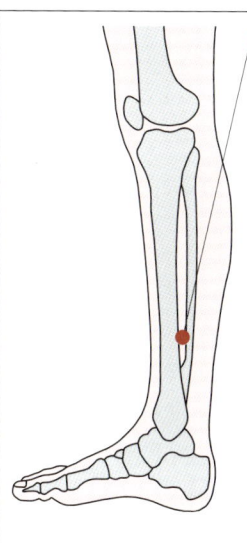

1. **健脾益気、温中補虚**
2. **疏肝理気、活血化瘀散結**
- 本穴は足厥陰経との交会穴である。肝は疏泄、蔵血をつかさどるため、このような性質をもつ。
3. **補肝腎、益精血**
- 本穴は足少陰経との交会穴であるため、このような性質をもつ。
4. **祛湿利水、利尿消腫**
- 本穴は足三陰経との交会穴である。脾は運化水湿をつかさどり、腎は水をつかさどり、膀胱は開闔をつかさどり、肝は通利三焦、通調水道の作用があるため、このような性質をもつ。
5. **清熱利湿、祛風止痒**
6. **その他**
- 三陰交の圧痛と他の経穴の圧痛を組み合わせると、次のような疾患がわかる。
  　血海→子宮出血の疑いがある。
  　外陵→月経痛
  　陰交→帯下

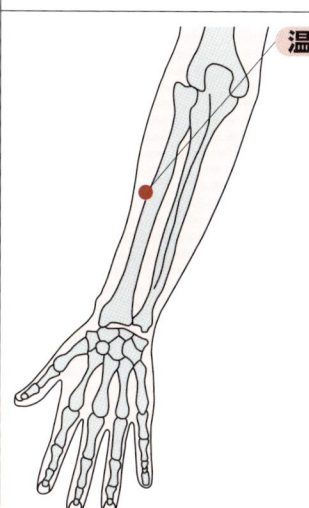

温溜

1. **清熱解毒、瀉火消腫**
- 本穴は大腸経の郄穴であるため、急性疼痛の治療によく用いられる。
2. **理腸胃、通府気**
3. **祛風湿、通経絡、止痺痛**
4. **清熱通府、清心化痰**
5. **その他**
- 本穴に圧痛がある場合、消化器に穿孔がある。そして温溜の圧痛と他の経穴の圧痛を組み合わせると、どの部位に穿孔があるかがわかる。
  　中脘・左承満→胃穿孔の疑いがある。
  　中脘・天枢・大腸兪→腸穿孔の疑いがある。

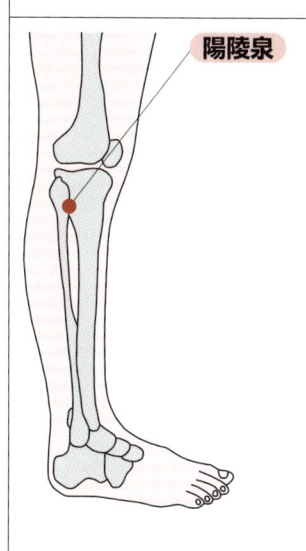

陽陵泉

1. **舒筋活絡、祛風除湿、活血散寒、疏利関節、通痺止痛**
- 本穴は八会穴のひとつ筋会穴であるため、このような性質をもつ。
2. **疏肝理気、清熱利湿、利胆退黄、和胃止嘔**
- 本穴は胆経の下合穴であるため、このような性質をもち、胆疾患によく使われる。
3. **鎮安神、熄風止痙**
- 本穴は胆経に属す経穴であり、胆は決断をつかさどるため、このような性質をもつ。
4. **その他**
- 本穴に圧痛がある場合、消化器の出血がある。そして陽陵泉の圧痛と他の経穴の圧痛を組み合わせると、どの部位の出血かがわかる。
  　中脘・左承満→胃潰瘍による出血の疑いがある。
  　天枢・大腸兪→直腸出血の疑いがある。

Ⅲ - 尺膚診病法

尺膚とは前腕部にある診察部位

　手関節横紋から肘関節横紋内側部を尺膚と呼びます。尺膚は全身の症状が出現する皮膚上の人体における縮図であり、ここにも五蔵六府の盛衰が現れます。

　『素問』脈要精微論に「尺内両傍、則季脇也。尺外以候腎、尺裏以候腹。中附上、左外以候肝、内以候鬲。右外以候胃、内以候脾。上附上、右外以候肺、内以候胸中。左外以候心、内以候膻中。前以候前、後以候後。上竟上者、胸喉中事也。下竟下者、少腹腰股膝脛足中也」（尺部の脈の両傍で、季脇部の状態を診断し、尺外で腎を診断し、尺内で腹部の状態を診断します。関部の脈の左の外で肝を診断し、左の内で鬲を診断します。関部の脈の右の外で胃を診断し、右の内で脾を診断します。寸部の脈の右の外で肺を診断し、右の内で胸中の状態を診断します。寸部の脈の左の外で心を診断し、左の内で膻中の状態を診断します。前で身体の前面部を診断し、後で身体の後面部を診断します。寸部の掌側で胸と喉の疾病を診断し、尺部の肘側で下腹部、腰、股、膝、脛、足の疾病を診断します）と記され、生体の反応を診ます。人体を前腕部に当てはめて、四肢百骸の反応を肌の滑らかさ、柔らかさ、寒熱を診て身体の虚実や証候を区別します。

『黄帝内経霊枢』論疾診尺篇第七十四に説かれている尺膚診病法

　『霊枢』の邪気蔵府病形篇第四や論疾診尺篇第七十四において、尺膚による診病の論述が記されています。

　これは尺部の皮膚における寒熱、滑潤、肌肉の虚弱などに出現する現象を診察することにより、体表面から体内部を知り、蔵府などの発病状況を推測します。

　黄帝が岐伯に問う。「私は色を望診したり脈診する方法を使わず、尺膚を診察するだけで、病気を説明し、外在的な現象から内在的な変化を推測したいと思うが、尺膚を診察する方法はどのようにすればよいか」

　岐伯は答えます。「尺膚の緊張あるいは弛緩、脂肪がついているか痩せこけているか、滑潤であるか濇滞（しぶり滞る）であるかの状態、および肉が堅実であるか脆弱であるかを診察すれば、どの疾患にかかっているかを確定することができます…中略…尺の皮膚が滑らかでざらつかず光沢があるのは風病です。尺部の肌肉がフワフワして柔らかいものは、身体が怠く疲れ、四肢がだらける解㑊（四肢がだらけて無力な状態をいう）の病です。睡眠を好み、肌肉が痩せこけているのは、寒熱が発し、簡単には治りません。尺の皮膚が滑らかで潤いがあり脂肪のようであるのは、風病です。尺の皮膚がザラザラして滑らかなものではないのは、血が少なくて営が虚している風痺病です。尺の皮膚がザラザラして潤いがなく、乾燥した魚の鱗のようになるのは脾土が衰弱して、水飲が変化しない溢飲の病です。尺の皮膚が焼けつくように熱く、脈が盛大でさわがしいのは、温病です。もし脈が盛大であるが、さわがしくはなく、滑利（サラサラ）を呈しているならば、病邪が駆出され、正気が次第に回復しようとしている。病が快方に向かっている姿です。

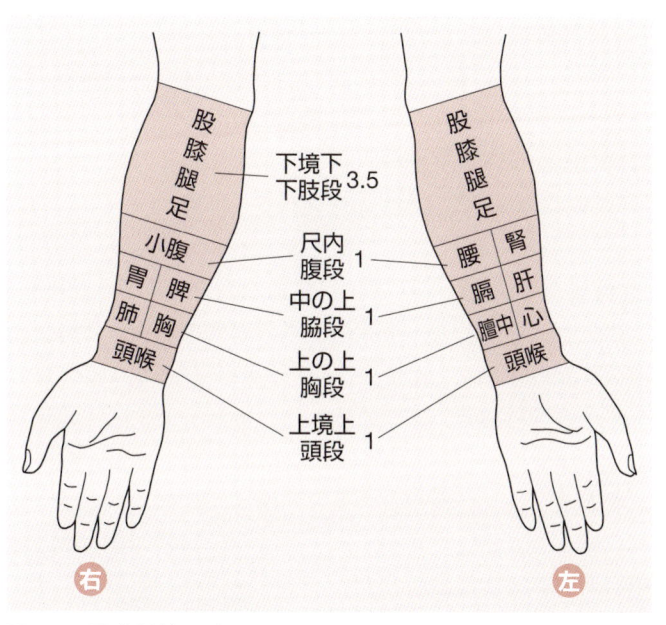

図20：尺膚診法示意図

　尺の皮膚が冷たいのに脈が小さいのは泄瀉と気虚の病です。尺の皮膚が手を焼くような高熱で、先に発熱して後で冷たくなるのは、寒熱往来の一種です。尺の皮膚が先に冷たく、しばらく抑えると発熱を感じるものは、寒熱往来の一種です」
　「肘部の皮膚が単独に発熱しているのは、腰から上の部位の発熱兆候です。手腕部の皮膚が単独に発熱しているのは、腰下肢の発熱兆候です。肘の前部が単独に発熱しているのは、腰腹部の発熱兆候です。肘の後廉から下三四寸の部位が発熱しているのは、腸中に悪玉菌がいる兆候です。手掌が発熱しているのは、腹中の発熱兆候です。手掌が冷たいのは、腹中が冷えている兆候です。手の魚際の白肉に青色の血脈があるのは、胃の中に寒があります。尺部の皮膚が灼けるような高熱で、頸部の人迎脈が大きいのは、熱が旺盛であって、血が失われているはずです。尺部の皮膚が堅く大であるのに、脈が著しく小であるのは気虚を示しています。もし煩悶が加われば、たちどころに死亡するでしょう」との記載があることから、尺膚の反応は診察法のひとつに加えられていたことがわかります。
　全身の情報が局所に集約され、局所の情報は全身へ波及します。この概念は中医学の基本であり、わたしたちは全身を診ながら局所に目を向け、局所に目を向けて全身の症状を把握するといった行為を診療において行っています。現象より本質を見極め、因果関係を明らかにします。治療は標本緩急の原則に従って本質へのアプローチを行い、局所の証候を取り除きます。遺伝子工学が発達した現代において、細胞間レベルでの研究は中医学的な考え方に類似しているように思われます。

Ⅳ-腹部診病法

　腹部の診察は中医学的に重要であります。腹診は按診方法のなかに属し、患者の腹壁を直接触れることによって病状を診る方法です。四診では欠かすことのできない方法のひとつでもあります。

　『傷寒論』を著した張仲景という医者は、漢方処方を行ううえで、腹部診断を重要視しました。また、『難経』にも腹診が説かれています。弁証の腹診は臓器の変化をみることではなく、体壁の反応をみるものです。健康な人のお腹は、その皮膚がゴムまりのように、按じて適当な弾力があって、皮膚には潤沢があり、湿度が一定で、寒冷が起こっていない状態です。腹部は腹部の全体象を望診して触診します。区分の仕方は心下部、胃脘部、大腹、小腹、少腹の五区画が基本となります。上腹部、下腹部、側腹部の膨（脹）満、緊張感を探っていきます。

　手順はまず最初に患者をベッドに寝かせます。このときに患者の腹部に直接触れるのではなく、しばらく患者の呼吸状態を観察します。その呼吸が速いか、遅いか、長いか、短いかを診るのです。この状態で全身状態の虚実がわかります。浅い呼吸は気虚の証といった具合です。

　呼吸が安定すれば、次に術者は胸部、上腹部、下腹部の順番で視診します。腹診の具体的な操作は触、漠、按、圧の四つの触れ方があり、触と漠は体表部の最も浅い部分に用います。按と圧は蔵府による病変を探るために深部を診る手法です。

　わたしたちの手の感覚は指先の指腹部、手掌部が最も敏感です。したがって手掌を開いて水平にした状態で診ます。

腹診時の具体的な操作方法

①患者を仰臥位で寝かせ、全身の力を抜かせ、身体を水平に保ちます。
②胸腹部と大腿部の筋の力を抜かせて緊張感が緩和している状態を確認します。
③術者は患者の右側に立ちます。
④まずは望診で腹部の形態、潤燥、色、つや、膨隆、緊張度を視覚を通じて診ます。
⑤術者の手掌を清潔にして温めます。
⑥利き手を左右の胸の上（中府の付近）、胸の中央より上腹部、臍の上、左右の下腹部と脇の下、側腹部を按じます。
⑦手掌を用いて体壁の寒冷、硬さ、厚さ、軟らかさなどの抵抗と、硬結、緊張、動悸、圧痛、拘攣、皮膚の潤いなどを診察し、婦人では妊娠の有無も診ます。
⑧反応が強く現れている所には、その部位をさらに詳しく診察します。術者の魚際部、人差

瘀血って知っている？

　わたしたちが臨床を行ううえで、よく耳にするのが「瘀血」という言葉です。瘀血は主に血流状態の変調を引き起こしたもので、いわゆる血の流れの滞りのことです。つまり血行障害による局所の変性や壊死、臓器器官の出血やうっ血、心筋梗塞、心不全などの心臓疾患を含めて瘀血は発生します。現代医学では微小血管の変形や閉塞による微小循環の障害、血液粘度や血球濃度の上昇、微小血管活性酸素による内皮細胞の障害を生じます。さらに血管壁の抵抗性の増大や末梢循環抵抗の増大などが考えられています。

し指、中指、薬指の三本を水平に揃えて按じ、軽按、中按、重按のそれぞれ異なる三つの術者の力の入れ方により、膨張や硬結などを診ます。

腹診から得られる情報

①虚証の腹部は緊張度が弱く、皮膚軟弱で薄く、抵抗はないが、按じると深部に硬結が触れることがあり、寒冷があります。

②実証の腹部は緊張度が強く、皮膚が厚くて膨満し、寒冷のいずれかが認められ、按じると多く硬結や圧痛があります。

③腹部とともに診なければいけないのが胸部です。心痛や胸痛、脇痛、胸脇苦満を現します。胸脇苦満の場合には足少陽胆経の日月、丘墟、足厥陰肝経の期門、足太陽膀胱経の肝兪、胆兪、膈兪に反応を示します。期門穴に反応を認める場合には太衝、中封、曲泉にも圧痛を現します。

④胸痛には結胸（胸部満ちて痛む状態）という証があります。これは心が急速に痛み苦しんで、水を飲むことさえできません。仰向けになってもふせることができません。自覚的な項のこり感を覚え、他覚的にはこり感の認められない状態で大結胸と小結胸の二種類に区別されます。

⑤胸痞（胸の支えた状態）は心下が支えるが痛みがないものをいいます。これには寒痞、熱痞、実痞、虚痞の四種類があります。主な原因としては太陰脾経を巡らないものを呼びます。

⑥心痛は真心痛や厥心痛とも呼ばれ、鳩尾穴の上方に出現する痛みを指します。原因として考えられるのは瘀血の停滞や大感、蔵の邪によることが多い。

⑦胸痛を起こす原因は風寒湿熱、瘀血、痰火、積痰、肝胆によるものが多く、風は筋が引きつり、痛む所が移動します。

⑧寒は痛む所が固定して激痛で四肢末端と腰部の寒冷を認めます。

⑨湿はしびれ感、重圧感、倦怠感を呈します。

⑩熱は熱感を伴った痛み、心悸、呼吸困難があります。

⑪痰が原因して起こしている場合は左側の脇の痛みが激しく、固定した痛みで、右側の脇の痛みは胸が張ってくるような感じがあります。

⑫肝気が実したときは咳して脇が痛み、その場所は移動する特徴をもちます。さらに実の脇痛は、肝気が実して脇が痛み、手足に熱感があって苦しく横になることができません。虚

瘀血証が発生する原因を教えて

瘀血証は、わたしたち臨床家がよく用いる言葉のひとつですが、その原因をわたしたちの日常生活を行ううえで考えてみましょう。これは外的要因と内的要因の二つに分類されます。外的要因は自然界に発生する季節による気候や気温の変化、東洋医学的に考えると風寒湿熱などが該当します。また、スポーツなどによる外傷性疾患や手術後における代謝障害により発生します。二つめの内的要因とは、精神的ストレス、新陳代謝の障害、運動不足、動脈硬化症、過労や内分泌異常が原因として考えられます。

の脇痛は、肝気が虚して発生します。疼痛が持続性で難聴や精神的にも不安定（ビクビクする、おどおどする、落ち着かない）な状態を引き起こします。

⑬胸脇苦満は肋骨弓下縁にそって、心下部から季肋部まで自覚的な充実感があり、他覚的には肋骨弓下縁から、指を上内方に押し上げるように挿入すると、抵抗を感じると同時に患者は苦痛を訴えます。この苦満感は、特に右側に出現します。

⑭腹部の色彩に注目すると、下腹部の正中線上に褐色の線があり、両側の乳頭に色素沈着があると妊娠の証です。

⑮腹壁に大小不揃いの暗黒色の瘀斑は再生不良性貧血、血友病、血小板減少症などを考え、中医学の熱性動血の証に相当します。

⑯腹部の紋様が青紫は、腰部、大腿、殿部などでみられ、現代医学の副腎皮質の機能亢進症、あるいはステロイドの長期内服患者にみられます。中医学の陽虚血瘀、陰虚血熱にみられます。

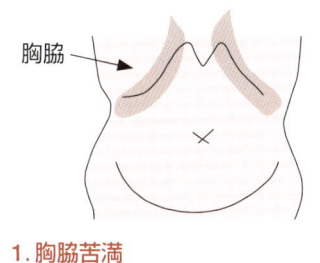

D・切診―Ⅳ・腹部診病法

1. 胸脇苦満
小柴胡湯
胸脇→　季肋部の苦満域　肋骨弓下→胸腔内押すと抵抗や苦痛　肝胆の**病変**
注　右に現れやすい

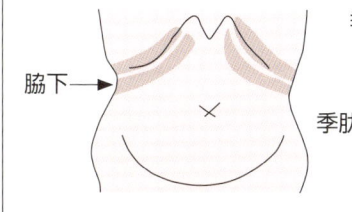

2. 脇下痞鞕・肋下硬満
小柴胡湯・大柴胡湯
脇下→　季肋下の痞硬　↓　**脇下痞硬**　季肋上下の硬い張り　↓　**肋下硬満**
注　胸脇苦満と一緒に現れることがある

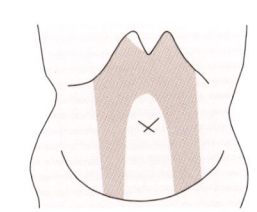

3. 大結胸
大陥胸湯
心下から下腹部までが硬満で心下を按じると石のように硬い　脈が沈・緊

4. 小結胸
小陥胸湯 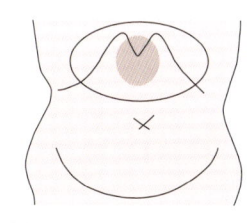
心下部膨満し硬い　圧すると痛い　心・心包の**病変**　肺に浮滑脈
注　胸膈の拒痛と呼吸促迫がある

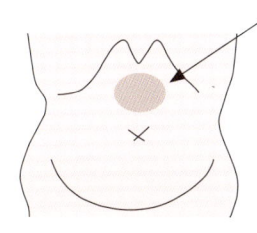

5. 心下痞
大黄瀉心湯合小陥胸湯・大黄黄連瀉心湯 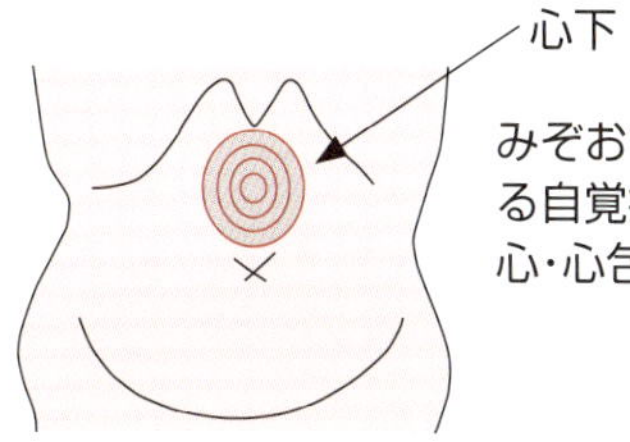
心下→　みぞおちがつかえる自覚症状のみ　脾胃の**病変**

6. 心下痞満
半夏瀉心湯・甘草瀉心湯・生姜瀉心湯 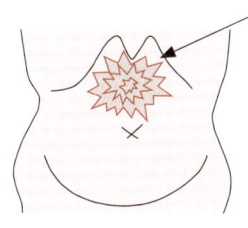
心下→　みぞおちがつかえる自覚症状のみ　心・心包の**病変**

7. 心下痞鞕
瀉心湯類・木防已湯
心下→　心下部のつかえ　心下部の抵抗感　少陽病　脾胃、心肺、肝胆の**病変**
注　初診時の腹壁の緊張に注意する

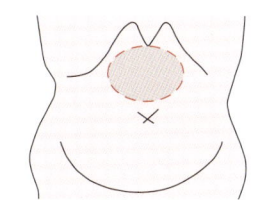

8. 腹部軟弱無力
人参湯・桂枝加芍薬湯
全体的に軟弱無力　脈は沈弱　手足衰える　裏虚症

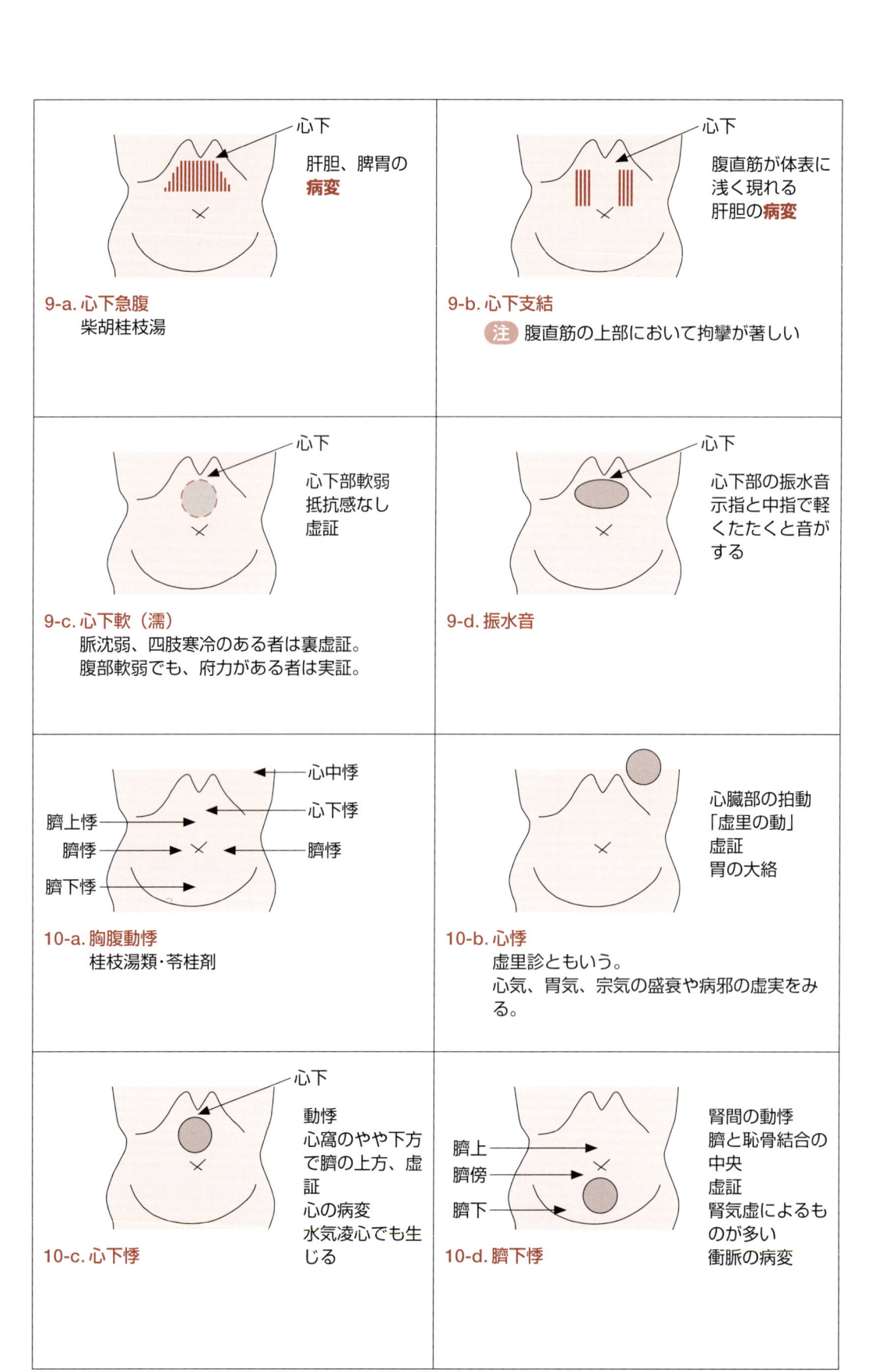

心下 → 肝胆、脾胃の**病変** **9-a. 心下急腹** 柴胡桂枝湯	心下 → 腹直筋が体表に浅く現れる 肝胆の**病変** **9-b. 心下支結** 注 腹直筋の上部において拘攣が著しい
心下 → 心下部軟弱 抵抗感なし 虚証 **9-c. 心下軟（濡）** 脈沈弱、四肢寒冷のある者は裏虚証。 腹部軟弱でも、府力がある者は実証。	心下 → 心下部の振水音 示指と中指で軽くたたくと音がする **9-d. 振水音**
心中悸／心下悸／臍上悸／臍悸／臍下悸 **10-a. 胸腹動悸** 桂枝湯類・苓桂剤	心臓部の拍動「虚里の動」虚証 胃の大絡 **10-b. 心悸** 虚里診ともいう。 心気、胃気、宗気の盛衰や病邪の虚実をみる。
心下 → 動悸 心窩のやや下方で臍の上方、虚証 心の病変 水気凌心でも生じる **10-c. 心下悸**	臍上／臍傍／臍下 → 腎間の動悸 臍と恥骨結合の中央 虚証 腎気虚によるものが多い 衝脈の病変 **10-d. 臍下悸**

（漢方薬：王琦著「中国腹診」より引用）

11-a. 心下痛
- 心下 心下部痛 心下の部位に生じる疼痛
- 実証：大柴胡湯・大黄黄連瀉心湯
- 虚証：小建中湯・人参湯

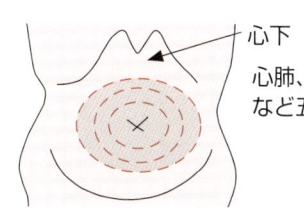

11-b. 心下痛（虚と実に分類する）
- 心下 心肺、肝胆、脾胃など五蔵の病変
- 実証：大柴胡湯・三承気湯・厚朴七物湯
- 虚証：理中湯・桂枝加芍薬湯・朴姜半夏甘草人参湯

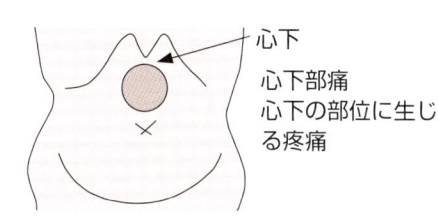

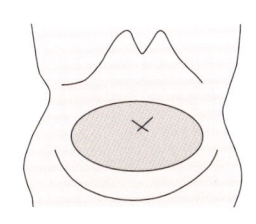

12. 大腹痛―中焦の虚寒や脾虚証
- 実証：大柴胡湯・三承気湯・桂枝加大黄湯
- 虚証：(気滞)人参湯・厚朴生姜半夏甘草人参湯
  - (寒直)附子粳米湯・大建中湯
  - (虚寒)小建中湯

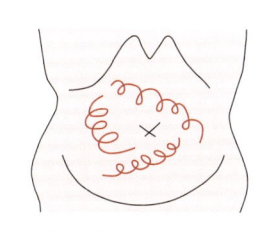

13. 腸管蠕動亢進
- 大建中湯

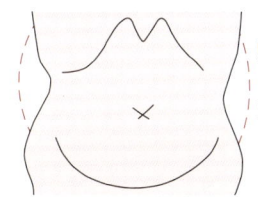

14. 腹満
- 腹満 自覚的な症状で腹が張って苦しい
- 虚証：中焦と脾胃の虚寒があり、水湿が内部に止まる。弾力性がない。喜按
- 実証：熱や寒が裏に結合する。弾力性がある。拒按

15. 少腹拘急（弦急）
- 下腹部の拘攣 臍下から恥骨まで 腎気虚
- 少腹
- 桂枝加竜骨牡蛎湯・小建中湯

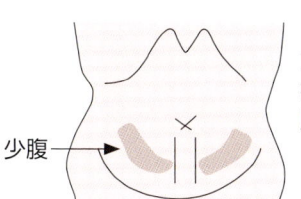

16. 少腹急結
- 左下腹部に圧痛 瘀血 肝脾腎の**病変**
- 少腹
- 桃核承気湯・大黄牡丹皮湯・桂枝茯苓丸
- 注 臍傍から左腸骨結節に向かって指頭を軽くこするように移動させる

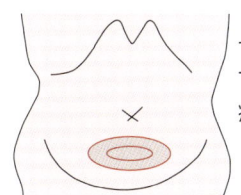

17. 少腹満・少腹鞕満
- 下腹部の膨満 下腹部の膨満・抵抗 瘀血・水毒
- 抵当湯・桃核承気湯・桂枝茯苓丸
- 腹中で癥瘕積聚を形成する

（なお、詳しくは『入門 目でみる臨床中医診断学』医歯薬出版を参照されたし）

V-脈診

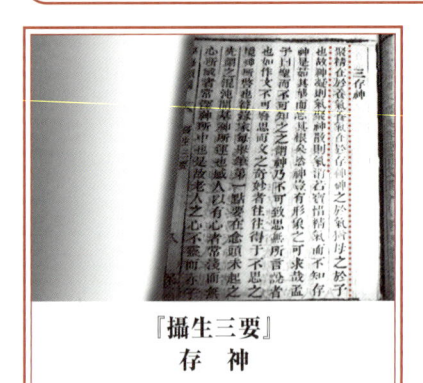

脈による診察は漢方薬を用いるものにとっては、患者の気血、寒熱、虚実のおのおのの変化を知るうえでたいせつな診察方法なのです。ここでは基礎を覚えておくとよいでしょう。この方法は望診、聞診、問診であらかじめ診察された症状の確認を総括するために用いる手段です。

わたしたちの頭の中で組み立てた証が果たして正しいのか否かを、脈を拾って証明するのです。

古典の『難経』六十一難にも「脈を切してこれを知るを巧みと謂う」との記載があります。これは脈を切して病の虚実を診察し、どの経絡蔵府に病があるかを診察することを「巧み」といっているのです。「巧み」には上手という意味もあります。

『攝生三要』
存 神

明(1368〜1644年)嘉節袁、黄坤儀著『攝生三要』。第三の養生として「存神」が載る。ここには「精が集まれば氣を養い、氣を養えば神を存す、神と氣はまるで母と子のようである」「故に神凝れば則ち氣が集まり、神が散れば則ち氣消える」等、精と氣と神の関係性について記されている。（著者撮影）

具体的に例を示すと、息切れ、顔色が悪くて白い、呼吸が浅い、冷え、無気力の患者さんがいたとします。

まず、みなさんの頭で虚と実のうちで、どちらを考えますか？

次に寒と熱ではどちらですか？　その次には気血津液の状態を考えます。「気」が多いか少ないか、「血」が多いか少ないか、多いほうは実とし、少ないほうは虚とします。ここではまだ蔵象のことは考えないでおきましょう。

息切れは気の不足を現していますので、ここでは気虚としてみます。

顔色が悪くて白い、これも気虚です。なぜなら気の仕事のひとつである推動作用が働かないために、血を上部に持ち上げることができずに血虚の状態にみえるのです。

次に冷えです。「冷え」なので熱が不足しているわけです。わたしたちはこの熱を「陽」として表現しています。

つまり「陽」の不足から起こっているので陽虚となります。これは気虚の症状がさらに悪化したものですから、気虚との鑑別が容易にできます。したがって陽虚により脈内の血液を充足できなくなるために、脈力を拾うことができなくなるのです。虚証タイプの脈状が出てこないと、それまでに組み立てられた弁証を証明することにはならないのです。または矛盾点が発見できればもう一度、見落とした点を再度確認します。陽虚なのに脈拍が速くて熱感症状が認められれば、いまあなたが立てた陽虚という「証」は証明できなかったことになります。そこで最後にどこの蔵府に、どの蔵府が、どのようにして全身の異常を引き起こしているのかを明確にします。体表面の経絡反応や経穴反応も観察しておくとさらに裏づけとして役立ちます。時には「捨脈従証（脈を捨て証候に従う）」「捨証従脈（証候を捨て脈に従う）」も必要に応じて検討します。そして鍼・灸のいずれかを用いて配穴するのです。もし、『難経』を用いるときには、六十九難や七十五難方法の要穴を使用します。

弁証方法は多くの情報量を帰納分析するための手法なのですが、多くの情報量が中国から持

■ 健康人の脈—胃・神・根（脾・心・腎）

　脈動には乱れはなく、強くもなく、弱くもない、脈の往来も遅く（一息に三至）も速くもなく、緩やかで滑らかに去来し、左右の平均の取れているがごとく感じる脈を指します。個人差があるため胃気の脈を中心に考えてもよいでしょう。また、健康人が四季に現す脈は病脈ではありません。四季の脈は後ほど述べます。

脈診の部位と蔵府の配当

　わたしたちは鍼灸臨床を行う上で、脈診を用いて診察します。それは果たしてどこの脈を拾って判断するかを考えてみましょう。基本的な脈診を分類しましょう。

■ 脈診の分類

① **脈差診**：左右の手関節を中心に五蔵六府に分類して、五行理論に基づき、経絡蔵府の虚実を診る方法です。

　左の手の関節には心と小腸、肝と胆、腎と膀胱、右の手の関節には肺と大腸、脾と胃、心包と三焦に分類して脈を拾います。左右差を比較することから比較脈診方法とも呼ばれています。

② **脈状診**：病態を知るために用いる方法です。たとえば熱があれば数脈、寒であると遅脈となります。

③ **胃気脈**（中気脈）：気と血が蔵府間に循環して滋養しているかどうかを知る方法で、全身の栄養状態を診るために用います。少しずつ加圧していき、脈が最も強く感じる深さを浮中沈の中の部位と定め、この中の部の脈を中脈と呼んでいます。これは胃気が反映したもので、生命力の虚実を診ます。

　脈診の位置に関しては基本的には三つの分類方法があります。

遍診法

　三部九候脈診で頭・手・足にある脈の状態から五蔵六府や気血の虚実を診る方法です。遍診方法は『素問』三部九候論を応用した脈診方法で、全身を三か所に分類し、さらに各部に三つの測定部位を定めていることからも、三部九候と呼ばれ、これは五蔵六府の気血の虚実を診ます（図21）。

上部（頭部）：①太陽穴で頭角の気を診る（両額動脈）、②耳門穴で耳目の気を診る（耳前動脈）、③巨髎穴で口と歯の気を診る（両頬動脈）。

中部（手部）：①寸口部で手太陰肺経の気を診る、②神門穴で手少陰心経の気を診る、③合谷穴で胸中の気を診る。

下部（足部）：①五里・太衝穴で足厥陰肝経の気を診る、②箕門・衝陽穴で脾胃の気を診る、③太渓穴で足少陰腎経の気を診る。

寸口診法

　寸関尺の三つの部位に区別して五蔵六府の虚実を診ます。寸口の三部脈診方法は寸・関・尺の三部位に分けられ、それぞれ五蔵六府に配当されます。寸口とは手腕末端にある橈骨動脈の

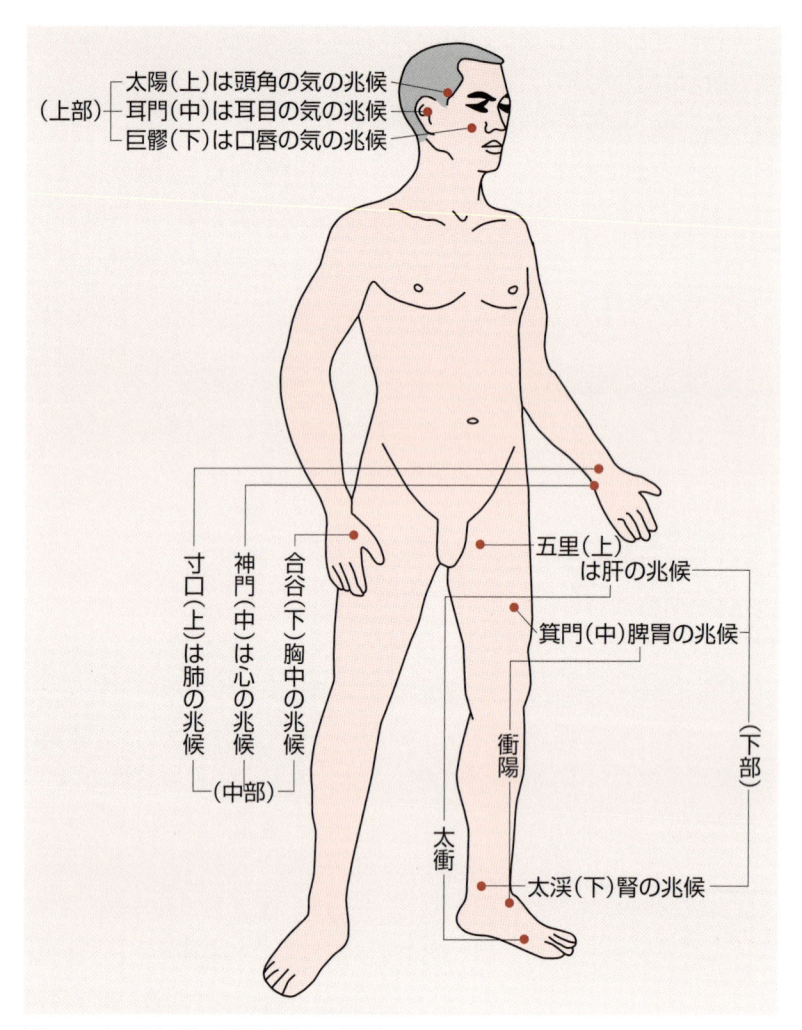

図21：三部九候の脈診部位の意味

（上部）
- 太陽（上）は頭角の気の兆候
- 耳門（中）は耳目の気の兆候
- 巨髎（下）は口唇の気の兆候

（中部）
- 寸口（上）は肺の兆候
- 神門（中）は心の兆候
- 合谷（下）胸中の兆候

（下部）
- 五里（上）は肝の兆候
- 箕門（中）脾胃の兆候
- 太渓（下）腎の兆候

衝陽
太衝

ことで、脈口あるいは気口とも呼ばれている脈です（表9、図22）。

寸口：①寸→心・小腸、肺・大腸の虚実を診る。
　　　　②関→肝・胆、脾・胃の虚実を診る。
　　　　③尺→腎・膀胱、心包・三焦の虚実を診る。

三部診法

　橈骨動脈、足背動脈、頸側動脈で十二経や胃気の虚実を診る方法です。

　三部脈診方法は『傷寒論』に、寸口だけの脈を診る方法は『難経』に記され、後世には王叔和氏が『脈経』を著す基礎を築いたのです。

三部：①人迎穴で胃気を診る（頸側動脈）、②寸口で十二経を診る（橈骨動脈）、③衝陽穴で胃気を診る（足背動脈）。

表9：五蔵と五行、脈部との関係

	左手			右手	
火	心・小腸	寸	寸	肺・大腸	金
木	肝・胆	関	関	脾・胃	土
水	腎・膀胱	尺	尺	心包・三焦	相火

*ここでは代表的なものを記す。

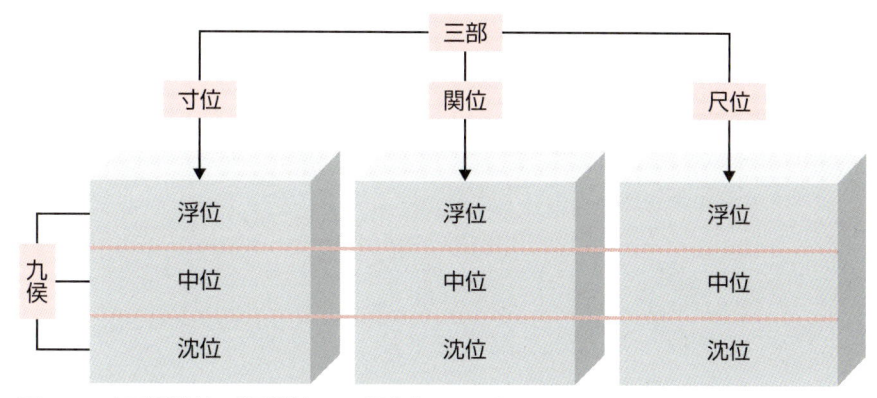

図22 寸口脈診法（遍診法の三部九候と混乱しないように）

　『脈経』には、魚際から橈骨形状突起に至り、一寸戻った部位を寸口と呼び、寸口から尺骨までを尺沢と呼ぶので尺寸とし、寸口以後、尺沢以前を関と名づけています。

　『難経』は、寸口の三部位を浮・中・沈の三つの脈象に分類して三部九候としています。これは寸・関・尺の部位がそれぞれ浮・中・沈の三つを所持しているので、合計すると三部九候となります。

　したがって『黄帝内経』のいう三部九候と名は同じですが、内容が異なっています。混同しないようにすることが大切です。

祖脈

　わたしたちが脈をとっていくうえで、最初にマスターする必要があるのは、浮・沈・虚・実・数・遅のこの六つの基本的な脈状です。すなわち強い脈拍か弱い脈拍をとります。皮膚の直下で拾える脈か、それよりも沈んでいる脈か、またその速度を診て、寒熱、気血の不足や過剰を知ることができます。

　これら六つの脈状は病状を把握するうえでの基本的な脈状とされています。これら祖脈の組み合わせによって24種類の脈状があり、この脈状に基づいて診察を行います。

　つまり、脈位からは浮・中・沈のいずれかを選択します。
　　　　　至数からは遅い・速いのいずれかを選択します。

　次に脈状を拾っていきます。脈の状態と舌診が一致すれば生体内の情報はさらに確かなものとなります。たとえば脈が細くて沈んでいる、術者の指を押し上げる力がないと判断した場合には、舌診を行います。その舌が淡白色で胖大であれば、それは血虚と気虚により推動作用の低下により脈内を充足できない、血を上焦に運びきれない、などの諸条件が重なり合い、めまい、ふらつきなどの症状が起こると考えることはできないでしょうか。

　さらに腹診を行って、どの蔵府の機能低下が起こっているかを確かめます。腎で発生しているとすれば腎気虚、脾で発生している場合は脾気虚、また、肝の生理機能である蔵血作用の低下は肝血虚を起こして顔色、爪の色を悪くして、脈内の血の流れを低下させ、四肢末端まで血液が充足できないために冷えを発生し、同時に肝の開竅する目には視力の減退を生じさせると検討します。ではこのような症状を引き起こした原因、つまり病因は「何か」を探っていきま

す。

　たとえば環境、気候などによる温度変化か、精神的な要素か、蔵府の機能低下か、これらを外感によるものか、内傷によるものかを選択します。

　施術者は生体から知り得た情報を基本にして選択していきます。もし、情報源が不足していると誤診となり、治療効果が悪くても仕方がないことです。

　四診の総合的な判断は、ひとつひとつの情報を結びつけ、一本の線にして「つながり」をもつことにあります。四診で知り得た情報がバラバラで結びつかない場合は最初に戻ることです。たえず原点に返ることで、見失ったものに気づくはずです。

脈診を行う際の指の力と姿勢

　脈診を行うことは、誰にでも容易にできることと、まず念頭に入れておいたほうがよいでしょう。経験は非常に重要ですが、だからといって特別な人だけに与えられた神業では決してありません。基礎をしっかりと習って、脈を診る習慣をつけていくことが大切です。焦らないで、できることから始めましょう。

　脈診を病態と直接結びつけると、その他の所見と混乱を生じるために、脈象がかえって妨げとなるケースがあります。このようなときには、脈の所見を一時、見合わせることもあります。症状を優先させて考察することも大切です。それらの症状の裏づけをとるために、脈診を利用します。

　基礎脈診法として「祖脈」を学び脈拍の位置と拍動数、脈管の弾力性、血流状態に慣れる必要があります。血液は全身を循環しているために、精神的な変化や肉体的な変化により、常に脈管とともに変動しています。脈管も自律神経の支配を受けているので、病的な状態や心理的な状態が反映するので、脈を触れる習慣をもちましょう。

　脈診を行うときの姿勢ですが、仰臥位ないし座位の姿勢を保ちます。手関節の力を抜いて、腕は水平にします。曲がっていると正確な脈の情報はとれません。手で蓮の花が開いた状態をつくると、容易に両手首の場所が水平になります。古代の蓮花掌心法がこれにあたります。これは心と肺を開くという効果があります。患者さんの呼吸を安定させて、術者は患者さんに声をかけてから、両手の脈に触れるようにします。

　脈に指を降ろすとき、術者はまず中指で橈骨茎状突起内側の関位の脈を按じます。次に人差し指で寸位の脈を按じ、薬指を尺位の脈の上に置きます。寸関尺の位置を同時に按じる、これを総按法と呼び、寸関尺をひとつずつ触れるのを単按法と呼びます。単按法は単指で寸関尺をひとつずつ探ります。単按法では強く、総按法で弱い、逆に総按法で弱く、単按法で強いといったケースもあるので、必ず総按法も単按法も用いて脈を診るようにします。

脈診の何をとるか教えて

1. **速度**：脈拍が速いか遅いか。
2. **深浅**：皮下の直下にあるか、沈んでいるか。
3. **太さ**：脈拍を太く感じるか、細く感じるか。
4. **緊張度**：脈管の硬さと軟らかさ。
5. **リズム**：間隔が均等で、途切れるようなことがないか。

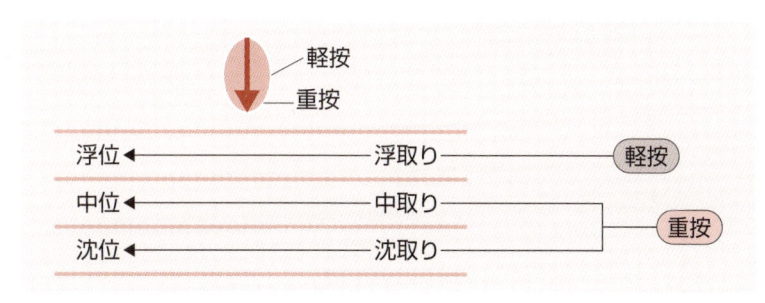

図23：脈の位置と指力との関係について

　ここで注意することとして、術者が細かい作業のあとか、あるいは重いものを持ち続けた後には、術者の指先の動脈が拡張されて、患者の脈気が重なり合って、病脈と誤診することがあります。

　次に脈を浮位、中位、沈位と三部に分けます。そして浮取り、中取り、沈取りと、軽按もしくは重按を用いて脈を診ます。一定の経験を積み重ねた後に、中気脈を基準にした浮沈をみるようにしましょう（図23）。

■ 七死脈

　七死脈は『脈論口訣』に死期が近づいている脈として記されています。これは雀啄脈、屋漏脈、弾石脈、解索脈、魚翔脈、蝦遊脈、釜沸脈の七種類です。また、『脈経』でも十六の死脈が記載されています。

脈取りのポイントを忘れないで

正常な脈象は「平脈」と呼ばれ、必ず胃（胃気）、神（神気）、根（腎気）が正常に保たれた状態です。この「平脈」を基準にして、わたしたちは指の力をさまざまに変化させて脈状を診ます。そのなかで最も初学者が用いる方法が軽按と重按です。「按」はおさえるという意味をもちます。軽按や重按は指力の圧加減により脈拍を診る方法です。中医学では脈道に沿って指を移動させたり、指の力を調節することで蔵府経絡の虚実を診察する方法があります。それが「挙」「按」「尋」です。
『診家枢要』「持脈之要有三：曰挙、按、尋（脈を行うためには三つの要があります。それは挙、按、尋です）」
①挙：手を軽く脈道に沿ってめぐらせたもの。
②按：手を重く脈道に沿ってめぐらせたもの。
③尋：手を重くも軽くもなく脈道に沿ってめぐらせたもの。
また、脈を診る時間は「五十動」を基準にします。古来より「候脈の常法は五十動を必ず満たす」と言われ、50回の脈の拍動中で促・結・代といった一時停止する脈象を確かめます。

脈状診が現している体内のシグナル

体内の情報をひとつのシグナルとして体外へ送り出しているのが、中医診断学でいう脈診です。気血、五蔵六府、十二経脈の虚実や寒熱の状態が信号として現れ、八綱弁証や蔵府弁証などの裏づけとして脈診は大切な情報源です。ここでは明代の李時珍の『瀬湖脉学』を参考にわかりやすく解説します。（漢方薬：向宗暄主編「中医辨脈症治」より引用）

脈状診でなにがわかるか考えてみよう！

浮（陽）　脈の位置（脈位）の異常のひとつ。
主病：実証では表証・虚証では裏虚（陰虚）。

浮脈で何がわかるか！

現代医学的には心拍出量、血管の弾力性と抵抗力、末梢血管の拡張などが考えられます。

中医学では浮の脈は陽脈で表に位置します。したがって病邪は肌表、経絡にあるので、外邪が表を侵し、正気と邪気の争いが起こります。浮脈は、慢性疾患や虚弱体質の者に比較的多く、無力です。

取り方

軽く按じると触れることができるので、まず、力を入れないで指を軽く置きます。ところが、少しずつ力を入れていくと脈が弱くなりますが、中空ではないので注意しましょう。浮脈には表証の浮脈と虚証の浮脈があり、表証の浮脈の場合には気血が表に向かって抵抗するので、皮膚を押し上げるように脈拍が表にあふれ、軽く按じるだけで脈の拍動が触知できます。

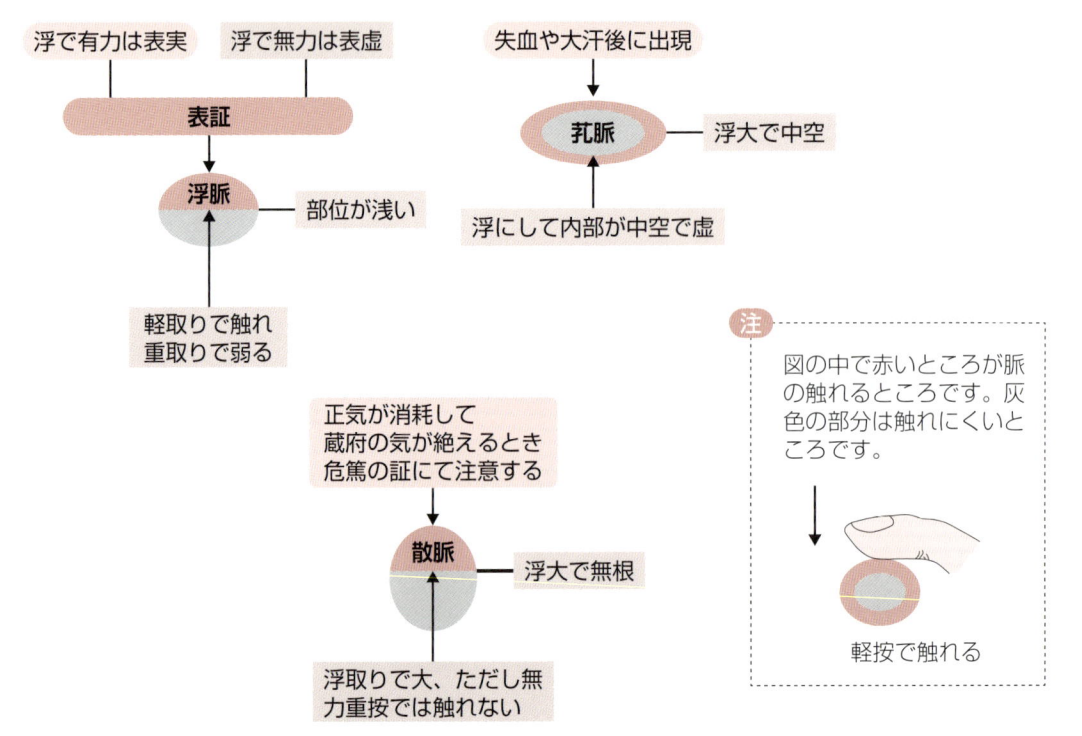

- 浮で有力は表実／浮で無力は表虚 → 表証 → 浮脈
  - 部位が浅い
  - 軽取りで触れ重取りで弱る
- 失血や大汗後に出現 → 芤脈
  - 浮大で中空
  - 浮にして内部が中空で虚
- 正気が消耗して蔵府の気が絶えるとき危篤の証にて注意する → 散脈
  - 浮大で無根
  - 浮取りで大、ただし無力重按では触れない

注　図の中で赤いところが脈の触れるところです。灰色の部分は触れにくいところです。
→ 軽按で触れる

図24：浮取りで触れる脈

表10：浮脈の主な疾患

1. 上気道感染性（風寒感冒）

症状：自覚的な所見は発熱があり無汗、また頭痛や悪寒があります。他覚的な所見では舌苔が薄くて白い、甚だしいときは緊数脈が生じます

弁証の要点：風寒の邪が衛表を損なって皮毛に入り、風寒の邪が表を拘束して肺へ侵入し、肺の宣発作用が衰えて、肺気の不宣を誘発します。これは中医学の風寒感冒に属します

現代医学：上気道感染性や伝染性流感がこれに相当すると考えられます

治療原則：辛温解表、宣肺散寒（温めて表を解き放ち、肺の宣発作用を促して寒を散らす）

取穴：風門、風池、列缺

中医薬：荊防敗毒散、杏蘇散の加減

2. インフルエンザ（外感頭痛）

症状：自覚的な所見は頭痛が項部から背部にまで及びます。または悪風、悪寒があり、風寒に遭遇することにより症状がさらに悪化する傾向をもちます。他覚的な所見では舌苔は白く、脈状は浮か緊を生じます

弁証の要点：頭部は諸陽の会（諸々の陽が集まる所）と呼ばれ、風邪の性質のひとつは陽性の気です。したがって陽は上昇しやすいために、風邪は昇って頭頂部を侵します。風に寒が合わさることにより、風寒が循経し入脳しやすくなります。そのために陽気が運ばれずに頭痛を起こします。浮脈は外邪が表を侵した脈象です

現代医学：感冒、インフルエンザがこれに相当すると考えられます

治療原則：祛風散寒（風を祛して寒を散らす）

取穴：風池、合谷、太陽、百会

中医薬：川芎茶調散、菊花茶調散

脈は寸関で著明です。虚証の浮脈は陰血の不足などにより気が上昇しているだけなので、浮大などの脈を現しますが、重按（中取り、沈取り）するにつれて有力ではなくなります。この脈は寸、関、尺で触れ、関位で特に触れることができます（図24）。

どのような証候を考えるか

浮脈の表証は病が体表にあることを示し、人体の気血が病邪に抵抗して、外部に向かうために脈が浮きます。

浮脈の虚証は長期化した疾患により、体力の減退を引き起こした場合にもみられます（表10）。

- 浮いて跳動緩慢：中風病。
- 浮いて跳動較快：陽気亢盛の外感熱病。
- 浮いて緊張状態：外感風寒（寒邪が体表を拘束する）。
- 浮いて有力：外感風熱が引き起こす風熱病。
- 浮いて無力：血虚病。これは血が脈内を充足しきれないための象です。
    - 寸部が浮：頭痛、目眩が内風・外風の証。または胸部に風痰による積聚が認められます。
    - 関部が浮：脾土の衰弱を現し、後天の精、中気の不足が脈内を充足できずに生じます。
    - 尺部が浮：腎病が比較的に重い。小、大便の排泄後にさっぱりとした感がありません。

沈（陰）

脈の位置（脈位）の異常のひとつ。
主病：実証では裏実証・虚証では裏虚（陽虚）。

沈脈で何がわかるか！

現代医学的には心臓の血液排出量の減少、血管の弾力性と抵抗力の高まり、末梢血管の収縮が考えられます。

中医学的には風寒の病邪などが裏に入り、気血を内部で滞らせ、また、蔵府の機能減退、気血の不足により生じます。冬季には陽気が潜むことがあるので、沈を平脈とする場合があり注意を要します。

取り方

浮取り、中取りでははっきりと出現はしていないが重按すると明瞭に触れることができます。沈脈は裏実と陽虚による裏虚に分けられます。

裏実の場合は中取りと沈取りでよく触れることができ、沈取りで明瞭に出現します（図25）。

裏虚の場合は浮、中ではあまり触れられないことが多く、沈取りで触れることができても無力です。

どのような証候を考えるか

裏実では病邪が入裏することにより気血が裏に向かったり、鬱阻するために、脈が沈んで正気が邪に抵抗しようとしているので有力です。

裏虚では蔵府機能が衰えたことにより、陽気が不足して、脈を持ち上げるだけの力がなくて拍動が無力なのです（表11）。

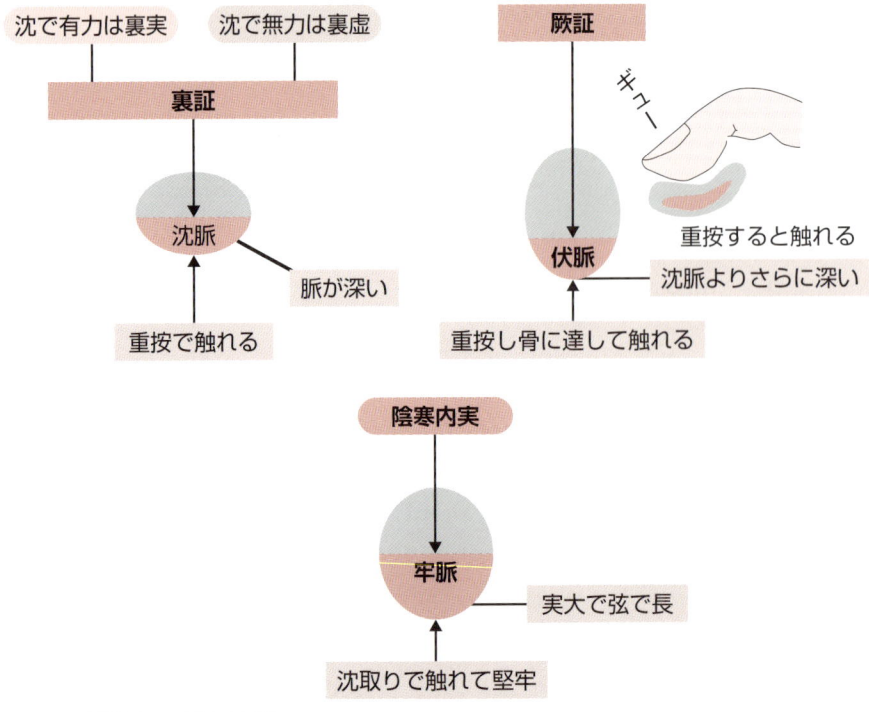

図25：沈取りで触れる脈

表11：沈脈の主な疾患

1. 泌尿器系疾患（下虚尿濁）

症状：自覚的には顔面が白くて、四肢が冷え、精神状態が不安定です。他覚的には舌質が淡

弁証の要点：元気が虚損し、腎虚に寒が加わる（虚に乗じて入る）状態。湿気の多い土地に長期間居住していたり、腎陽虚あるいは房事過多によって真陽が失われた状態を示しています

舌淡は虚の象。沈脈は陽虚に寒が乗じている証

現代医学：泌尿器系感染、前立腺炎、腎疾患に相当すると考えられます

治療原則：温腎固渋（腎を温めて緩みを固める）

取穴：腎兪、命門、照海

中医薬：鹿茸補渋丸、水陸二仙丹、茯菟丸

2. 関節炎（寒湿腰痛など）

症状：自覚的には腰部の冷え痛みがあり、顕著な腰部の重み、雨天時には症状の増悪を認め、静かに寝ていても疼痛は減少しない。他覚的には舌苔は白膩で沈脈

弁証の要点：外寒が経絡を阻み、気血の巡りを悪化させて本症を引き起こします。冷えて痛むのは寒の証です

湿が著しいものは重い。寒と湿は相求め合うために雨天時に症状が悪化します

舌苔白膩は寒湿が原因する。水は潤下するために脈が沈むと考えられます

現代医学：関節炎、腰部筋肉の受傷、陳旧性の捻挫、脊髄圧迫などに属します

治療原則：温経通絡、散寒除湿（経を温めて絡の巡りを促して、寒を散らして湿を取り去る）

取穴：腎兪、委中、命門、環跳

中医薬：五積散、腎着湯、独活寄生湯

沈脈とは病が深部にあり、水飲が内部に蓄積したケースや、陰経の疾患により生じます。

- 沈数：内熱。
- 沈遅：内寒。
- 沈滑：痰。
- 沈で無力：気虚。

⚠ 左側関位が沈脈の主な証候

喜怒：怒りやすい。

弁証の要点：この証は虚実の二つに分けられます。

実：脇痛腹満

虚：①腎水の不足、肝火旺盛の患者さんは口と舌が乾き、睡眠時間が短い。
②血が少なく肝燥した患者さんはわずかな刺激で怒ります。

治療原則：①肝実による気滞が発生したときには疏泄を促進することを主とします。
②血が少なくて肝燥のときには血を養い肝を柔らかくします（養血柔肝）。
③水火旺盛の者に滋補腎陽。

取穴と中医薬：①疏泄に柴胡疏肝散、四磨湯
②養血柔肝に平肝湯、加味帰芍湯
③滋補腎陰に潤肝湯、芍熟地湯

上廉、足三里、陽陵泉
膈兪、腎兪、足臨泣
腎兪、復溜

- 沈で有力：体内に寒邪が積滞する。
  - 寸部の沈滑は胸中に痰飲の停留が認められる。
  - 関部は中焦の病を現し、沈遅脈は中焦（脾胃）に寒邪の壅滞、気血が閉塞を受けて、気血が巡らす疼痛が生じます。中医はこれを不通則痛と呼びます。
  - 尺部は下焦の病を現し、沈脈は腎が損なわれることにより、尿濁、泄瀉、痢疾、腰下肢の疾患などが考えられます。

遅（陰）

脈拍の数で異常を示す病態。
主病：実証では寒積、陽明府実・虚証で虚寒証。

遅脈で何がわかるか！

現代医学的には迷走神経の興奮が高まり、房室伝導に障害を与えて心拍動が遅くなります。迷走神経を刺激すると遅脈を起こすことができるのは、それは頸動脈洞の圧迫によって人工的に遅脈は起こるからです。

ただし、運動選手などの場合には、筋を訓練し続けているので、迷走神経が興奮するために遅脈が正常なので病気として対応しません。

取り方

1分間60回に満たない脈拍で、沈脈を生じることが多いようです。この脈は寒証であることが多く、「熱極まれば寒に似る」との説から熱証のこともあるので、注意を必要とします。（図26）。

どのような証候を考えるか

遅脈は内臓の病変を発現し、気滞により気血の循環を妨げています。その多くは体内部の陰寒の病です。そのために寒邪の久伏（長く潜む）か、腹中に積聚や癥瘕などがあります（表12）。

① 実寒は寒邪の入裏により、寒邪が蔵府に結びついたもので、寒凝による気滞により遅脈が生じます。寒邪入裏のために沈脈となり、陽気が鬱するので有力となります。陽気は押し上がる、昇動という性質をもつために有力な状態になります。
② 実熱は熱邪が陽明の府に結びつき、気血の流れを阻滞して遅脈となります。
③ 虚寒は陽気の不足により陽虚を生じて脈気を失い、無力の脈となって遅脈を形成します。

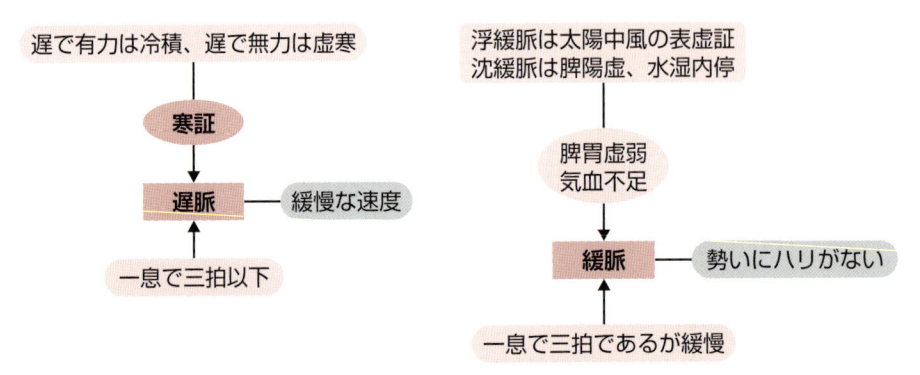

図26：脈の速度を触れて病態を診る

表12：遅脈の主な疾患（陰）

急性胃炎（寒湿困脾）
症状：自覚的には食欲の減退や不眠症、便秘、腹痛などを生じ、著しいときには四肢の冷えを訴えます。他覚的には舌の白滑か灰舌が認められます
弁証の要点：中気の不足により中焦の湿が集まり、陽が陰と交わらないので、陽により湿が巡らないために湿が停滞します。不眠と食欲の低下が生じます
　脾胃の生理的な働きに昇清降濁機能があります。胃で受納され腐熟した後天の精は、脾の昇清作用により肺へと送られます。一方では降濁作用が働き、濁が下降しないので、濁が中焦に阻むために大便秘と腹痛を引き起こします。また、寒湿のために冷たい。これは陽が寒湿により、上がるという能力が妨げられるのです
現代医学：急性胃炎、胃の機能低下に属します
治療原則：三焦の陽を通して濁陰を降ろします
取穴：内関、胃兪、中脘、足三里
中医薬：椒附白通湯など

注 ここで注目すべきことは陽気の不足により昇挙無力のために沈脈となるが、虚陽浮越をきたしたときには浮脈に転ずることがあります。
- 脈が遅くて有力：体内に寒邪が積滞する。
- 脈が遅くて無力：虚寒による疼痛。
- 寸部の脈が沈遅：上焦の虚寒を現す。
- 関部の脈が沈遅：中焦の虚寒痛。
- 尺部の脈が沈遅：腎虚、腰腿沈重、失禁、疝気、精巣（睾丸）痛。

数（さく）（陽）

脈拍数の異常により生じる脈拍。
主病：実証で実熱証・虚証で陰虚、虚陽浮越。

数脈で何がわかるか！

現代医学的には血圧の下降、心筋の興奮性の増加、心筋の収縮力の減弱、また交感神経の興奮、迷走神経の抑制の薬物により数脈を呈すると考えられます。

取り方

脈拍が1分間に90回以上のもので、大多数は熱証を主とします。しかし仮熱による数脈が

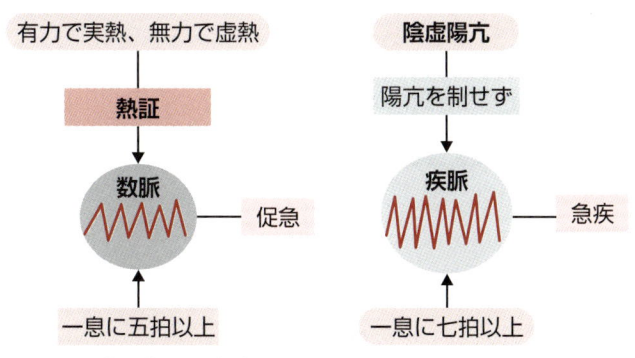

図27：脈の速さで病態を診る

表13：数脈の主な疾患

1. 尿路感染（心火）
症状：自覚的には小便が赤く、尿の切れ方が悪い。心煩、不眠を生じます。他覚的には舌が赤く、口瘡が認められます
弁証の要点：精神的な疲労や過度の労働などによって心陰が損なわれ、五志に影響を起こして化火を生じます。また、心の熱が小腸に達して膀胱にまで影響を引き起こします
現代医学：尿路感染、腎小球腎炎、腎結核に相当すると考えられます
治療原則：清心降火涼血（心の熱を清して火を降ろして血を冷ます）
取穴：腎愈、気海、血海、三陰交
中医薬：導赤散、如神散、小薊飲子

2. 尿道結石（石淋）
症状：自覚的にも他覚的にも尿道に砂石が認められ、小便排尿時の痛みがあります。排尿後に疼痛は軽快します。または排尿が突然中断し、激痛が起こったりもします。著しいときは出血を伴うので注意を要します
弁証の要点：過度の肉体労働や不摂生な性生活、また、不摂生な食生活により、中気（陽）が虚衰し腎陽が失われ、昇清降濁機能が低下します。濁気は長期に及んで砂を形成し、尿の通路を妨げて積熱を生じます。
現代医学：腎結石、膀胱結石、尿道結石に相当すると考えられます
治療原則：清熱消結、排石利水（熱を清して結を消し、利水により排石する）
取穴：三陰交、気海、然谷、中極、委陽
中医薬：琥珀滑石散、如聖散、八正散など

生じることがあるので、「真寒仮熱」や「真熱仮寒」などの実体をよく理解しておく必要があります（図27）。

どのような証候を考えるか

①虚熱は陰虚による内熱が虚熱を生じて数脈をまず形成し、陰液の不足により脈は細く無力。

②実熱は熱邪の働きが活発になり、気血の流れが加速されて脈が速くなります。

③陽気の不足により陰寒内盛となって陽気が外部に格され虚陽が浮越します。これは陽気が外部に浮いているだけで根がありません。したがって脈は浮で大であり、少し力を入れて按じると触れにくくなります。

数脈：熱性疾患。熱性病の多くは心火の過旺か肝胆の火旺（治療は心火か肝胆の火を主とする）です。

①熱：心火が旺盛；心火
　　　　肝胆が旺盛；肝胆
②実熱病：涼薬で瀉火
③虚熱病：温薬で滋補
④患肺病：深秋時に数脈が出現します。

注 肺：金に属し、秋季は全気→数＝火盛。

- 寸部数：上焦に熱、咽喉、口、舌に瘡を生じる、吐血、咳嗽、肺疾患。
- 関部数：胃火、肝火過旺。
- 尺部数：腎陰不足、肝胆の火の上昇、滋陰降火を促す。

中医学では火邪、熱邪、温邪、暑邪に多い。火は虚火と実火に分かれます。熱は虚熱と実熱に分かれます（表13）。

滑（かつ）（陽中の陰）
血流状態の異常により生じる脈拍。
主病：実熱、食滞、痰飲。

滑脈で何がわかるか！
現代医学的には心拍出量の変化、血管の弾力性、血流の速度。動脈硬化が発生したときに滑脈が出現すると考えられています。

その特徴は血液の流動状態が著しく起こり、指の下で血流が突き上げる感じがあります。これは慢性化した気管支炎、気管支拡張症、肺気腫、食積、消化不良などに生じる脈状です。

中医学では横膈膜に痰飲が存在し、胃腸などの消化器系に食べ物が滞っている場合（食滞胃脘）、湿熱が体内で蘊結することにより、熱が内部に滞って、気が実して血が湧くようになると考えられています。あるいは元気が損なわれ、相火が妄動を引き起こし血熱となります。正常人における滑脈は、先天の腎陰と後天の脾陽（中気）が結合して、営衛が突き上げる脈象を現したものです。滑脈を呈する婦人で、特に主訴が認められない者は血と気が旺盛な状態で、妊娠している可能性があると考えられています（表14）。

取り方
玉を皿の上で転がしている状態を指し、脈がくるときも去るときも円滑に流れ、指先全体を均等になめるようにして触れる脈拍です。血管壁が弾力性をもち、血液循環量も増大したために生じると考えられます（図28）。

どのような証候を考えるか
滑脈は痰を代表する脈で、痰飲病などでよくみられる脈拍のひとつです。実熱、食滞、痰飲などの病邪が体内において盛んになり、気血が噴騰して流利円滑の脈となります。熱証では血流が加速されて滑数となり、有力であるが、陰虚火旺の場合には無力となります。

注 月経が停止したあとに滑脈が認められるときは、妊娠により気血が満ち溢れている状態です。

滑脈：元気の不足：痰病と傷食病。上部で嘔吐、下部で瘀血、閉経後にこの脈がリズミカルに出現すると妊娠の可能性があります。

- 寸部の滑脈：胸膈に痰。
  痰が胃中にあり：嘔吐、吞酸舌根に痰が上昇したときに舌根強硬す。舌運動が困難。
  痰が肺中にあり：咳嗽
- 関部の滑脈：傷食病、肝脾の邪熱。
- 尺部の滑脈：下焦火旺、消渇、痢疾、癩疝（たいせん）、淋病。

注 癩疝：癩仙とも言われ、陰嚢の腫痛または硬化、麻痺を指す。女性では外生殖器突出が見られます。

表14：滑脈の主な疾患

偏頭痛（痰湿頭痛）
症状：自覚的には頭が重くて痛みが奥のほうから出現する。他覚的には胸腹膨満、悪心、嘔吐、痰が多い。舌は膩苔を形成している。
弁証の要点：湿の性質に下注性があり、頭が重くなるのは湿邪のためです。このような場合には全身の倦怠感などが生じる傾向にもあり、運化作用が衰えて湿が流れなくなり、内部で蓄積されます。そして悪心、嘔吐は痰が頑固にとどまるために発生します。
現代医学：偏頭痛、脳腫瘍、神経性頭痛、血管性頭痛、筋緊張性頭痛に相当すると考えられます
治療原則：祛痰利湿（痰を祛して湿を通利する）
取穴：合谷、列缺、太陽、足三里
中医薬：導痰湯、半夏白朮天麻湯など

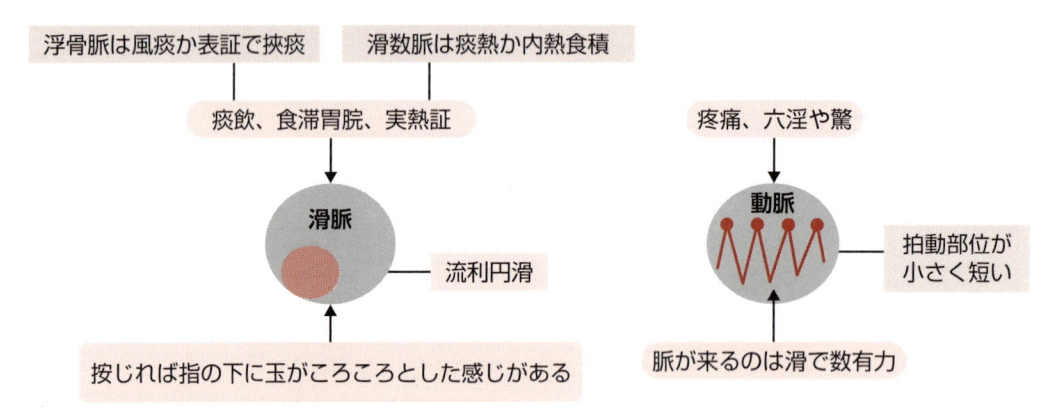

図28：ころころとした脈の感覚で病態を診る

孔（こう）（陰）

脈中の異常により生じる脈拍。
主病：虚証で失血過多・実証で津液の大傷。

孔脈で何がわかるか！

孔の名は「ねぎ」という意味をもちます。重按では脈管内が空虚のように感じるので、これを形容する名です。孔脈は血の少ない状態を示し、病的に血の少ないときには、孔脈が生じると考えられます。軽取りすると大で明らかに触れますが、中取りと沈取りでは無力であるのが特徴です。

現代医学的には心臓の血液排出量の減少、血の循環不全、血管壁の弾力性の低下が生じます。ただし心筋の衰えは認められません。原因として考えられるのは、さまざまな出血後に起こる貧血、高熱による体液の消耗、慢性疾患による水分の不足、血液粘度、あるいは炎症、外傷による出血、組織機能障害、鉄欠乏性貧血、再生不良性貧血にはこの脈がみられると考えられています。

また産褥熱などは陰血不足と熱邪の侵襲が同時にあり、熱が旺盛で傷津が生じた場合にも、

孔脈の治療のポイント：血寒で孔遅の脈には気を補い、血熱で孔数の脈には清熱して陰を補う。瘀血が去らなければ、新しい血は生じることなし。

表15：芤脈の主な疾患

熱中症（傷暑）
症状：突然倒れ、意識が不明となり、呼吸が浅いために言葉にならず、歯を強くくいしばる。または口が開かない、もしくは中風症に認められます
弁証の要点：夏季の炎天下で、長時間の肉体的な労働などを続けていると、傷津することにより、痰が心包に入って障害を起こします
現代医学：熱中症
治療原則：清暑開痰、却暑調元（暑を清して痰を開き、暑を却し元気を調える）
取穴：人中、十宣、八髎、手足の痙攣には曲池、承山、崑崙、湧泉を加える
中医薬：清暑益気湯、蘇合香丸

脈気の浮散と脈道内部における血液が充分に満たされていないために、芤脈が生じます。

この脈が出現したときには出血量が多く、一般的には400～600mLの間です。出血の状態で芤脈が認められたときには、患者さんの動脈硬化なども検討します。

中医学的には出血多量、大汗、大吐、津液の損傷、陰精の虚損により芤脈が出現します。これは精血が戻りきれずに発症します（表15）。

取り方

軽取りすると大きく触知することが可能ですが、重按で中取り、沈取りすると無力なために触れることができなくなりやすい脈です。ちょうどねぎの管を圧しているような感じで中空無力な脈です。

どのような証候を考えるか

急性期における過度の出血や、体液（陰液）の損失などで発生します。これは営血の不足により、脈内に血を充足することができないために、不随している陽気が外部に散じて生じます。

気と血の関係について教えて
血は気の推動という働きを用いて全身を栄養しています。したがって血には気が付随している限り、推動作用の働きがあり、営血を運ぶ使命をまっとうできるのです。ところが、血が大量に失われると、気の働きが充分に発揮できずに外部に逃げやすくなります。

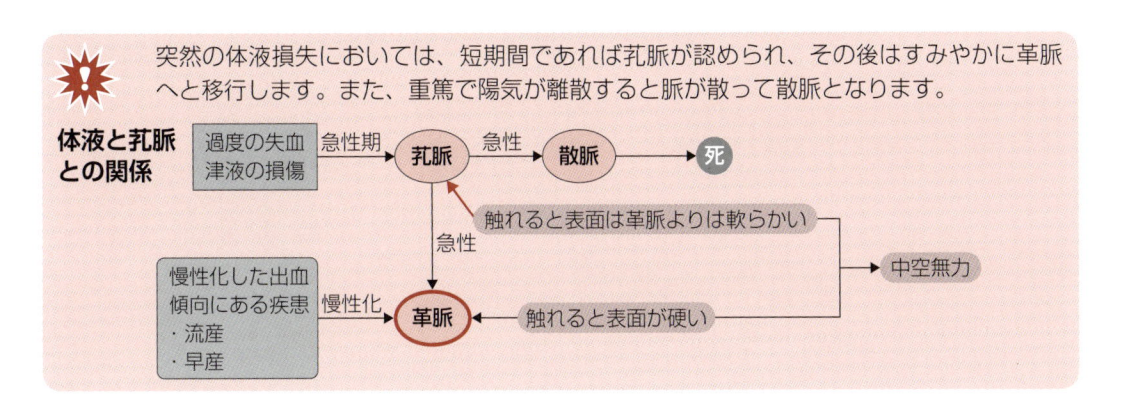

突然の体液損失においては、短期間であれば芤脈が認められ、その後はすみやかに革脈へと移行します。また、重篤で陽気が離散すると脈が散って散脈となります。

体液と芤脈との関係

過度の失血・津液の損傷 →（急性期）→ 芤脈 →（急性）→ 散脈 → 死

慢性化した出血傾向にある疾患
・流産
・早産
→（慢性化）→ 革脈

芤脈 ←（急性）← 革脈

触れると表面は革脈よりは軟らかい → 中空無力
触れると表面が硬い

渋（濇）

じゅう しょく

血流状態の異常で知る脈拍。
主病：実証で気滞血瘀、疝気・虚証で精血不足、痰食。

渋脈で何がわかるか！

現代医学的には心臓の拍動による排血量の減少、心拍動の減慢、迷走神経の興奮と関係することにより生じると考えられます。これは血流の減弱により、血管内に血が充分に行き渡らないため、心筋梗塞などの疾患に注意します。

中医学的には本脈の病因は瘀血、燥痰、血虚、津が損なわれたとき、そして寒湿が営分に入った場合です。これは気の働きが衰えることにより、気の推動能力が低下して血を正常に運営できない、また、精血の虚衰で経脈内を潤すことができない、あるいは寒湿が営分に入って気血の凝滞を起こし、気血が昇らないために発生します（表16）。

取り方

按じると滑らかさがなく、指先にこするように触れたり、脈拍が不揃いであったりしますが有力です。血流が緩慢で徐脈となるために、細脈や遅脈の要素も含まれます。脈形が細くて小さく、緩慢な拍動で、一息に三回から五回（図29）。

どのような証候を考えるか

精血が不足することにより、経脈を充足して養うことができなくなり、経脈内の脈気が衰えることで血行が不暢となり、脈気の往来が渋滞するのです。また、気滞血瘀や痰食などは気の機能が低下して不暢となり、血行の流れを障害して発生させます。

現代医学的には、血液の粘稠度、血流の緩慢化などが原因して、血流の円滑な働きが妨げられて起こります。渋脈は血瘀を代表する脈です。

表16：渋脈の主な疾患

1. 瘀血頭痛

症状：自覚的には疼痛部位が固定し、頭痛が慢性化して治らないが、肉体的な活動によって痛みが減退するケース。また、夜間の症状が著しく、他覚的にも青筋が露出し、舌質が紫暗色を生じるものです
弁証の要点：外傷などにより瘀血が体内にとどまって気滞血瘀を生じ、痛みが慢性化して絡脈に入ることで発生します。しかし、活動により気血の運行が活発化するために痛みがとどまるか、夜は気血の流れが慢性化するので深夜に痛むことか特徴です
現代医学：血管性頭痛、神経性頭痛、著しいものは脳血栓を形成するので注意を要します
治療原則：辛潤活血（血を活かして潤す）
取穴：百会、風池、合谷、印堂、血海
中医薬：血府逐瘀湯、通竅活血湯

2. 血瘀腰痛

症状：自覚的には腰に針を刺すような痛みがあり固定した疼痛が認められ、腹臥位が困難で寝返りができない状態で、呼吸を行うことにより牽引痛があります。大便の色は黒く、舌の色は青紫
弁証の要点：外傷や重いものを持ったり、加重負担を腰部に加えることにより、血瘀が経脈に起こって気血の環境を妨げられることにより発生します
現代医学：損傷性腰痛、筋膜性腰痛などに相当すると考えられます
治療原則：活血化瘀、理気止痛（血を生かして瘀を除き、気を整えて痛みを止める）
取穴：委中、後渓、陽陵泉、養老、内関
中医薬：復元活血湯、血府逐瘀湯など

図29：血管の弾力性から病態を診る

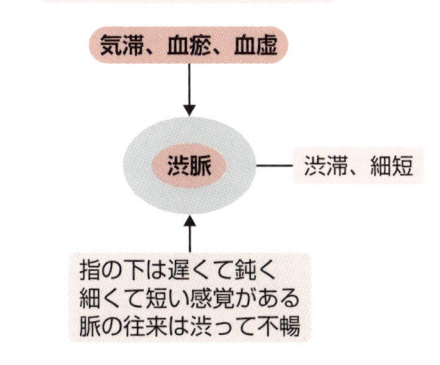

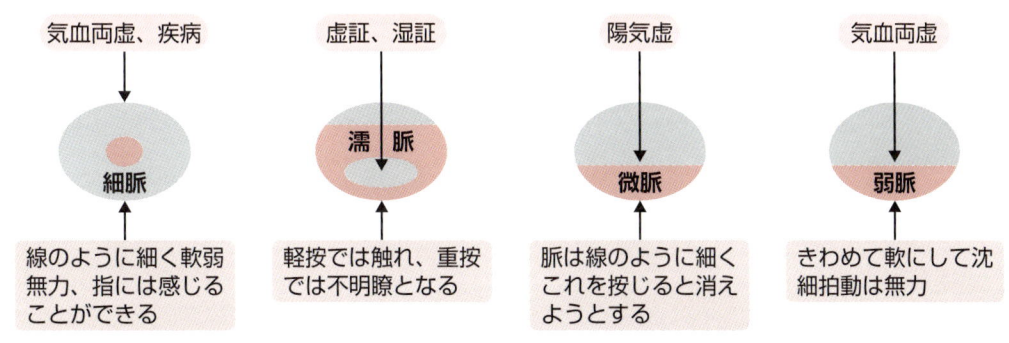

- 沈んで渋脈は陽虚、寒凝血瘀
- 渋脈：気滞、血瘀、血虚／渋滞、細短
- 指の下は遅くて鈍く細くて短い感覚がある　脈の往来は渋って不暢
- 細脈：気血両虚、疾病／線のように細く軟弱無力、指には感じることができる
- 濡脈：虚証、湿証／軽按では触れ、重按では不明瞭となる
- 微脈：陽気虚／脈は線のように細くこれを按じると消えようとする
- 弱脈：気血両虚／きわめて軟にして沈細拍動は無力

（詳しくは「目でみる臨床中医診断学」医歯薬出版を参照）

渋脈は血虚・精気の受傷：①一定時間後に嘔吐の反胃病。
　　　　　　　　　　　　②陽気衰極による大汗不止の亡陽病、寒湿病と血痺。
婦女に渋脈があって月経停止は妊娠ではなく、血枯か血滞です。
- 寸部：心血虚か胸中の痛み。
- 関部：脾胃虚か脇肋脹痛。
- 尺部：精血両傷、便秘、小便淋瀝、血便。

虚（陰）

脈力の異常により生じる脈拍。
主病：陰虚・陽虚。

虚脈で何がわかるか！

現代医学的には心拍、血量減少、血管の弾力性の低下、血圧の下降が考えられます。中医学的には正気の虚損、気の不足により推動作用が衰えることにより、血が運ばれない、したがって血の不足で脈中を充足できないということがわかります（表17）。

取り方

寸、関、尺の三部で浮取り、中取り、沈取りともに無力な脈の状態を示します（図30）。

どのような証候を考えるか

気虚のために血流の推進力が低下し、心拍出量が減少して、血管の弾力性の低下も考えられ

表17：虚脈の主な疾患

便秘（気虚性）
症状：自覚的には便秘があり、排便が困難で、顔の色は白くて神経質、トイレでの排便に努力するが、汗が出て放屁が少し出る程度です。排便後は疲れる。他覚的には舌は淡嫩、舌の苔は薄い
弁証の要点：肉体的な過労、暴飲暴食により内傷を引き起こし、真陽を損なって、津液が蒸化できず、腸道を温めて潤すことができないために生じます
蔵府学：肺と脾の機能減退は、脾気虚による降濁作用、運化作用の低下により食滞を生じ、肺気虚による大腸の蠕動運動が衰えて発生します
現代医学：蠕動運動の低下による便秘に相当すると考えられています
治療原則：益気潤腸（気を益して腸を潤す）
取穴：大腸兪、天枢、支溝、足三里、胃兪
中医薬：黄耆湯

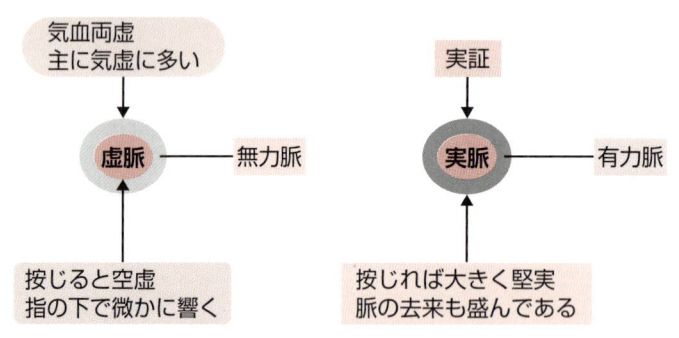

図30：脈の勢いから病態を診る

ます。気の作用のひとつである推動作用は、血を推して血流量を促進させる働きがあり、気虚は血を推す働きが低下するために、血の供給ができなくなります。また、血虚では脈が細くなり脈力は低下して、陰虚では数が加わり、陽虚では遅に偏ります。

体表気虚（衛気不固）、汗出すぎて自汗、心神不安、怔忡（心悸）。

陰虚の病にも出現。

- 寸部虚：心血の不足。
- 関部虚：食後の腹脹不快感。
- 尺部虚：両神門のところ。陰虚労熱の骨蒸発熱、手足軟弱無力の痿痺病と傷精血の病。

虚脈のこんなこと知っている？
気虚 ➡ 沈で虚
陽虚 ➡ 虚で遅い
血虚 ➡ 浮で虚
陰虚 ➡ 虚で数

実脈の注意点 実脈は有力な脈として確認できますが、正気が充実しているわけではないため、誤診につながる可能性があるので注意されたい。

表18：実大脈の主な疾患

精神性疾患（著しい陽明熱による発狂）
症状：自覚的には便秘、性格的に乱暴、脾気が強くて実する。他覚的には舌上の苔は黄色くて粗糙です
弁証の要点：実脈は陽火の鬱により形成されます。これは外部の侵入による陽明への転移で、陽明の府を侵して、陽明の熱とともに上昇し、火熱が神明を擾乱させます
現代医学：統合失調症などに相当すると考えられています
治療原則：陽明の実火を清する
取穴：内関、大椎、合谷、太衝、身柱、十宣
中医薬：承気湯を加減するか竜骨湯を用います

実（陽）

脈力の異常により出現する脈拍。
主病：実証。

実脈で何がわかるか！

実脈の「実」という漢字の意義について、『説文解字』では「富」と記されています。これは脈管内部が完全に満ちて空隙のない状態を指していると考えられます。

現代医学的には心拍出量と血管の弾力性が正常か、やや高く、脈圧も安定しています。

中医学的には正気が不足し、邪気が充実して実し、邪気が正気を束ねてしまって正気が衰え、邪気が気血を擾き乱すために、脈の拍動が有力になったようにみえるだけです。

本脈により認められた証は、祛邪を行うことが急務です。「邪」が表にある場合には汗として出し、実は瀉し、熱のある者は清し、瘀のある者は破り、痰のある者には駆逐し、湿のある者は通利し、滞のある者には導き、これらを治則とします（表18）。

取り方

寸、関、尺の三部で浮取り、中取り、沈取りともに有力な脈の状態を示します。
寸、関、尺三部を超過する。浮、中、沈の三候にて感じる堅実な脈。

どのような証候を考えるか

生体内部で病邪と正気との闘争により、気血の流れを押しとどめ、脈中が充足しきるために有力となります。熱邪が旺盛になり亢進すると生じます。

注 三焦の邪熱が蓄積され、瀉薬で発汗薬を用いると回復します。

実脈（譫語、頻繁な嘔吐、その他に陽毒、傷食、大便不通、気滞疼痛）は内火のうっ積、気血の充実を現します。

- 寸部実：熱が上部；①頭面に風熱病、②咽喉の疼痛、③舌根の強硬、④胸中の気悶。
- 関部実：脾胃実熱、腹部膨（脹）満痛。
- 尺部実：腰痛、腹痛、便秘、気血不通などの病。

長（陽）

脈の長さ異常により生じる脈拍。
主病：陽が旺盛で内に熱する実証タイプ。

長脈で何がわかるか！

「長」の漢字における定義は、二点間の距離の大きさ長さを示します。この脈は寸尺を超えると長脈とし、寸尺を超えないものは短脈とします。長脈の病因としては、風痰、熱邪などに

よる虚陽の亢進した者に現れやすいのが特徴です。

　現代医学的には、症状を訴えない者は心拍出量は正常で血圧も安定していますが、症状をもつ者は血行不良、内臓組織の痙攣、発汗障害を呈するか、高血圧に認められます。

　中医学的には浮いて長い者は外感によるもの、沈んで長い者の多くは裏実証です。さらに長に風痰があれば滑脈が混じり、長で熱邪があれば洪大有力となり、虚陽亢進の者は無力脈となります。

　この脈から病位を分けることもできます。心肺に熱をもつ者は、両側の寸位が必ず長い、腎に有熱の者は両側の尺位が長脈です（表19）。

取り方

　寸、関、尺三部を超過して触れる脈の状態です。長脈は四指を超えるが弦脈は四指を超えず、弦脈は長脈よりさらに緊張しています（図31）。

どのような証候を考えるか

　高熱、てんかんがなければ、陽明経の熱性が極度に重い場合に生じることが多い。あるいは肝陽が有余し陽熱が内盛となって脈気が伸長し、長脈を形成します。

表19：長弦脈の主な疾患

脳血管障害（肝風内動）	
症状：突然の卒倒、口眼部のゆがみ、言語障害、半身不随、開口障害、著しいときには昏厥より死に至る	
弁証の要点：怒りにより肝を損ない、まずは肝のバランスを崩します。次に風は肝から起こるために、肝火の熾盛を促して、その熱がきわまって生風します または血虚による生風は、血が筋を滋養できずに筋脈が拘急して、手足の瘻瘲が生じます。あるいは過度の房事で腎を損なうため、心火が盛んになり、水が火を消すことができずに肝風内動となります	
現代医学：脳血管系統の疾患に相当すると考えられています	
治療原則：鎮肝清熱、滋水熄風（熱を清して肝を鎮め、水で滋して風の流れを促す）	
取穴：合谷、太衝、風池、百会、陽陵泉	
中医薬：鎮肝熄風湯、地黄飲子、羚羊鈎藤湯など	

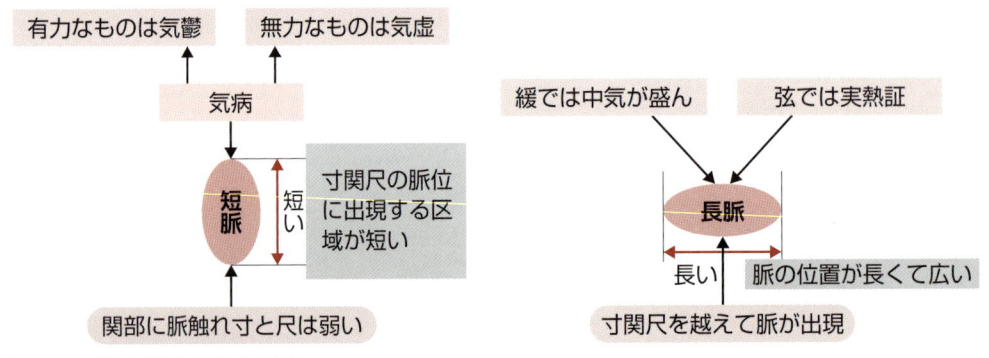

図31：脈の幅で病態を診る

短（陰）

脈の長さ異常により生じる脈拍。
主病：実証で気鬱・虚証で気虚。

短脈で何がわかるか！

短脈の「短」の字の意義は、二点間の距離が狭いということを示します。短脈の多くは気虚証にみられます。『黄帝内経』には「短者気病」（短の者は気の病）と記されています。また胃気の閉塞によるものは、中気が脈内を充足させることができないために短となることがあります。

たとえば、痰食による脈の閉塞は、気機のうっ滞により起こります。このようなときの治療方法としては虚は補い、滞りは導き、鬱は疏泄し、瘀を破る。脈象の特徴は、関部は隆起し、尺寸はやや沈んでいて、脈中を満たすことはできません。

現代医学的には心機能不全、心拍出量の不足、心疾患により、上下腔静脈を圧迫して、血液循環を減少させるために、左心の排血量が少ないと考えられています。

中医学的には気の固摂作用の低下などによる脾不統血、陽の不足により百脈を充足させることができない状態。また、気の不足により血への推動作用が低下します。初めは有力にみられますが、時間に伴って短くなってきます。その他にも痰飲によって経気の通路が閉塞を受け、寸尺に著しい短が現れる場合があります（表20）。

取り方

脈が短くて、関部では触れるが、寸部不足か尺部の不足があります。寸部か尺部で短縮のものを短脈。往来が緩慢、遅細で短い。秋季に浮短の脈がみられますが、これは正常です。春三月にみれば病邪脈です（金来剋木）。

表20：短脈の主な疾患

貧血（気血の虚損）

症状：自覚的には疲労倦怠感、無気力、呼吸困難、心悸、自汗、頭暈、耳鳴りが発生します。他覚的には顔色は青白く、爪甲と口唇は蒼白、女性は生理の色が淡で鮮明でなく、甚だしいときは閉経
弁証の要点：暴飲暴食、疲労倦怠、情緒の不安定、精神的な悩み、または外傷後の出血により気血を損なう
現代医学：再生不良性貧血、栄養不良性貧血に相当すると考えられています
治療原則：補益気血（気血を補って益す）
取穴：膈兪、足三里、中脘、命門、血海
注　再生不良性貧血には灸を気海、血海、関元、肝兪、腎兪、脾兪、足三里、大椎に行う
　　棒灸で15分間、透熱灸3〜5壮
中医薬：当帰補血湯、十全大補湯、八珍湯

左寸短脈の主な疾患

陽虚頭痛：自覚的には頭痛、耳鳴り、めまい、冷えがあり寒を嫌がる。腰膝が無力、小便が多くて頻尿。
弁証の要点：元陽が虚し髄海が不足し頭痛を起こす。
治療原則：元陽を補って温めます。
取穴：足三里、合谷、印堂、四瀆、気海。
中医薬：附子理中湯、右帰丸など。

どのような証候を考えるか

気虚のために血を推動する力が弱くて短脈で無力となります。これは心臓からの血液の拍出が衰えているが、血管壁の弾力性は保たれ、血管の拍動が小範囲に限局された形で伝達されています。

- 寸部：頭痛；正気不足により血流が不暢
  - ①短くて滑のとき：酒毒、②浮短では血流の渋滞、③沈短では腹部痞満。
- 尺部：腹痛；正気不足による血流不暢。

洪（こう）（陽）

脈の太さの異常により生じる脈拍。
主病：実証では邪気が旺盛で正気が衰えたもの、気分熱盛によるもの。
虚証では陰虚陽亢。

洪脈で何がわかるか！

「洪」とは大の意味をもっています。また洪水の様子を伺うことができます。来るときに盛んで、去るときには衰える脈です。

現代医学的には心臓収縮が強く、排血量が多くて、脈波の上昇が急速で、血管は弾力性に富む、または小動脈が緊張した状態で動脈の圧力が急速に低下します。さらに主動脈の閉塞不全などに起因すると考えられています。

中医学的には熱邪の熾盛によるものが多く、暑邪、熱邪、火邪が直接影響するほかに、病邪の慢性化により化熱することが原因とされます。

内熱は充足されて脈は拡大し波濤のようになる。来るときは強く、去るときには弱く感じる脈です。

慢性疾患による気虚、長期の下痢、過労が長期化したことにより発症します（表21）。

取り方

脈管の闊大、流勢で極盛の脈。陽気亢盛で夏季にみられます。脈は太く浮取りで明瞭に触れることができます。もし、春、秋、冬の三季節に認めれば昇陽散火の薬を用います（図32）。

どのような証候を考えるか

気分熱盛のものは全身性の炎症が極期に達し、高熱や発汗が認められる時期で、心臓の拍出量が増大し、血流速度も促進されると同時に熱を放散するため、末梢血管が拡張して抵抗が減弱しており、このために心臓収縮期には血管が拡張されるとともに、急激な内圧を示した後に急速な圧の減速が生じます。そのために血流の増大により脈が浮いてきます。血管内部には血

表21：右寸洪脈の主な疾患

呼吸器系疾患（肺熱胸痛）
症状：胸部痛、咳嗽、著しい場合には喘、皮膚に熱感、鼻と咽が乾燥する、痰は粘って黄色い、便秘
弁証の要点：過度の悲しみにより肺を損ねるか、熱邪が肺を襲うか、または心火が肺金の虚に乗じた場合にみられます
現代医学：呼吸気道部の感染、肺炎、気管支炎に相当すると考えられています
治療原則：瀉肺清火（肺の火を瀉す）
取穴：尺沢、足三里、内関、肺兪、天突
中医薬：瀉白散

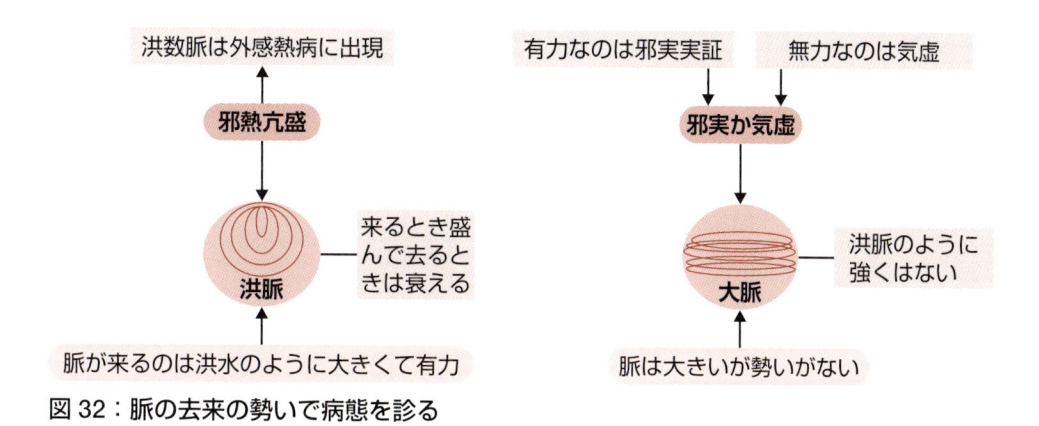

図32：脈の去来の勢いで病態を診る

液が充満するために有力です。

　熱が盛んになり陰火で損なった状態では、陽熱が外部に浮いて、陰液が虚するために、洪大の脈を生じます。陰虚の証候を呈するので、軽按、浮取りでは有力ですが、中取りと沈取りでは無力です。大動脈不全などの脈圧の差が顕著な場合には本脈が考えられます。

　浮沈位で触れることができる脈は、以下のものがあげられます。
①左手脈大は熱が営分に入ります。
②右手脈大は熱が気分に入ります。
③脈全体が小さくて一部の脈が特別に大きい場合は実邪。
④来る脈が実大の場合は、譫語、傷寒による熱病。症状は悪化しますが、治すことはできます。
⑤大脈で緊は邪盛。
⑥大脈で洪数は邪盛が体内に起こります。

脈の洪は陽気の亢盛は津液を傷ります。
洪脈の病は、肝胆の火が旺盛の熱病。
長期の営養欠乏は、陰虚火旺。

注 陰虚：泄瀉、下痢。

陽気亢進の実熱病や陰虚火旺の病にあります。
● 寸部洪：心火上炎、上焦有熱、肺の熱が盛ん（金は火に剋される：肺部の痛み）。
● 関部洪：肝火上炎、脾胃虚の病。
● 尺部洪：腎虚か陰虚火旺。腎精虧損。

微（陽）

脈の細さの異常により生じる脈拍。
主病：陽が衰えて気が少ない、気血両虚のタイプ。

微脈で何がわかるか！

　微名の「微」は軽微、細くて小さいために、外部に現れないということです。『黄帝内経』には「寸口諸微、亡陽（寸口部の脈が微脈の場合は、陽を損亡している）」とあり、陽の損亡とは腎陽、脾陽、心陽が失われることで発生します。

173

①脾胃陽の衰えは水穀を腐熟しないために、後天の精を補充し難くなります。
②腎陽虚は、腎は骨をつかさどり、髄を生み、髄は血を作るので、生髄による骨滋養ができなくなります。

治療方法は壮陽補気が主となります。つまり気を補って陽を強壮することです。また虚がどの経絡と蔵府にあるかを調べます。

現代医学的には血流量の減少、血管の収縮、末梢の血液循環不全、心筋の衰え、排血量の低下などが考えられます。

中医学的には浮中沈の三部に力がなく、按じると小さいか、触知できないような状態を微脈とします。つまり陽気の衰えにより、陽が鼓動させる力がなく、気の推動作用により血液を運搬する力が衰えて起こります。蔵府病の心腎陽虚証にはこの脈証が多くみられます（表22）。

(わかりやすい臨床中医臓腑学、第3版。第五章、医歯薬出版を参照)

取り方
脈が非常に細くて弱く、触知が難しいものを指します。

どのような証候を考えるか
微脈は軽微で按じて無力、重按では消失するものは陰液の衰亡です。微脈で沈取りしないと触れることができないものは陽虚証を主とします。

急性病では亡陽であり慢性疾患では正気が絶えようとしています。これは全身の衰弱状態に起因し、心拍出量の減弱、脱水などによる血液量の低下、心理的なショックによる血圧の降下などで発生します。

本脈は極度の気血の衰弱のときに出現します。

陽気の虚損が極度の場合：体表の悪寒、大汗淋漓。

陰虚が甚しい場合：発熱、盗汗。

右関微脈の主な疾患
胃炎（胃寒腹脹）
自覚的には胃部の痛みと脹りがあり、シクシクと痛む。飲み物を欲しがります。他覚的には冷えによりよだれを吐きます。
弁証の要点：脾胃の虚寒による運化作用が衰えて（運化不利）気の機能低下によって発生する脈状です。現代医学の胃炎に相当すると考えられています。
治療原則：温胃散寒（胃を温めて寒を散らす）。
取穴：脾兪、内関に鍼、足三里、中脘にお灸。
中医薬：平胃散、姜附湯、良附丸。

右尺微脈の主な疾患
冷え症（陽衰寒極・陽の衰えによる寒の極まり）
食事の低下、四肢の寒冷感が著明で、頻尿、インポテンツ、遺精、早漏などを生じます。
弁証の要点：①腎陽の不足、②命門の火衰。
治療原則：腎陽を補って温めます。
取穴：関元、太渓、腎兪、三陰交。
中医薬：腎気丸、右帰飲。

表 22：微細脈の主な疾患

婦人科疾患（気虚崩漏）
症状：崩漏が止まらず、精神疲労、呼吸が浅い、独り言を言って何も食べない、悪寒、自汗、著しい場合には人事不省、ふらつきがあります
弁証の要点：精神的には過度の思考で脾が損なわれます。これは五行学のなかにある「子の病が母に及ぶ」という現象から生じます。また心脾気血両虚証により、気血のコントロールができないために、血流が安定しなくなります
現代医学：機能性子宮出血などに相当すると考えられます
治療原則：補気摂血、固気逸脱（気を補って血を統血し、気を固めて漏れないようにします）
取穴：関元、足三里、腎兪、三陰交、太渓、血海、孔最
中医薬：固本止崩湯、独参湯

男性：五蔵の衰弱と五労、筋、骨、血、肉、精気が衰えたとき。
女性：崩漏病、帯下。
- 寸部微：動悸、心肺気虚、呼吸促進、心悸。
- 関部微：肝脾病、腹部膨満。
- 尺部微：腎臓病：精血の衰弱で陽虚、悪寒か、または陰虚による中消病（消渇病）、時に筋骨疼痛が著しく出現します。

緊（陽）
きん

脈の緊張の異常により生じる脈拍。
主病：実寒証、疼痛。

緊脈で何がわかるか！

「緊」の字の概念は、縄のように引っ張る力による緊張した状態とあります。これは主に寒の邪の誘引によって起こります。

現代医学的には心臓排血量の増加、末梢血管の収縮、動脈緊張度が高く、寒冷や疼痛により血管収縮を引き起こし、筋が拘縮または痙攣を起こします。多くは感染性疾患の初期にみられ、多くは浮緊となります。内臓器官の機能異常は沈緊となり、緊脈は胃腸機能障害、腹部の脹痛、胃腸炎にこの脈が出現しやすいと考えられています。また、日本脳炎にも弦緊脈がみられます。

中医学的には衛表を傷って寒邪が表証に入れば、その多くは浮緊脈となります。寒邪が裏証になれば沈緊となります。寒の性質は収引させる性質をもつために脈道を収縮させます。また陽熱が寒邪によって束ねられれば数緊を形成します。

治療方法は、表寒は発散させ、裏寒は温めて散らします（表 23）。

取り方

縄を緊張させたようにぴんと張り、弦脈以上に緊張が強く、有力で弦脈のようにまっすぐで長くはないが、脈が左右に弾くような感じがある脈です（図 33）。

どのような証候を考えるか

緊脈と弦脈の両者は、血管の緊張度の上昇によって生じ、臨床的な区別の仕方は病因とのかかわりを考えます。外感病邪の影響を受けると緊脈になりやすく、内傷病の場合は弦脈になり

表23：緊脈の主な疾患

流感（正傷寒）
症状：発熱悪寒、頭痛、全身痛、または咳はあるが無汗です
弁証の要点：傷寒により正気と邪気が闘争することによって発症します
現代医学：流行性感冒に相当すると考えられています
治療原則：解表散寒（表を解いて寒を散らす）
取穴：肺兪、風池、大椎、風門（浅刺）、発熱には合谷、曲池
中医薬：麻黄湯、衝和湯（九味羌活湯）

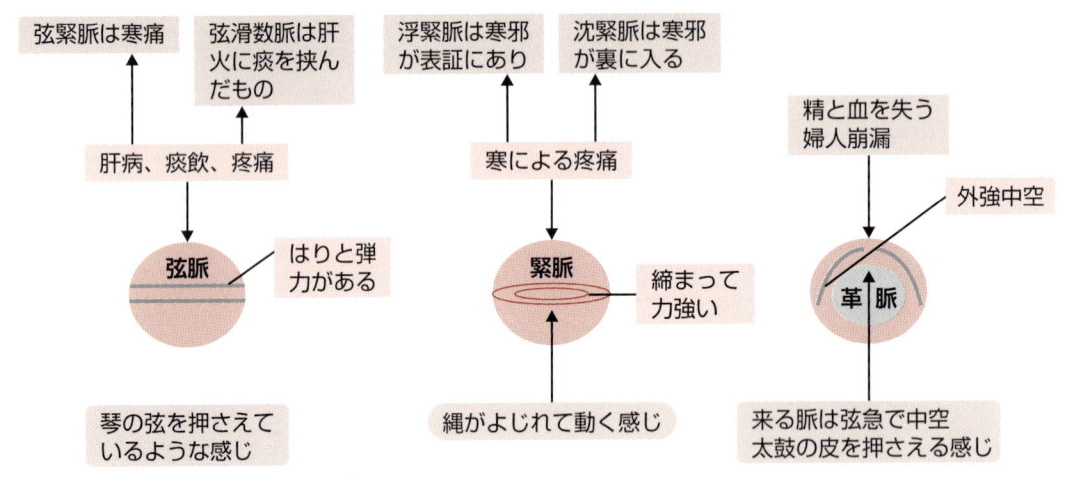

図33：血管の緊張度で病態を診る

やすい、たとえば、肝は弦とのかかわりを生じるので、肝陽の亢進などによって弦脈が生じることが考えられます。

　緊脈は血管壁が極度に緊張して弾力性がほとんどなくなり、脈拍の動きが外部では触れにくく、血流速度が促されて強くなり、血管を振動させて生じる脈拍です。

　緊脈は寒邪により起因する病気が多く、寒凝による疼痛や虚寒証候により出現します。

軽按：転索にて起落分明。軽く触れてもはっきりしない縄のような感じです。

重按：縄のように緊張しています。

寒邪の侵犯により起こり、①寒邪が内にある：腹痛、②寒邪が外にある：身体痛。

肺寒の喘咳病、脾腎寒の風癇病、胃寒の吐痰病。

浮緊：寒邪が表にある（発汗が必須）、散寒解表。

沈緊：寒邪が裏にある（温中散寒）。

- 寸部緊：外感風邪のときに出現します。①人迎（左）；傷寒、②気口（右）；傷食。
- 関部緊：肝脾病；心腹部痛。
- 尺部緊：陰寒冷痛；奔豚と疝気病の証です。

緩（陰）

脈拍数の異常により生じる脈。
主病：虚証では脾胃虚弱・実証では湿病。

緩脈で何がわかるか！

「緩」とは緊張していないという意味をもちます。一息が三至で遅で無力です（65回/分）。多くは虚寒証にみられますが、脈の形が寛大であれば、陽気が余っているために熱の象があります。

これは『霊枢』に記されている「緩者多熱」です。緩脈の病因として風湿、寒湿、気虚、湿熱から発症しやすく、痰濁により気血がゆっくりと流れることもあります。

治療原則としては、祛風除湿、散寒除湿、昇陽除湿、補脾益気が必要です（風寒湿を祛して、脾を補って気を益す）。

現代医学的には血管に弾力性があり、血流のリズムが正確で、健康人の体質に近い。ただし、微生物や病理産物の蓄積によって緩脈となることがありますが有力です。

中医学的には気血が湿に侵されて発症するか、脾胃の運化作用が弱くて気血が不足するので、脈気が不十分となり本脈に至ると考えられています（表24）。

取り方

脈拍数が1分間に65回ぐらいで遅脈には属しません。したがって遅より速い、一息四至。

どのような証候を考えるか

緩：神気があるかないか。

営血減少、衛気に余りあり。傷風、温邪、脾虚の病あり。風湿の病には頸項部が強直します。

脾虚の病中には下肢の痿痺あり。湿が経絡に滞留すれば沈緩脈となります。

①浮緩脈：風　②沈緩脈：湿　③緩大脈：風　④緩小脈：脾虚。
- 寸部緩：風邪、項背拘急。
- 関部緩：眩暈、脾胃虚弱。
- 尺部緩：脾腎陽虚、泄瀉か風邪の便秘、あるいは風湿により両足無力である。

表24：緩脈の主な疾患

肝脾腫大（寒湿鼓脹）
症状：腹部の脹満感、按じると水を入れた風船のようで、熱を加えると気もちがよい、精神疲労、寒冷を嫌がり、尿が少なく、大便はコロコロしている。舌には膩苔があります
弁証の要点：寒湿の邪により脾が侵され、脾陽の巡りが悪くなり、体内に水が蓄積され、寒と水が束縛を受けて、陽気により運化が行われず、腎陽に蓄積されて鼓脹となるのです
現代医学：肝脾腫大、肝癌に相当するのではないかと考えられています
治療原則：温中化湿（中気を温めて湿を化する）
取穴：肝兪、脾兪、期門、血海、三陰交、中脘
中医薬：実脾飲

弦（陽中の陰）

脈の緊張度の異常により生じる脈拍。
主病：実証で肝胆病、痰飲病、疼痛。虚証で中気の不足、肝胆虚証。

弦脈で何がわかるか！

弦脈の「弦」は琴の弦を形容しています。これはピンと張った弦に触れたように、まっすぐで長くはっきりと、浮取りで明瞭に触知できる脈のことです。

現代医学的には血管壁の緊張が高まって弾力性が減少し、拍出された血液の拍動の影響が現れにくくなり、張りつめたような血管を生じます。自律神経系を介した脈管の緊張であると考えられます。

動脈緊張度が高いため、高血圧、動脈硬化、肝胆による胃腸機能障害、感染性の疾患、内臓機能の代謝障害、感冒の初、中期、肺気腫、気管支喘息、甲状腺機能亢進症などに弦脈がみられると考えられます。

中医学の蔵府理論では肝胆は疏泄をつかさどり、気血を円滑に運行していますが、肝胆の病変で疏泄が失調すると、気の機能が低下して脈気が緊張して弦となります。また外感による熱邪や、ストレスによって肝鬱を引き起こし弦となります。肝火と胆火では弦数で有力です。

肝気の横逆する肝脾不和証でも弦脈が認められます。病証として肝胆病、痰飲、てんかんにみられます。春季の弦脈は正常脈としてみます（表25）。

（わかりやすい臨床中医臓腑学、第3版。第五章、医歯薬出版を参照）

取り方

弦に触れたようにぴんと張ったような、まっすぐで長くハッキリとした脈拍です。これは血

左寸弦脈の主な疾患

頭痛
健忘、頭痛、怔忡、不眠、目の張り。
弁証の要点：慢性疾患、気血生化の不足、精神的には過度の思考、精血の消耗、あるいは出血の後に心神が血で栄養されないために発症します。
現代医学：貧血性の頭痛、神経衰弱、偏頭痛、てんかんなどに相当すると考えられます。
治療原則：養血安神（血を養って神を安定させます）。
取穴：太渓、百会、補中益気に中脘、足三里を用いて気を益して陽を上げます。
中医薬：養心湯、天王補心丹、炙甘草湯。

左尺弦脈の主な疾患

腰膝の冷痛
ため息ばかりする。食事がおいしくなく、すぐに怒る。腰と膝が痛い。
弁証の要点：気鬱による怒りが肝を損ないます。肝は筋をつかさどります。五行学説において腎は肝の母、腰は腎の府であるために、母子関係の発生により発症します。
治療原則：疏肝理気（肝の疏泄を改善して気を整えます）。
取穴：太渓、関元で補腎を促し、陽陵泉と肝兪で舒肝理気、舒筋活絡を行います。
中医薬：柴胡疏肝散。

表25：弦脈の主な疾患

肝疾患（肝鬱による脇痛）
症状：脇肋部に脹痛があり、感情の変化により症状が悪化します。また、胸悶感が生じて気もちが悪い、時に下腹まで痛むことがあります。食欲不振、舌苔は薄い
弁証の要点：肝が条達を失うと、脇絡への疏泄を阻む。さらに気の機能が低下して、肝気が横逆して脾を侵し、脾胃の症状が出現します。あるいは暴飲暴食により肝脾に負担を加えると発症します
現代医学：肝肥大、慢性肝炎、胆道疾患、肋間神経痛などに相当すると考えられます
治療原則：疏肝理気（肝気を疏泄して、気を整える）
取穴：帯脈、内関、陽陵泉、肝兪、膈兪、足三里
中医薬：逍遥散、四逆散、柴胡疏肝散

管壁の緊張度が上昇して、弾力性が減少し、心臓から拍出した血液の拍動の影響が現れにくくなり、張りつめたような血管となって出現します。

どのような証候を考えるか

肝気のうつ結、胸悶感、肝陽上亢、痰飲病、寒熱病にみられます。肝胆の生理的な働きに疏泄作用があり、これは気機の働きを円滑にして、気血の運行をスムーズに働かせ、四肢末端へ気血の供給を行っています。しかし、肝胆病により疏泄作用が衰えると、気機の働きが衰え、脈気が緊張して弦脈となります。

現代医学的に考えると、自律神経の緊張による血管壁の緊張として検討します。

また、動脈硬化を生じている高齢者などは弦で硬い脈の場合は、胃気が低下していることも考えたほうがよいでしょう。

- 浮弦：支飲（胸膈中に水飲あり）。
- 沈弦：疼痛、弦数：多熱。
- 弦遅：多寒。
- 片手の脈が弦：内に停飲。
- 両手の脈が弦：内に久寒あり。
- 寸弦：頭痛、胸膈に痰飲が滞留しています。
- 左関弦：寒熱病か癥瘕。
- 右関弦：風邪が脾胃を侵した胃寒腹痛。
- 尺弦：疝気、足の拘攣、肝腎の虚寒。

革（かく）（陰） 外強中空を示している脈拍。
主病：精と血を失った状態、崩漏などの虚証が主。

革脈で何がわかるか！

浮で取ると硬く有力に触れるが、中取り、沈取りで無力であることから「外強中空」の脈ともいわれ、ちょうど浮取り表面が太鼓のような硬さをしているので、太鼓皮より革と名がつきました。芤脈より硬くて力があり、やや細い脈。

現代医学的には神経性の出血、再生不良性貧血、感染性疾患による痙攣などにみられると考えられています。一般に革脈は慢性病でみられ、慢性的な出血のために血液量が減少し、血管

表26：革脈の主な疾患

筋の拘急
症状：顔色がさえない、めまい、心悸、耳鳴り、口唇と爪甲は蒼白で筋脈が拘急します
弁証の要点：出血が多い場合や、月経によって血が失われることにより虚風内動を起こして緊脈拘急を生じます
現代医学：流産、動脈硬化など
治療原則：養血熄風（血を養って風の流れを促す）
取穴：陽陵泉、合谷、少海、曲池
中医薬：人参栄養湯、聖兪湯

が収縮し弾力性が低下することによって起こります。

中医学的には慢性の出血による亡血、慢性の性器出血による崩漏や、早産などで精血が不足し、血が脈内を充足できないために、筋骨へ精血を滋養できないために、筋脈の拘急、あるいは気血の虚証体質による寒の邪を受けて革の象をみます。これは「虚陽外越」の反応です（表26）。

治療原則として陽を潜伏させて陰を固め、気を増して血を生む。四君子湯は弦を癒し、四物湯は芤を癒し、八珍湯、十全大補湯は革を癒します。

取り方

革脈は芤脈と同じ中空が無力の脈であるという特徴をもちます。浮取りで硬くて有力に触れますが、中取りと沈取りでは無力であるのがポイントです。いわゆる外強中空と呼ばれている脈のことです。

外部は太鼓の皮のように硬く、内部は太鼓の中身のように中空であるためにこの名がつきました。

芤脈より硬くて有力で細い脈拍です。

どのような証候を考えるか

性器の出血が慢性化したり、流産などによる出血により、精血の不足や亡血により、陽気を外部に向かって浮越させるために生じる脈とされています。一般的には革脈は慢性化した疾患で認められ、出血の慢性化により循環している血液量が失われ、血管が収縮を起こして弾力性が低下します。また、動脈硬化などにより血管壁が硬くなり、血流の低下によっても発生します。

- 軽按：浮大弦急にて張りあり（浮大中空は芤脈）。
- 重按：中空、外堅（鼓皮）中空。
- 虚寒病をつかさどります。
    ①女子：半産（妊娠3か月以上の者）、崩漏。
    ②男子：血虚、夢精。
- 革と芤の脈は重按時には空虚です。特性をもち、脈道の中空は気血不足を証明します。
- 革の病は芤の病よりも重症です。
- 芤脈は暴虚に属し、回復が容易です。
- 革脈は急虚に属し、回復が困難です。
- 革脈は陰虚により経脈が拘急します。

牢（陰中の陽：沈に属す）　実証状態を示している有力な脈拍。
主病：実証では陰寒内実、癥瘕、疝気。
　　　虚証では陰虚、失血。

牢脈で何がわかるか！

　牢脈の「牢」の名は硬い、強固との意味をもちます。浮取り、中取りでは触れず、沈取すると弦、長で有力であり堅固で移動しない脈です。主に実証時には出現し、「外強中空」の革脈に対し、牢脈は「内強外空」の脈で、革脈と相反します。

　現代医学的には硬脈が牢脈を指し、主に血管の硬化、血圧の上昇にみられ、動脈硬化、腫瘤、組織器官の鬱血のときには牢脈を呈します。

　『診家枢要』には「牢、堅牢也、沈而有力、動而不移（牢は堅くて沈にして有力、動くこともない）」と記されています。牢脈の病因は、陰寒が裏に蓄積（内積）されると、陽気が沈み牢となります。陰虚、出血で牢脈が現れたときは、陽気が離れることを示すために予後不良です（表27）。

　牢脈の治療方法は、寒の者は温め、実の者は瀉する。有形の積は血分にあり、無形の痃聚の病は気分にあります（寒凝気滞）。

取り方

　浮取り、中取りでは触れません。沈取りすると有力な脈をしっかりと触れることができます。

どのような証候を考えるか

　陰寒が内部に蓄積されて、陽気が沈むと牢脈を生じます。また、陰寒は二つに分かれ、気分によるものと血分によるものとに区別されます。気分による陰寒は寒による気滞があり、主に寒滞肝脈や疝気などの症状を訴え、血分では腫塊（癥瘕）が生じるので鑑別を行います。

- 軽按：脈拍を感じない。
- 重按：長く大きくて堅実の脈。

注 沈がきわまれば伏脈。

- 長く大きく堅実の沈弦脈を牢といいます。
- 牢と革は長く大きく堅実の弦急脈。
  ①革は浮：内部が空虚。
  ②牢は沈：内部が堅実。
- 寒邪による沈候堅実有力の脈：心腹の寒痛病、木剋土病（肝気犯胃・肝気犯脾）、癲疝、癥瘕。
- 失血陰虚病の者が牢脈が出現したときには、陰虚が著しい証明です。

表27：牢脈の主な疾患

肝疾患による胃腸障害（肝気犯脾）
症状：腹痛、脇痛、げっぷが多く、時どきため息をつく
弁証の要点：肝気のうっ滞により肝気が横逆して脾を侵す
現代医学：胃炎、肝炎、胆道疾患に相当すると考えられます
治療原則：調和肝脾（肝脾を調和させる）
取穴：脾兪、肝兪、内関、足三里
中医薬：柴胡疏肝湯、柴芍六君子湯

濡 (陰) なん・じゅ

虚証状態を示している無力な脈拍。
主病：虚証では精血の不足・実証では湿証。

濡脈で何がわかるか！

脈の位置は浮で細くて無力、浮取りで触れるが、沈取り（重按）では触れることができない脈状です。別名を軟脈ともいわれています。濡脈は脾気虚などにより湿が運化されずに内湿が生じたときによくみられる脈状です。

現代医学的には心拍出量の不足と血管の弾力性が考えられ、急性胃腸炎、胃腸型感冒、崩漏などに認められます。

中医学的には、

①太陽病邪が退いた後にこの脈がみられます。
②六淫による湿邪が体内に滞った場合や、湿熱、湿困脾胃に出現します。
③主として陰液、精血の虚損により脈内を充足できずに、脾の運化作用の減退によって湿が聚って内湿となり、精血を充足できません。
④気虚により湿邪を排出できずに発症する脾虚の代表的な脈です。

『診家正眼』に「濡脈細軟、見于浮份、挙之乃見、按之則空」（濡脈は細くて軟らかく、多くは浮位にみられ、挙にあるが按じると中空の脈である）「談濡脈為細軟而浮等」（濡脈を論じる場合には細くて弱い脈が浮位でみられる）と記され、循環する血液量の不足による症状と考えられています（表28）。

取り方

浮取りで軽按すると触れることができますが、重按すると触れることができない脈です。触れても細くて無力であり、中取りぐらいまでは弱いが触れることが可能です。

どのような証候を考えるか

濡脈は脾気虚、中気の不足を代表する脈と呼ばれています。脾気虚により運化作用が衰えると内湿が生じて脈を圧迫し、精血の流れを阻害して脈が細くなります。さらに、精血や陰液の不足は、脈内を充足しきれないために無力で細くなります。また、陰虚は陽気が有余するために外部に浮越して浮脈を呈するため、浮取りで軽按すると触知でき、重按では触れることができないのです。

- 軽按時に指下で感じ、重按では触れず、それは水泡が水面に浮上し、力のない様子です。
- 濡：浮細極軟：病後と産後にみられます。

表28：濡脈の主な疾患

頭痛（風湿性頭痛）
症状：頭痛、全身の倦怠感、胸悶感があり、大便はコロコロしている。舌は膩苔を生じています
弁証の要点：体が外感の風湿を受けたり、元来から気虚の体質によって、湿を体内にためて内湿を生じて発症します
現代医学：緊張性頭痛に相当すると考えられています
治療原則：益気祛風勝湿（気を益し風を祛して湿をとる）
取穴：足三里、合谷、四瀆、風池、中脘
中医薬：補中益気湯に羌活、独活、万京、白芷、防風を加える。順気和中湯、神朮散など

- 浮で濡細：濡。
- 沈で濡細：弱。
- 亡血陰虚の病、脳髄と丹田の衰弱。なかには夜間時の盗汗、骨蒸内熱、崩漏下血、脾虚による湿盛が考えられます。
  - ・寸部柔軟：体表の陽虚、自汗などの症状が出現します。
  - ・関部柔軟：気虚。
  - ・尺部濡：精血虚か虚寒病（温補真陰の方法）。

弱（じゃく）（陰）

虚証状態を示している無力な脈拍。
主病：虚証では気虚、血虚・実証では湿証。

弱脈で何がわかるか！

　沈細にして無力な脈、沈の位置で初めて触れることができ、細くて無力、強く圧すると消失する特徴をもちます。弱脈と濡脈は相対立する脈で、濡脈は浮取りで触知でき、重按、沈取りで消失する脈に対して、弱脈は重按、沈取りで触知でき、さらに圧すると消失する特徴があります。

　現代医学的には心臓の機能が低下し、血液の循環も減少、血管が収縮を起こした状態で、血圧の低下などが認められます。

　中医学的には弱脈の病因は陽虚、精気の不足、気虚や血虚が主となります。気血の不足（気虚血虚）では、血虚のために脈内を充足することができません。また、気虚で推動作用が不十分なために脈拍には力がありません。陽気の不足は、脈を打ち上げる力がないために沈位脈となります。これら虚証がどの蔵府、脈位、脈勢にあるかを判断します。

　脾虚で内湿が生じ、湿盛になった場合にも弱脈がみられ、浮腫が強くて脈が外部より触れにくい状態となります。濡、弱脈は脾虚で起こりやすく、ともに内湿を生じるために出現する脈状です（表29）。

取り方

沈取りして触れることが可能な脈拍で、無力で細く重按すると消失します。

どのような証候を考えるか

①気血の不足を生じると血虚のために脈内を充足できないために弱くなります。
②気の不足は推動作用の低下により血流が促進できずに脈拍に力がありません。
③気は陽に属するために、陽虚は昇挙する力が衰えるために脈が沈みます。
以上の三つのケースが原因として考えられます。
現代医学においては、心臓の機能が低下したと考えられます。

> **脈と蔵府の関係を教えて**
> 寸位に弱脈を触知すれば虚が心と肺にあります。
> 関位に弱脈を触知すれば虚が肝脾にあります。
> 尺位に弱脈を触知できれば腎と命門に虚があります。弱脈に数が加わる場合は陰虚を考え、弱脈に遅が加わると陽虚が考えられます。

表29：弱脈の主な疾患

不眠症（心脾両虚によるもの）
症状：自覚的には夢をよく見て覚めやすく、覚醒後には入眠困難となります。心悸、健忘、精神疲労、四肢の倦怠、味覚障害が生じます。他覚的には顔色が悪い、舌は淡で、舌苔は白い
弁証の要点：心脾気血両虚証は基本的に気血生化の源が不足し、心が神明を養うことができなくなり発症します。脾は気血生化の源で、後天の精を補い、心は脾によって気血が補充される関係により、心は神を養うことが不十分となって入眠時の障害となります
現代医学：不眠に相当すると考えられます
治療原則：補養心脾（脾を補って心を養う）
取穴：神門、三陰交、百会、中脘、心兪
中医薬：帰脾湯

沈細で柔軟の脈、重按で触れることが可能。その動きは無力で柔軟で細小です。

浮候では触れません。多くは陽分（表）すでに陰分（裏）に転入して、病人の精血が衰弱した場合に生じます。

高齢者は精血が衰退して減少するために弱脈が出現しますが、青少年期に出現すると問題となります。

陰か陽の虚をつかさどり、悪寒、発熱、筋骨の痿弱の症候に出現します。

- 陰虚：驚悸、盗汗；営血を補う。

注 驚悸とは驚き、不安、恐怖などで心臓がどきどきする症状をいいます。

- 陽虚：表虚自汗（衛気不足）；営血を補う。
  ・寸部弱：陽虚病。
  ・関部弱：脾胃衰弱。
  ・両側尺部弱：陽気の虚陥、陰精の虧損。

散(さん)（陰）

危急の状態を示す脈拍。
主病：元気の離散により陰血を損なう虚証のタイプ。

散脈で何がわかるか！

浮位でとると太いが、少し力を加えると触知できなくなる脈です。リズムが一定ではなく飛び散った感じがします。この脈は渋脈、微脈、濡脈と混乱するので鑑別に注意が必要です。

右尺弱脈の主な疾患
遺尿（陽虚性遺尿）
頻尿、四肢の寒冷、夜尿など。
弁証の要点：腎気虚、腎陽虚の体質が下焦を温めることができないために下元虚冷を誘発して生じます。火は水を蒸発させるという五行学説の原理から外れ、温めることができず（陽虚）に膀胱失約が遺尿を起こすのです。
治療原則：温補腎陽（腎陽を補い温める）。
取穴：命門、関元、百会に灸、三陰交、右帰来、左横骨に鍼。
中医薬：金匱腎気丸、暖腎丸など。

表30：散脈の主な疾患

気虚腹痛
症状：自覚的には四肢の無力感、倦怠、呼吸が浅い、腹痛がありますが按じると喜ぶ、他覚的には懶言(ﾗﾝｹﾞﾝ)（話すのがおっくうなこと）、食事量が少なく、口唇の色が蒼白、浅くて淡い
弁証の要点：過度の肉体労働により気が消耗して、陽気が運ばれなくなります。これは昇清降濁の異常、気機の異常により生理的な活動に対して障害を生じます
治療原則：補中益気（脾を補って気を益す）
取穴：中脘、足三里、脾兪、腎兪
中医薬：補中益気湯、黄耆建中湯

　現代医学的には心房線維の異常、心肺疾患、動脈硬化性心臓病、二尖弁障害などにみられます。

　中医学的には気血が多く失われ、陰陽が離散して精気が絶えます。散は心脈なので、五行学説による心火刑金となることが多い（表30）。

　治療方法としては、脾虚には補中益気、腎気虚には腎気丸、気虚には四君子湯、血虚には四物湯、気血両虚には八珍湯、十全大補湯、人参栄養湯などを使用します。

取り方
軽取りすると大で脈拍のリズムが一定ではなく、重按すると脈が触れなくなります。

どのような証候を考えるか
　ショック状態で認められ、陽気が離散する状態で現れます。治療には回陽救逆方法を使用します。回陽九鍼などは代表的な治療方法でもあります。

- 散で無力、浮候にだけ脈があり、沈候にありません。散は収束力がありません。ときに跳動し、またしません。産婦に散脈を認めれば出産の前兆です。
- 慢性病：正気衰弱が厳しい。
  - 左寸部散：心陽不足の怔忡証。
  - 右寸部散：肺病で表虚多汗（衛気不固）。
  - 左関部散：肝病で、両脇には停飲（主に溢飲）。
  - 右関部散：脾虚による足脛足背の腫脹。
  - 両側尺部散：腎病、脈が無根時には生命が危険。

注 両方の尺脈が散の場合は元気が乱れます。危急状態を表す脈でもあるので要注意となります。

右尺散脈の主な疾患
ショック（陽消命絶）
弁証の要点：陰が損なわれて遺尿などが出現します。これは陽が脱して陰虚が進み腎が絶えます。
現代医学：ショックなどに相当すると考えられます。
治療原則：益火之源（火を益して源を強化）。
取穴：人中、命門、関元、腎兪。
中医薬：地黄飲子に黄耆を加える。

細（陰）

脈の太さの異常を現す脈拍。
主病：虚証では気血両虚・実証では湿病。

細脈で何がわかるか！

　脈の太さの異常となって出現する脈状です。脈は細くて線のようにハッキリと指で触知できる脈状です。細脈の治療方法は『黄帝内経』の「虚者補」（虚の者は補）の法則を使用します。先人は「邪之所湊・其気必虚」（邪の湊でる所の気は必ず虚する）「最虚之処、便是容邪之地」（最も虚のところが邪を受け入れる地である）と記され、扶正と祛邪を施すことを促しています。

　現代医学的には貧血、慢性消耗性疾患が引き起こす脈で、血液容量の減少や心臓病、動脈弁の狭窄、二尖弁狭窄、重症な心筋炎などの疾患にみられます。また、寒冷や精神的な緊張によっても細脈は出現します。

　中医学的には気血両虚の場合に最もよく認められる脈で、気虚では拍動無力、血虚では脈中を血で充足できないために細くなります。

　また気虚により湿が運ばれずに湿邪を呈します。人は先天の元気は腎にあり、後天の中気は脾にあります。両蔵の虚損は、湿地に長期居住していることにより腎陽を損ない、冷たい生ものにより脾陽を損ないやすいので注意するようにします。

　陰虚でも細脈が認められますが、細数で無力であり浮脈に近い状態でみられます。湿熱病で脈が細数に変化して意識障害を有するものは、熱邪が営血や心包に入ったことを現します（表31）。

取り方

　脈は細くて糸のように感じ鮮明に線のごとく現れる脈です。

どのような証候を考えるか

　気血両虚において血虚証では細脈を、気虚では推動無力を生じるので、細くて無力です。営血が不足すれば当然、脈内を充足できないために脈が細くなります。

　陰虚で細脈が出現すると数が加わって細数脈となり、無力で浮脈となることがあります。

　湿病では湿邪が脈内の流れを阻害し、脈が細くなります。

- 微脈よりやや大きくて、細くまっすぐで軟、気血が衰敗します。
- 春夏に少年が細脈のときはよくありません。春夏は陽気が旺盛のため、脈が浮大です。

秋冬は陽衰陰盛、天気の寒涼、人体の気血は潜伏するため脈は細くなります。

老年虚弱体質の者は細のほうが多い。七情により起こることも多い。

表31：細脈の主な疾患

心臓疾患（心血虚虚労）
症状：不眠症、認知症、心悸亢進、夢をよく見る、脈は細い
弁証の要点：心血虚は神明を宿すことが困難となり、本証を生じます
現代医学：神経衰弱や貧血性心臓病に相当すると考えられます
治療原則：養血安神（血を養って神を安定させる）
取穴：神門、三陰交、膈兪、心兪
中医薬：帰脾湯、天王補心丹など

湿気の侵害が、腰背でなければ、精を傷り、自汗か盗汗あり。
- 寸部細：嘔吐が止まず。
- 関部細：胃虚により腹脹してやせる。
- 尺部細：下焦虚寒、泄痢、遺精、陰血の大傷。精液の枯渇。

伏（陰）
脈の位置の異常で病態を現す脈拍。
主病：激痛、厥証。

伏脈で何がわかるか！

伏脈の「伏」は潜伏、埋状の意味をもっています。沈脈の部位よりさらに深く、骨につくほど重按して触知できる脈で、脈が細いために指先を左右に動かして詳しく探る脈で、触れることができれば有力です。著しいときには触れることができない場合もあります。太渓と衝陽の脈も触れない場合には危急状態であることを知ることが重要です。

現代医学的には心排血量の減少、末梢血管収縮、低血圧、循環血液量の不足、脳血管障害、末梢神経の衰え、各種原因によるショック、強い嘔吐、下痢などの後にみられます。

中医学的には邪が沈伏し脈気が閉塞されて、正気が巡らないために伏脈となります。

寒熱の邪が集まって経絡や蔵府に入り、陽気が暴脱しかけた場合には、脈気を昇降できないために伏脈となります。あるいは寒邪が内鬱して経脈が閉塞された場合や、火鬱により津を損なって、血液が減少し脈中を充足できないときには伏脈となります。また慢性病による気血の虚損は脈拍を鼓動させる力がないので伏の象となります（表32）。

取り方

沈脈よりもさらに深く、重按により触れることができる脈です。骨に按圧して初めて触れることができるので、按じる圧の加減を考慮して行います。また、脈が細いために指先を立てて左右に動かして詳細に探る必要があります。この脈を底でさぐりあてると、かなり有力な脈として触れることができます。但し、まったく触れることのできない伏脈の場合は注意する必要があります。太渓や衝陽の両脈が触知できないときは危急の証です。

どのような証候を考えるか

邪が沈んで潜んだ場合は、脈道が閉塞を受けて脈気が流れずに脈が伏するのです。激しい疼痛などでは、気機が閉鬱して脈が伏するので重按で触れます（極沈の象）。

また、陽虚は脈を昇挙する力がないので、陽の暴脱などにより、脈が沈みます。筋の下を通

表32：伏脈の生な疾患

ショック（気厥実証）
症状：突然の意識障害、牙関緊急、手を握りしめる、呼吸が浅く粗い、四肢の厥逆、舌苔白
弁証の要点：機能の逆乱が心胸を束ねて神識を閉ざして起こります
現代医学：低血糖、昏睡に属します。東洋医学の閉証もこれに相当すると考えられます
治療原則：行気開鬱（鬱を開いて気を巡らせる）
取穴：人中、内関、足三里、十宣
中医薬：逍遥散、五磨飲子、木香調気散

行する脈で外感寒邪によるものも多く見られます。
- 発汗させ表邪を解く（悪寒、経脈の収縮、脈管細小で沈伏、皮膚収縮後体内の陽気は外部に発散させ発汗する）。
- 厥逆症と臍部の寒痛病に出現。
- 胃腸内の宿食停滞による激痛（経脈の拘急収縮）水飲の蓄積か老痰凝聚の病にみられます。
- 食積の停留、胸中の気うつ、胃気の上逆、よく吐く、または不吐がみられたときには両手寸部に伏脈がみられます。
  - ・関部伏：本剋土、寒湿による腹部痛。
  - ・尺部伏：肝腎虚寒、疝痛。

左寸伏脈の主な疾患

頭痛（頭眩疼痛）
めまい、頭痛、悪寒、四肢の冷え、耳鳴り、難聴、呼吸が浅くて自汗、ふらつきによりよく倒れます。
弁証の要点：陽気の不足により清陽が頭部に上がらないために起こります。
現代医学：貧血、精神障害に相当すると考えられます。
治療原則：温補陽気（陽気を補って温める）。
取穴：関元に灸を行い、百会、中脘、足三里に鍼。
中医薬：参附湯など。

左関伏脈の主な疾患

排尿障害（肝気の上衝）
大便が滞って気もちが悪く、小便がスムーズに出ない。口が苦い。
弁証の要点：肝気の上衝（上部を衝き上げる）のために気が下がらず、そのために下竅の通利が妨げられます。
現代医学：尿閉、膀胱括約筋痙攣に相当すると考えられます。
治療原則：解鬱破結（鬱を解いて結を破壊する）。
取穴：合谷、太衝、太渓、関元。
中医薬：補中益気湯、沈香散。

右寸伏脈の主な疾患

胸膜炎（気鬱脹満）
胸脇部の脹満、咳、痰を認める。
弁証の要点：七情の鬱結、気が結して痰となり、気機の巡りが悪く、昇降の異常を認める。
現代医学：胸膜炎、肺気腫に相当すると考えられます。
治療原則：行気化痰（気を巡らせて痰を化す）。
取穴：列缺、照海、太淵、大陵、内関。
中医薬：半夏厚朴湯など。

六脈が伏脈となる主な疾患

火邪内鬱
狂燥、発熱で乾いた嘔吐感、吐血、鼻血。
弁証の要点：三焦の火が盛んで心が熱によって攪き乱されて、血の行くところがなくなって起こります。火邪が内鬱し外に達することができなくなります。
治療原則：実火を瀉します。
中医薬：黄連解毒湯。

動（陽）

脈の有力で病態を診る脈拍。
主病：実証では疼痛、驚きをつかさどる。

動脈で何がわかるか！

動脈の動の文字は『礼記』月令篇の解釈において「揺れる」の意味をもっています。滑数で有力ですが、脈の長さが短く、豆に触れているように感じるものです。

動脈の病因は、
①寒が陽を束ねて起こす疼痛（寒痺）。
②驚恐により気血が逆乱した場合。
③陽が陰に勝てないための自汗。
④陰が陽に勝てないための発熱。
⑤脾胃の不和による泄瀉。
⑥蔵府機能の運化の低下による。
⑦陰寒により起こる筋脈の攣急。
⑧陰虚陽盛による男性の失精と女性の崩血。

この脈状は仮の実証として現れ、その根本は虚証として考えます。有力な滑脈で速い拍動で脈が触れるために、短く感じます。

現代医学的には自律神経の異常などにみられます。また動脈弁閉鎖不全の重いものは「二峰性脈波」といわれる収縮期の二つの高い隆起が生じ、1回の心拍に対して2回の脈拍を触れる脈状です。

中医学的には陰陽二つの気が相互に束ねられ、陽が盛んになって陰気を束ね、陰が盛んになって陽気をしばります。盛んなほうは安静ですが、虚したほうは硬くて緊張しています。このように主峰角上に二つの峰がみられることから、陰陽の動きがひとつの脈状においてみられます（表33）。

『黄帝内経』には「婦人手太陰動甚者、妊子也」（婦人で手の太陰の動の脈が甚だしいものは妊娠の兆しあり）と記されています。

後世には痛・驚により陰陽・昇降が失われ、気血が衝動を受けるので、衝動に伴って滑数有力な脈に触れ、脈は短くなるとしました。

表33：動脈の主な疾患

腎陰虚腰痛
症状：腰痛、筋の痿軟、五心煩熱、不眠、口の乾き、顔色が潮紅、舌が紅くて苔が少ない
弁証の要点：心陽が下降するために腎陰が温められ、腎陰が上昇して心陽を滋すので水火相殺でき、陰陽の調和がとれる。ところが心陽が下降しても腎陰が不足している場合に、陰虚のために動脈となります
現代医学：腰痛、筋筋膜性腰痛、自律神経失調症、動脈弁閉鎖不全
治療原則：陰陽の調和
取穴：復溜、神門、腎兪、三陰交、関元
中医薬：左帰丸、大補陰丸

取り方
滑数で有力であり、脈の長さが短くて豆に触れるような感じがします。

どのような証候を考えるか
数脈の一種、陰陽が相互に束縛しあいます。虚弱の人にみられ、生命への危険性あり、身体強盛の人にも認められます。

現代医学的には激痛や驚きなどのために、自律神経系のバランスが崩れて生じる脈です。有力な滑脈が速く拍動するので短く感じます。

- 疼痛と風病をつかさどります。多汗：陽虚により体表不密。
- 熱盛の陰虚により陽が旺盛となります。
- 泄瀉、痢疾病、経脈における拘攣病。
- 男子：亡精病。
- 女子：崩漏病。
    - 動脈は、関部に多く認められます。
    - 寸陽→陽虚の汗が多い。
    - 尺陰→陰虚の発熱が多い。

注 虚証の場合にも動脈が認められます。

促（陽）

脈のリズムの異常で病態を診る脈拍。
主病：実証では陽盛実熱による気滞、血瘀、痰飲。虚証では虚脱。

促脈で何がわかるか！

脈拍が速く（90回/分以上）、間欠的に欠落して、脈拍の不規則で速いものが相当します。

促脈の病因は、①火邪、②気滞血瘀、癰瘍腫痛、③痰積による食欲不振、④怒による胸満、⑤癲狂、⑥心気の虚損です。

促脈で有力なものは治りが早く、逆に無力で虚をつかさどるものは治りにくい。小さくて細く、無力で促脈の場合は虚脱の兆しを示します。

治療原則として、血を活かして気を巡らせ、滞りを導いて痰を消し、毒を解いて血を冷まし、陰を養って液を増す、虚を補って脱を固めます。

現代医学的には炎症や精神的な興奮により、交感神経が興奮し、自律神経機能、代謝面での循環障害が加わり不整脈となります。

中医学的には陽熱によって気血の運行が塞がれ、陰液の消失、津液の濃縮が起こり、血瘀、気滞、痰飲が生じ、熱盛が進んで脈拍が速くなります。促脈の臨床的な意義は二つに分けることができます。ひとつは、陽の旺盛による諸疾患。そして二つめは心臓病です（表34）。

『傷寒論弁脈法』には「数以候陽、若陽気盛而陰不能相続、則脈来数而時一止」とあります。これは数（速い）は陽の脈で、陽気が盛んになると陰を保ち続けることはできないため、数脈では一時止まることが記されています。

取り方
脈拍が速くて不規則で欠落したり、不規則で速いものを指します。1分間に90回以上の脈拍。一定の規律がありません。数脈中の間欠を伴う脈で陽気極盛、陰液がまさに固まる現象で

表34：促脈の主な疾患

胃潰瘍（血便）
症状：血便で灼熱感があり、口が乾いて尿は赤く、さっぱりとした排便ができない。舌診では舌色が紅で舌苔は黄色、左側の尺位が促脈を生じています
弁証の要点：辛いものの多食やアルコールの多飲により湿熱毒が胃腸の血分を侵した状態です
現代医学：胃腸炎、胃潰瘍、腫瘍などに相当すると考えられます
治療原則：清熱涼血（熱を冷まして血を冷やす）
取穴：曲池、合谷、太衝、行間、陽陵泉など
中医薬：黄連解毒湯

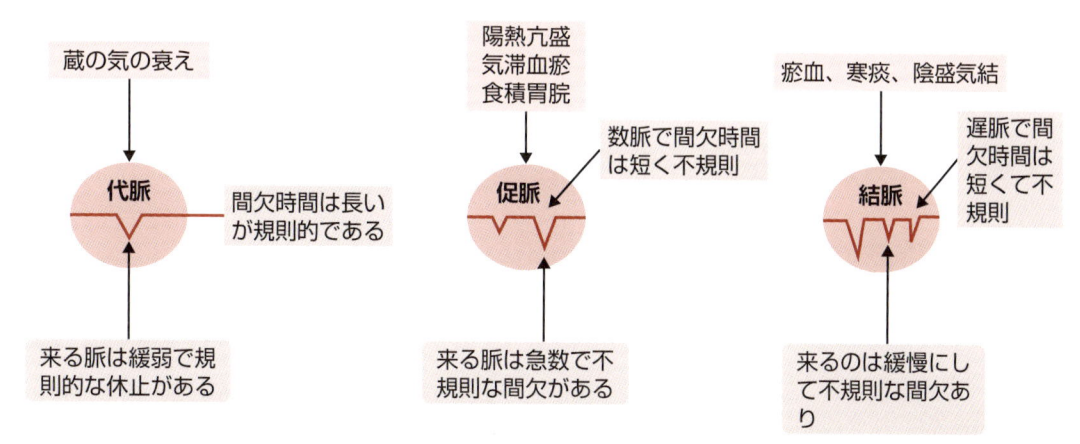

図34：脈の規則性で病態を診る

どのような証候を考えるか

熱邪により気血の運行が阻害を受けて気滞血瘀を生じ、津液が濃縮されることにより痰飲を発生させます。また、熱盛なときには癰腫を形成することもあります。

さらに熱が続き陰液が灼焼を受けると、枯渇して亡陰が生じることにより、陽気が散って促脈となり、脈中を充足できないために細くて無力の脈を生じます。

注 促脈で細く、さらに無力の場合には虚脱のショックを生じるので注意します。

- 三焦中の内火が甚大し、陰液が大きく損なわれた現れです。間欠が多くなるほど重体です。
- 火を除くこと、火盛の原因は気、血、痰、飲、宿食の五種です。
- 時どき喘咳のある者は痰積によります。陽気亢極により精神異常となる。
    ・左寸：精神異常、右寸：喘証、左関：血瘀化熱、右関：食滞胃脘、尺：灼熱感（陰虚）。

結（けつ）（陰）

脈のリズムの異常で病態を診る脈拍。
主病：実証では陰寒独盛により気滞血瘀を生じる、痰食虚証では陽気衰極の象。

結脈で何がわかるか！

脈拍が遅く（60回/分以下）、不規則に欠落しているもの。結は凝血を形容しています。『診

家枢要』に「結陰獨盛而陽不能相入也。為癥結、為七情所鬱」（結とは、陰が獨り盛んになり、陽を相い受け入れることができない。そのために癥結と為る。これは七情の鬱によるところである）（鍼灸医学典籍集成(5)『診家枢要』オリエント出版、1985 年）と記され、また『中医診断学講座』には「陰盛気結、気壅痰滞、積聚癥瘕」（陰が盛んになると気が結す。気壅により痰が滞り、積聚されて癥瘕を形成する）とあり、気滞による痰の発生が考えられます。

結脈の病因は、①気壅痰阻、②気滞血瘀、③宿食停積、④七情の鬱結、⑤気血の衰え、⑥慢性疾患、⑦陰盛陽衰、⑧癥瘕積聚、⑨疝痛気塊、⑩寒邪が経に滞る。

治療原則は、①降気豁痰（気を降ろして痰を豁す）、②活血行気（血を活かして気を流す）、③消食導滞（滞を導いて食を下す）、④蔵府調和（蔵と府のバランスを調節する）、⑤補血益気（血を補って気を益す）、⑥壮陽抑陰（陽を強壮にして陰を抑える）、⑦破積消聚（積を破壊して聚を消す）、⑧温経活絡（経を温めて絡を活かす）。

現代医学的には迷走神経の興奮、期外収縮、洞性徐脈に補充収縮を伴うなどが考えられます。主に心臓の器質性病変、心臓病、動脈硬化、消化不良、栄養不良に認められますが、正常人には精神的な緊張時や過労時に出現します。

中医学的（表 35）には、
① 陰が盛んになり陽気が衰弱し、陽の衰えにより心臓の鼓動が不充分となり、血脈が滞って脈が欠落する状態です。
② 陽虚のために脈拍は徐となり無力です。心筋の興奮性が低下して心拍が欠損するものと考えられます。
③ 寒邪が裏に停滞して陰寒内盛を引き起こし、気血の凝滞、寒痰の阻絡などが生じ、陽気が鬱阻され、脈が欠落する状態です。陰盛であるから脈が遅く、陽気が鬱阻されているので、脈拍にはある程度の力があります。

取り方

脈拍が遅く、不規則に欠落するものを指します。脈拍は 1 分間に 60 回以下のものです。現代医学では徐脈性の不整脈に類似します。

どのような証候を考えるか

① 寒邪が入裏して停滞し陰寒独盛のために寒邪や痰濁による脈の阻絡や、気血に凝滞を生じて陽気が閉塞を受け脈拍が欠落します。

左尺結脈の主な疾患

下肢拘攣
腰膝が重く、歩行困難、下肢の拘攣、著しいときには半身不随を発生します。
弁証の要点：風が経に流れて営血を損なって攣急する。
現代医学：脳血管障害に相当すると考えられます。
治療原則：養血祛風（血を養って風を祛す）、温経通絡（経を温めて絡を通す）、益気活血（気を益して血を活かす）、補腎益精（腎を補って精を益す）。
取穴：風池、豊隆、太衝、腎兪、肝兪、合谷。
中医薬：大活絡丹、大秦艽湯、小活絡丹、八珍湯、地黄飲子。

表35：結脈の主な疾患

陰邪結裏
症状：陰寒内盛、邪が裏に結ばれた状態です
心寒：心暴痛、四肢厥冷、手足・口唇・鼻が青い、自汗。脈は左寸が著しい
弁証の要点：陽気の衰弱により、推動作用が衰えて血行が無力となり気滞血瘀を生じます。寒はその性質のひとつに凝滞性があるために、心寒により陰が固まります
現代医学：心筋梗塞に相当すると考えられます
治療原則：養心温陽益気（心を養って陽を温めて気を益す）
取穴：関元・大腰・膻中、心兪、太渓
中医薬：養心湯、四逆湯、姜附湯

②陽気が衰えた極象、心臓の鼓動が充分に脈内を充足しきれずに拍動は緩慢で、一回休息します。

- 結に浮：外感病による気滞；発汗。
- 結に沈：中気積滞不通；瀉下。
- 気滞凝滞、老痰結滞（気火うっ結、別名うっ痰、結痰）
- 積聚、癥腫、疝瘕のすべては気血凝滞の結果によります。

代（陰）

脈のリズムの異常で病態を診る脈拍。
主病：虚証では蔵気の衰弱・実証では風証、七情恐驚。

代脈で何がわかるか！

代脈の「代」は替わりという意味をもちます。脈拍の欠落は規則的であり、欠落している時間が長く感じる脈拍で、促脈、結脈、代脈の区別は、脈拍の速度と脈の欠落にあり、厳密に区別する必要はありません。

現代医学的には自律神経系の緊張や興奮によって心筋の興奮性が変化し、心室性の期外収縮を引き起こすと考えられています。脈波上でも第2房室ブロック（Wenckebach型）、心室性期外収縮（三段脈・四段脈など）が考えられます。病状でもジギタリス中毒、リウマチ性疾患、虚血などでみられ、心臓の筋の興奮性が変化して生じます。

中医学的には邪気が血絡に入って蔵気を衰えさせると気血が虚損し、元気が不足するために脈気が連続し流れなくなるために定期的に欠損する。また情緒の激しい変動や、肝風内動などの内風、外傷による打撲が脈気に影響し、陰陽の調和が失われて脈気が連続できなくなり、脈が定期的に欠損する状態です。妊娠期間にはよく見られ、血気が尽きて胎気を養うことができなくなると代脈を生じます（表36、37）。

代脈の病因は、①蔵気の衰えがあり、元気が不足の者、②風証、痛証、七情などの情緒変化のある者、③外傷による気滞血瘀の認められる者。

多くは急激に発生して脈に力があり、一過性に出現します。

治療原則は、①清熱燥湿（熱を清して燥を除き、湿を与える）、②補気補血（気血を補う）、③活血祛瘀（血を活かして瘀を祛かす）、④祛化痰涎（痰や涎を祛す）、⑤理気降気（気を整えて気を降ろす）、⑥温経暖腎（腎を温めて経を温める）、⑦養陰生津（陰を養って津を生ず）。

表36：遅代脈の主な疾患

心脾両虚による気滞血瘀
症状：認知症、心悸、不眠、多夢、息切れ、顔色は黄色くて食は少ない、めまい、ふらつき、心部痛、喘息、全身がやや腫れる。舌には瘀点が認められます
弁証の要点：心陽虚による血脈の瘀滞、火が土を生じない（火不生土）ために中陽（脾陽）による運化機能を促すことができません。
現代医学：自律神経失調症、動悸、喘息、心疾患など
治療原則：温補心脾、理気活血（心脾を補って温め、気を整えて血を活かす）
取穴：中脘、心兪、大杼、肩井、風池
中医薬：帰脾湯に失笑散を合わせる、苓桂朮甘草湯に失笑散を加えます

表37：代無力脈の主な疾患

心腎不交が原因で起こる心神の不寧
症状：不眠、五心煩熱、精神的なイライラなどを起こした状態です
弁証の要点：水不済火、火不交腎（水が火を相殺できないために、火が腎水と交わることができない）、陰陽の調和が乱れた証です
現代医学：大脳皮質の機能異常に相当すると考えられます
治療原則：交通心腎（心腎の交流を促す）
取穴：神門、心兪、三陰交、腎兪、照海
中医薬：交泰丸、二至丸に生地、麦門冬、百合、枸杞、首烏を加えます

取り方
規則的な脈拍の欠落があり、欠落の時間が長く感じとられるものを指します。

どのような証候を考えるか
突然拍動が停止する、回復が容易ではない。蔵府の気が衰えて気血が虚損を起こして、脈気の流れを継続させることができないために定期的に欠損を引き起こします。そのために脈は無力となります。

また、精神的な強い情動や、肝風内動により脈気が散ってつなげなくなります。したがって脈拍が途中で接続できずに休止します。

現代医学的には第2度房室ブロック・心室性期外収縮などが考えられます。また、自律神経系の緊張や興奮により心臓の筋の興奮性が変化して、心室性の期外収縮を引き起こします。

- 数脈中に休止するもの：促脈。
- 遅緩脈中に休止するもの：結脈。
- 拍動中休止して回復に時間が要するもの：代脈。

注 結は軽症で代は重症。

- 五蔵の正気衰弱、腹痛、下痢、下焦が虚の病か脾胃衰弱の嘔吐、泄瀉に認めます。
  また、女子は妊娠3か月後には代脈となります。
- 拍動50回中代脈性休止がなければ重病はありません。
- 拍動50回中内に休止するときがあれば病を考察します。

間欠休止脈の間隔の多少は死亡期限を推測します。

古代学者は脈の寿命の長短を、間欠脈の変化で推測しました。現代では他の診断も総括して

弁証する必要があります。以上は明代の李時珍の『瀕湖脉学』に記載されているものの一部を参考にしました。臨床応用では病証との関係性をさらに検討する必要があります。

次に軽按や重按の脈状を分けるので参考にしていただきたい。

浮（軽按）のグループ	1. 革：浮いてきわめて有力 2. 濡：浮いてきわめて無力 3. 実：浮、中、沈でみな有力 4. 虚：浮、中、沈でみな無力 5. 芤：浮取りして脈は大きいが、それを押さえると中央が空虚
沈（重按）のグループ	1. 伏：骨に着くぐらい押さえて初めて感じる 2. 牢：沈にして堅実 3. 弱：沈にして無力、軽く押さえるとわかる
遅（一息三拍以下）のグループ	1. 緩：一息に三回以下 2. 結：ゆっくりして、間欠 3. 代：拍動に規則的な間欠 4. 散：止まったり、速くなったりして、拍動が不規則な間欠で、それを押さえると浮いて乱れる
数（一息六拍以上）のグループ	● 動：拍動は速く ● 促：拍動が早く間欠 ● 疾：一息に六〜八回以上

以上は七表八裏九道の脈ともいわれ、七表の脈は浮脈、芤脈、滑脈、弦脈、実脈、洪脈、緊脈のことを呼びます。八裏の脈には沈脈、渋脈、濡脈、弱脈、緩脈、遅脈、伏脈、微脈があり、九道の脈には代脈、促脈、長脈、短脈、虚脈、細脈、牢脈、結脈、動脈があります。これらは中医学の書籍にみられる脈状です。その他の書物には疾脈と大脈を加えた脈診があり、ここで付け加えておきますので参考にしてください。

疾 （しつ）

脈拍数の異常で病態を診る。
主病：実証では陽極陰渇・虚証では陽気の亡脱。

取り方

1分間で110回以上の脈拍数があり、数脈よりもさらに多い脈拍数を呈します。

どのような証候を考えるか

熱病疾患の極期で疾脈を生じて、浮脈で軽く按じると明らかに触知できるものは陰液が枯渇しかけています。

真陰が枯渇して陽気が制しきれずに浮越したり、陽気が亡脱しかけているために、脈気が制しきれずに疾を生じます。陰は陽を制するために、陰の不足によって陽気を制しきれない場合には、陽が浮越して亡陽します。両者は危急状態なので、回陽を主として治療を行います。鍼灸治療では回陽九鍼法を用い、中医薬では陰液が枯渇しているものに生脈散で生津救逆し、陽気の亡脱には四逆湯で回陽救逆させます。

大（だい）

脈の太さの異常による脈拍。
主病：実証では熱盛で亢進・虚証では陰虚。

取り方

脈の管が明らかに太く、洪脈のように来るときが盛んで、去るときは衰えることがない脈です。

どのような証候を考えるか

有力な脈は熱盛で実証を示し、さらに疾患が進行していると考えます。これは末梢の抵抗がやや減弱して血管が拡張しています。

参考文献

1. 王　財源：わかりやすい臨床中医臓腑学．第3版．医歯薬出版，2013
2. 岡田　勝：鍼灸学．医歯薬出版，1979
3. 神戸中医学研究会：中医臨床のための舌診と脈診．医歯薬出版，1996
4. 向　宗暄，向　敬峡　共編：中医辨脈症治．中国中医薬出版社，1998
5. 張　雲鵬　主篇，朱　抗美ほか：中国中医独特診断大全．文匯出版社，1999
6. 呉　敦序　主篇，劉　燕池，李　徳新ほか：中医基礎理論．上海科学技術出版社，1999
7. 人民衛生出版社整理：黄帝内経霊枢（影印本）．人民衛生出版，2015
8. 重廣補注黄帝内経素問（影宋本）．学苑出版，2008．
9. 南京中医学院　編：中国漢方医学概論．中国漢方，1979
10. 林　之瀚：四診抉微．天津科学技術出版社，1999
11. 項　其　主編：内経教程．科学出版社，2000
12. 李　時珍：瀕湖脈学白話解．人民衛生出版社，1999
13. 盖　国才：穴位診断法．科学技術文献出版社，1981
14. 王　琦　主編：中国腹診．学苑出版社，1994
15. 許　進京ほか：脈法精粋．中医古籍出版社，2001
16. 教科書執筆小委員会　編：東洋医学概論．医道の日本社，2002
17. 李　中梓：診家正眼．商務印書館，1975
18. 宋　天彬：中医舌苔図譜．人民衛生出版社，1994
19. 広東中医学院　主編：中医診断学．自然社，1981
20. 朱　橚：普済方（方脈，運気，臓腑）．人民衛生出版社，1982
21. 南京中医薬大学　編著，石田秀実，白杉悦雄　監訳：現代語訳「黄帝内経・霊枢」．東洋学術出版社，2000
22. 南京中医学院　編著，石田秀実　監訳：現代語訳「黄帝内経・素問」、東洋学術出版社，1997
23. 松下嘉一：漢方診察法．たにぐち書店，1994
24. 李　時珍　編著，張　守康　校注：本草綱目．中国中医薬出版，1998
25. 三浦於菟：漢方上手．源草社，2000
26. 篠原孝市　監修：鍼灸医学典籍集成5　脉訣・診家枢要．オリエント出版，1985．
27. 陳家旭　主編：中医診断学　図表解．人民衛生出版，2004．
28. 天津医学院，後藤学園　共著：針灸学「基礎篇」．東洋学術出版，1992
29. 南京中医学院医経教研組：難経解説．東洋学術出版，1987
30. 王　財源：入門　目でみる臨床中医診断学．医歯薬出版，2009
31. 李　乃民　主編：中国舌診大全（終訂版）．学苑出版，1995
32. 曹　炳章　編：中国医学大成續集（十一乙）校勘影印本．孫思邈撰．備急千金要方．上海科学技術出版，2000
33. 呉　謙等　編：医宗金鑑．人民衛生出版，1982
34. 李　志庸　主編：張景岳医学全書．中国中医薬出版，1999
35. 小曽戸　洋　監修：脈経・鍼灸甲乙経．東洋医学善本叢書7．東洋医学研究会，1981
36. 曹　炳章　編：中国医学大成續集（十）校勘影印本．元敖氏傷寒金鏡録．上海科学技術出版，2000
37. 宮沢俊郎　編著：傷寒論類方精解．源草社，2003
38. 劉　渡舟，姜　元安，生島　忍：現代語訳・宋本傷寒論．東洋学術出版，2000

誰にでもできるピラミッド弁証法

　鍼灸で、施術方法の如何を問わず、各々の患者の体質を知ることは、鍼灸施術の効果をより一層引き出すための基軸でもあります。とりわけ健康を求める現代人の日常生活には、健康を歪める生活習慣が潜んでいることも少なくはありません。そこには個々の体質に応じた鍼灸施術のベースが必要となるでしょう。鍼灸治療では、患者と術者間において健康の提供を前提とした詳細な計画を作成する必要があり、施術者と患者との信頼関係は殊のほか重要な位置を占めます。しかし、そこには術者の哲学的思考も、患者への健康の価値観に大きく作用することも見逃すことができません。そこで今回は、中医弁証（ピラミッド弁証法）を中心にした「疾病」の体質的な分類を行い、気血、蔵府の観点より健康を作り上げる因子を阻む中医病証学的な考察を行います。

★ 身体にみえる羅針盤

　内外合一（形神合一）により紡ぎ出された人体内部の充実感にポイントがあります。

① 司外揣内……外部を調べて内部を推測します。

② 知常達変……常に変化を伴っていることを認識します。

③ 見微知著……初めは目立たないが、著しい変化を知ります。

【四診の総合的な手順】
① 四診を行います。【ピラミッド弁証法】（図1）を用いた情報の収集。
② 病因と病機を中医学（気血、蔵府、経絡）的視点より検討を行います。
③ 中医伝統医学における体質学的な考察を行います。
④ 決定された体質から患者に対して再度、全身の身体的な症状を確認します。
⑤ 防治原則より施術方法を公開し、施術効果の到達目標を設定します（季節や時期、通院回数）。

（『わかりやすい臨床中医実践弁証トレーニング』医歯薬出版・参照）

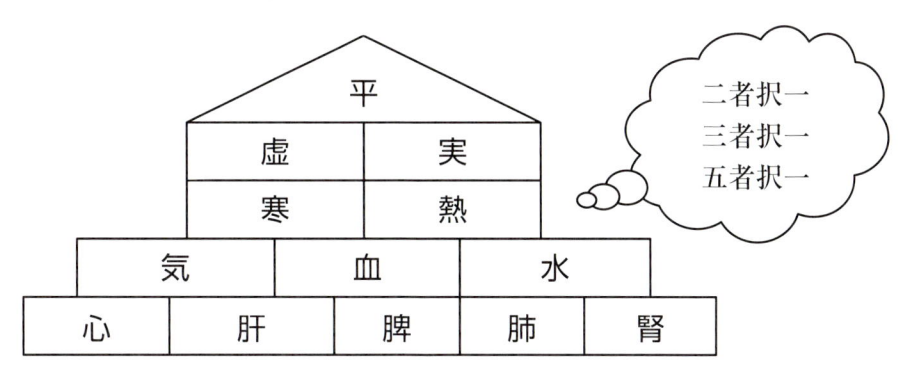

■ ピラミッド弁証法

　ピラミッド弁証法は初学者でも容易にできる弁証法で、主に虚証体質を理解するために用いる弁証を簡素化したものです。

　四診を進めながら、患者より得た症状の情報から、下記に示すブロックに該当しない項目を、上から順に選択しながら順次ブロックを崩す（消す）方法です。そして残ったブロックを積み重ねて弁証名を決定します。「ブロック崩し」という根拠に基づいた弁証法は、因果関係をより明確に治療指針を導く自然科学的な視点での診察方法です。

図1　ピラミッド弁証法

【使い方】
　① 上から四診より得た情報に関連するものだけを残します。
　② 各層、選択形式で行います。
　③ 選択肢は虚と実・寒と熱・気血水（津液、精）のいずれかを選びます。
　④ 症状と該当しないものを外します。
　⑤ 該当するブロックを残します。
　⑥ 余ったブロックで病証を確定します。
　　※下記に症例を示し解説します。

具体的な症例を上げると

　★（例）腎陽虚→腎虚寒証
　　　症例：主訴
　　　　　● 顔色が悪く、顎の下のたるみが気になる。
　　　随伴症状
　　　　　● 四肢の厥冷、無気力、冷えると症状が悪化
　　　舌脈所見
　　　　　● 脈沈　淡白舌
　　　腹証
　　　　　● 小腹不仁

点線を崩して実線のみを残します。

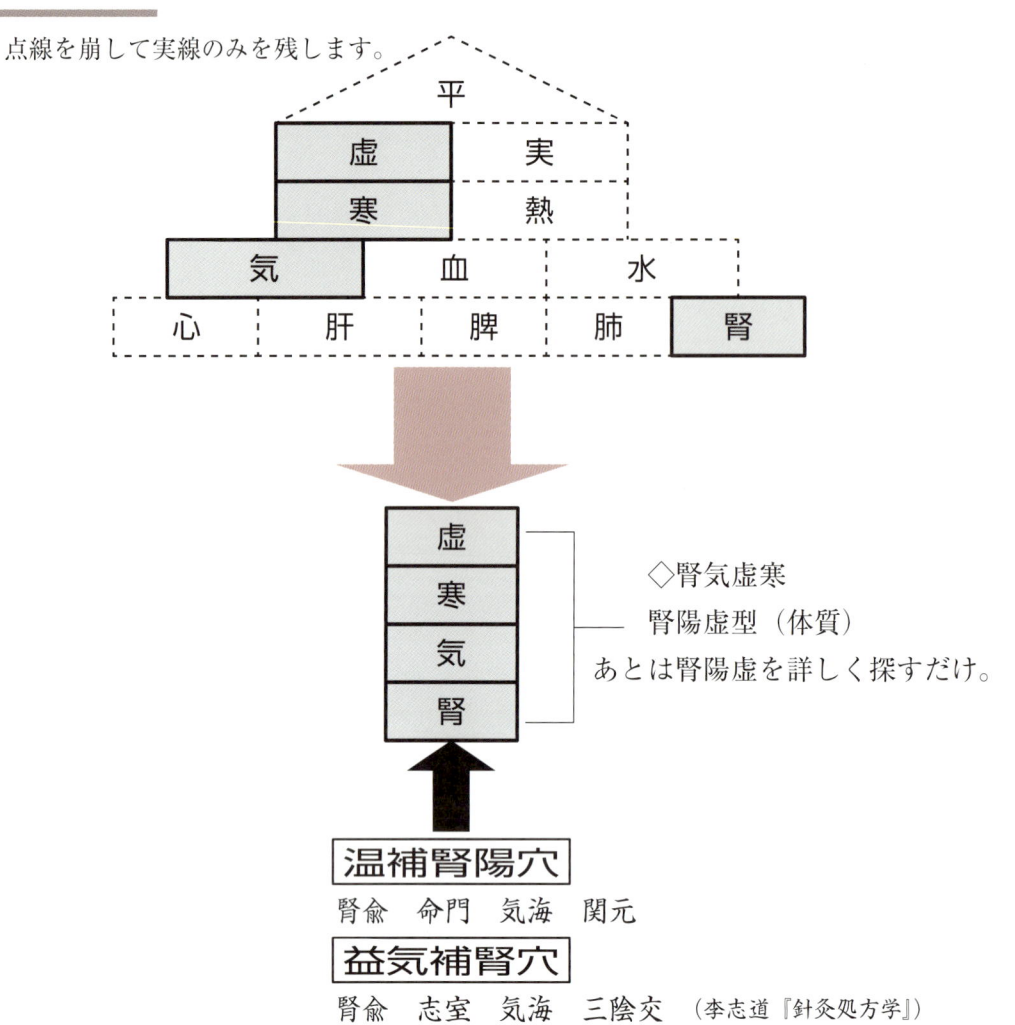

```
         平
      ┌─────┐
      │ 虚  │ 実
      ├─────┤
      │ 寒  │ 熱
  ┌───┴─────┤
  │   気    │ 血    水
  └─────────┘
  心   肝    脾   肺   腎
```

⬇

| 虚 |
| 寒 |
| 気 |
| 腎 |

◇腎気虚寒
腎陽虚型（体質）
あとは腎陽虚を詳しく探すだけ。

⬆

温補腎陽穴
腎兪　命門　気海　関元

益気補腎穴
腎兪　志室　気海　三陰交　（李志道『針灸処方学』）

（『入門 目でみる臨床中医診断学』医歯薬出版、2009年 159-162頁より参照引用）

■ 虚実→気血→蔵府弁証へとつなげる

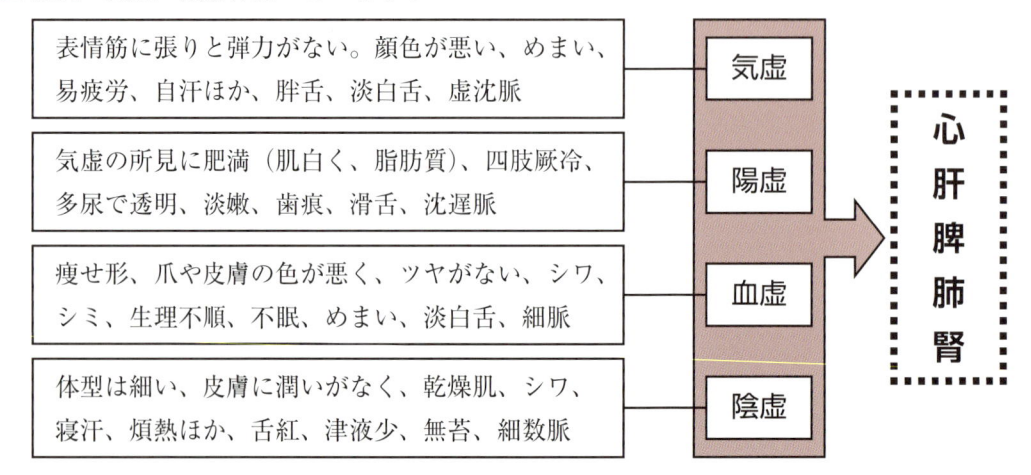

所見	証	
表情筋に張りと弾力がない。顔色が悪い、めまい、易疲労、自汗ほか、胖舌、淡白舌、虚沈脈	気虚	
気虚の所見に肥満（肌白く、脂肪質）、四肢厥冷、多尿で透明、淡嫩、歯痕、滑舌、沈遅脈	陽虚	心肝脾肺腎
痩せ形、爪や皮膚の色が悪く、ツヤがない、シワ、シミ、生理不順、不眠、めまい、淡白舌、細脈	血虚	
体型は細い、皮膚に潤いがなく、乾燥肌、シワ、寝汗、煩熱ほか、舌紅、津液少、無苔、細数脈	陰虚	

（『中医学に基づく 実践美容鍼灸』医歯薬出版、参照）

■ 弁証シートを使おう！

弁証シート（図2）は「ピラミッド弁証法」での適応に限界が生じるタイプの症例に使います。簡単な四診の情報をシート下欄の「四診情報を集める」に項目別に記載します。

虚証の治療原則は、崩したブロックを"元の形（体）に戻す"ことを目標に治療（処方）を行います。

弁証シートの使い方

★症状、病態とは結び付かないものを消去する。該当しない消去部に穴をあけて見やすくしてもよい。

① 虚実弁証：虚実のいずれかを残す。とくに問題がなければ「平」とします。
② 寒熱弁証：寒熱のいずれかを残します。
③ 気血津液弁証：気血津液精のいずれかを残します。
④ 蔵府弁証：五蔵、五行のいずれかを残します。
⑤ 病因弁証：病因のいずれかを残します。
⑥ 表裏弁証：表裏のいずれかを残します。

残した情報を集めて証を決定します。

※ただし、実証の弁証名（用語）は複雑化するので注意を要します。

例：虚証→肝陰虚証
　　実証→肝火上炎証、痰熱壅肺など
　　虚実挟雑→肝陽上亢証

図2　弁証シート

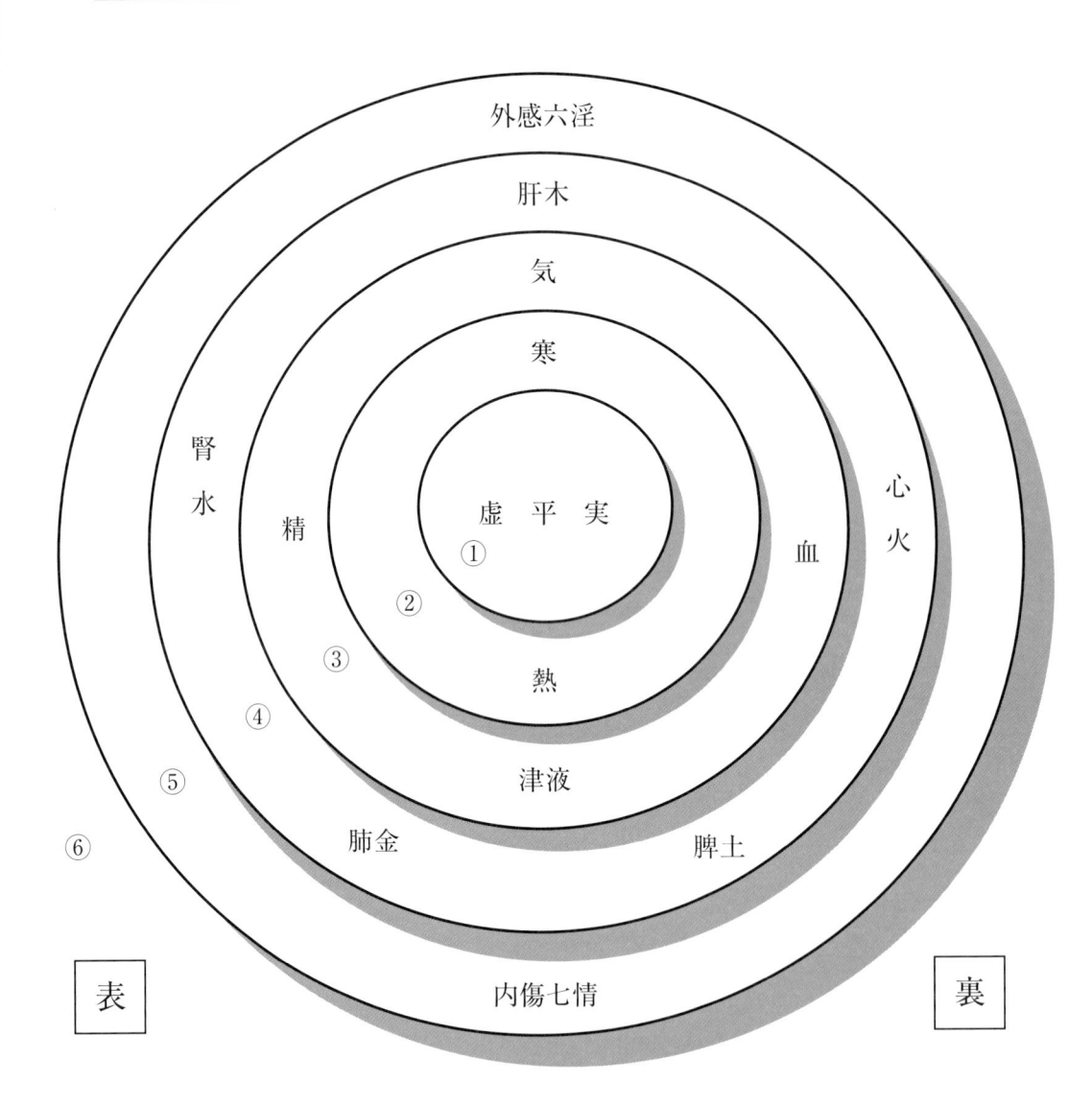

主　訴 _____　　　　　弁　証 _____

（同心円の図）

- 外感六淫
- 肝木
- 気
- 寒
- 虚　平　実 ①
- ②
- ③
- ④
- ⑤
- ⑥
- 腎水
- 精
- 熱
- 血
- 心火
- 津液
- 肺金
- 脾土
- 内傷七情

表　　　裏

① 虚実弁証
② 寒熱弁証
③ 気血弁証
④ 蔵府弁証
⑤ 病因弁証
⑥ 表裏弁証

制作　関西医療大学　王財源

資料──各疾患の鑑別法

不眠症の鑑別点

病位		腎	脾
所見	脈診	細く数（速）	細く、弱い
	舌診	舌質紅	舌苔淡薄
共通症状		健忘、頭暈、目眩、心悸	
鑑別点		①腰がだるい ②心煩して不眠 ③口が乾いて、津が少ない ④五心煩熱 ⑤耳鳴り ⑥夢精	①著しい疲労感 ②多夢で目が覚めやすい ③顔色につやがない ④食事がおいしくない ⑤消化・吸収が悪い ⑥精神疲労

水腫の鑑別点

病位		腎	脾
所見	脈診	沈細	沈緩
	舌診	舌質淡で胖、舌苔は白い	舌質淡、舌苔白滑か白膩
共通症状		水腫（下肢に著明）、押すと凹が生じる、精神疲労	
鑑別点		①下肢の寒冷 ②腰痛でだるい（酸） ③顔色は灰白色 ④尿が少ないか多尿 ⑤寒さにおびえる	①四肢の寒冷が著明 ②四肢のだるさ ③顔色は萎黄 ④小便は短少

排尿障害の鑑別点

病位		肺	脾	腎
所見	脈診	浮緊か浮数	沈遅で無力	尺脈が沈弱
	舌診	舌苔が薄く白い	舌質は淡胖潤、舌苔は白滑	舌淡胖で歯痕がある
共通症状		小便不利（小便の量が減少し、排出困難）		
鑑別点		①眼瞼や四肢、全身の浮腫 ②四肢がだるくて重い ③発熱 ④咳嗽 ⑤風に当たるのを嫌う ⑥咽喉腫痛	①下肢の浮腫 ②肉体的疲労 ③四肢の寒冷 ④精神的疲労 ⑤顔色が萎黄 ⑥頭重 ⑦腹部の脹満	①下肢の浮腫 ②腰膝が重くてだるい ③四肢の寒冷 ④喘咳 ⑤顔面蒼白 ⑥心悸
治療原則		宣肺行水	温運脾陽、化気行水	温腎助陽、化気行水
中医薬		越婢加朮湯	実脾散	真武湯

難産の鑑別点

病性		気血両虚	気滞血瘀
所見	脈診	虚大か細弱	弦大か緊
	舌診	舌質淡、舌苔白	舌質は紫暗、舌苔白
共通症状		出産時の障害	
鑑別点		①陣痛が微弱 ②出産時に下肢に力が入らない ③肉体的疲労 ④精神的疲労 ⑤心悸 ⑥短気（息切れ） ⑦顔面蒼白	①腰腹部の持続的な脹痛 ②下肢に力は入るが、胎児が出てこない ③疼痛が激しい ④精神の緊張感がある ⑤胸悶腹脹 ⑥煩躁不安 ⑦吐き気が強い
治療原則		補気養血、潤胎催産	行気化瘀、滑胎催産
中医薬		送子丹	催生立応散、陳氏七聖散

皮膚搔痒感の鑑別点

病性		血熱	血虚	風湿	風寒
所見	脈診	弦数か滑数	弦細	滑数	浮緩か浮緊
	舌診	舌質絳か舌尖紅 舌苔は薄くて黄色	舌質淡 舌苔はきれい	舌苔白膩か薄黄膩	舌質淡で舌苔白
共通症状		皮膚の痒み			
鑑別点		①夏に重く、冬に軽い ②青壮年に多い ③冷えると軽快 ④口が渇く ⑤心煩	①秋冬重く、春夏軽快 ②老年に多い ③皮膚の乾燥 ④皮膚の脱屑 ⑤顔のつやが悪い ⑥心悸 ⑦不眠	①夏秋季に多い ②青壮年に多い ③味の濃い物を多食すると悪化する ④爪で掻くと水疱、丘疹が出る ⑤または皮膚がじゅくじゅくしている	①冬季に多い ②寒により増悪する ③搔痒部が顔面・前胸部・頸部の周囲と両手などに起こる ④体が温まると汗が出る
治療原則		涼血清熱、消風止痒	養血潤燥、祛風止痒	散風除湿	駆風散寒
中医薬		止痒熄風湯	養血潤膚飲	全虫方、消風散	桂枝各半湯

便秘の鑑別点

病位		胃腸	肝脾	脾肺	脾腎	血虚
病性		実熱（熱秘）	気滞（気秘）	気虚（虚秘）	陽虚（冷秘）	陰虚（虚秘）
所見	脈診	沈実か滑実	沈か弦	虚弱	沈遅か微渋	細か細数で無力
	舌診	舌質乾燥黄厚 黄厚膩苔か焦黄苔で芒刺	舌苔白膩	舌質淡嫩 舌苔薄白	舌質淡白 舌苔白潤	舌質淡か紅 少津
共通症状		大便秘結（便秘）				
鑑別点		①日潮熱 ②腹中の脹満 ③拒按 ④顔が赤く、身熱 ⑤冷飲したがる ⑥口や舌に瘡ができる ⑦口臭 ⑧自汗 ⑨呼吸が粗い ⑩声が重く濁る	①便意はあるが出ない ②胸腹部の痞悶 ③精神の抑鬱 ④月経時に乳脹 ⑤嘔吐上逆 ⑥噫気（げっぷ） ⑦咳嗽 ⑧気喘	①便は乾燥または軟らかい ②力を入れても出ず、排便後には疲れる ③腹部の脹痛はない ④肛門の脱垂 ⑤倦怠感 ⑥独り言を言う ⑦声は低い ⑧顔色が白い ⑨口唇が白い ⑩爪の色が悪い	①排尿後、ポタポタ落ちる ②熱を好み、寒を畏れる ③四肢の寒冷 ④夜間多尿 ⑤顔が青黒い	①熱病の回復期や高齢者に多い ②形体消痩 ③咽乾少津 ④顔色につやがない ⑤爪甲淡白 ⑥口唇淡白 ⑦頭暈
治療原則		開通閉塞 攻堅泄実	順実通滞 降気通便	補益脾肺	補益脾腎 温通寒凝	養血潤腸 養陰生津
中医薬		大承気湯 小承気湯 麻子仁丸	六磨湯 当帰龍薈丸	補中益気湯に枳殻、白密を加える	潤腸湯	養血潤腸丸 左帰丸に首烏、麻子仁を加える

肥満症の鑑別点

病性		痰湿	気虚
所見	脈診	弦滑で有力	細弱
	舌診	舌体胖大で、舌苔厚膩	舌質淡で、舌苔白
共通症状		肥満、太った体形、体脂肪の沈着	
鑑別点		①実証 ②食欲が旺盛で、美食を好む ③全身が重くてだるい ④痰が多い ⑤胸痞悶 ⑥悪熱	①虚証 ②食欲はやや少ない ③精神疲労 ④少気（言葉に力がなく、呼吸が弱く短い） ⑤独り言を言う ⑥動くと自汗 ⑦寒がり ⑧顔面の浮腫 ⑨嗜眠
治療原則		袪痰化湿	補気健脾
中医薬		温胆湯、平胃散	香砂六君子湯

頸項部痛の鑑別点（外傷性以外）

病性		風湿	風熱
所見	脈診	浮	弦数
	舌診	舌苔白	白質紅、舌苔黄
共通症状		頸項部の疼痛と運動制限、悪寒、発熱	
鑑別点		①頸部・項部筋の強ばり ②外観は正常 ③頭痛、頭重 ④発汗しても熱が引かない	①頸部・項部筋の強ばりはない ②患部に塊りを触れることができる（リンパ節腫脹） ③咽頭部痛、悪寒、発熱 ④口渇
治療原則		祛風勝湿、疏通経路	清熱散風、化痰通絡
中医薬		羌活勝湿湯	牛蒡解肌湯

四肢疼痛（痺証）の鑑別点──1

病性		風邪	寒邪	湿邪	熱邪
所見	脈診	浮	弦緊	濡緩	数
	舌診	舌苔は薄白か膩	舌苔白	舌苔白膩	舌苔黄燥
共通症状		上下肢の筋脈・肌肉・関節の疼痛			
鑑別点		①腕・肘・膝・足関節に多く生じる ②疼痛部位が移動する ③関節の運動障害	①関節の寒冷痛 ②疼痛は固定性 ③寒に当たると増悪し温めると軽快する ④局所の皮膚が紅くならない ⑤四肢の冷え	①だるい痛み ②しびれている感じ ③慢性化するとつっぱる ④関節の変形	①四肢の関節疼痛 ②局所の腫脹 ③発熱 ④口渇 ⑤煩躁
治療原則		祛風	散寒	利湿	清熱
中医薬		防風湯の調節	烏頭湯、疏風活血湯などの調節	薏苡仁湯 除湿蠲痺湯	白虎加桂枝湯 犀角湯を加減

四肢疼痛（痺証）の鑑別点──2

病性		湿熱	気血不足	肝腎
所見	脈診	滑か濡数	細弱	尺脈弦細沈弱
	舌診	舌質紅、舌苔黄膩	舌質淡、舌苔薄	舌質鮮紅、舌苔少
共通症状		上下肢の筋脈・肌肉・関節の疼痛		
鑑別点		①関節が紅く腫れる ②四肢が重い ③皮膚に紅い結節を伴うことがある ④尿が赤く濁る	①だるい痛み ②動くと症状が悪化する ③筋肉が痩せる ④眩暈 ⑤爪につやがない ⑥顔面蒼白 ⑦口唇が白い ⑧疲労倦怠感 ⑨少気（呼吸が弱く短い） ⑩声に力がない ⑪独り言を言う ⑫自汗	①だるくて痛む ②筋骨の拘急（痙攣して屈伸困難）あるいは弛緩 ③腰膝に力が入らない ④眩暈 ⑤爪が枯れる ⑥耳鳴り ⑦歯や髪の毛が抜ける ⑧インポテンツ
治療原則		清熱燥湿	活血化瘀	補肝益腎
中医薬		二妙散 当帰拈痛湯の調節	大活絡丹 小活絡丹	独活寄生湯の調節

心下悸の鑑別点

病性		水気凌心	心陽虚	陰虚火旺	痰火擾心
所見	脈診	弱滑	結代	細数	滑数
	舌診	舌体胖大、舌苔滑白潤	舌質淡紅	舌質紅、舌苔少	舌質紅、舌苔黄膩
共通症状		心窩から胃部の跳動			
鑑別点		①寒を嫌がる ②四肢の寒冷 ③多く飲む ④嘔吐 ⑤小便不利 ⑥頭暈	①心胸部のつかえ ②寒を嫌がる ③四肢の冷え ④下肢の浮腫 ⑤顔面が白く光る	①発作は不定期 ②五心煩熱 ③両頬紅潮 ④口・のどの渇き	①よく驚く ②口が苦い ③不眠 ④多夢 ⑤嘔吐 ⑥痰涎
治療原則		蠲飲通陽	温通心陽	滋陰降火	清熱豁痰
中医薬		茯苓甘草湯 半夏麻黄丸 真武湯など	桂枝甘草湯、桂枝人参湯 茯苓桂枝白朮甘草湯（苓桂朮甘湯）	知柏地黄丸	導痰湯

咽喉痛の鑑別点

病性		風寒	風熱	湿熱	鬱火	陰虚
所見	脈診	浮緊	浮数	数	洪大数	細数
	舌診	舌苔薄白	舌質紅、舌苔薄黄	舌苔黄膩	舌質紅 舌苔少か薄黄	舌質紅、舌苔少
共通症状		咽喉の疼痛					
鑑別点		①刺痛か微痛 ②粘膜は暗紅 ③粘膜が腫れる ④発熱・無汗 ⑤頭痛 ⑥鼻閉 ⑦くしゃみ ⑧鼻汁 ⑨咳嗽、まれに痰	①刺痛 ②嚥下時に痛む ③粘膜が紅い ④腫脹 ⑤常に発熱あり ⑥悪風 ⑦発汗 ⑧頭痛	①刺痛 ②粘膜が腫れる ③小疱があり、潰れると潰瘍を形成する ④発熱 ⑤咳嗽	①刺痛 ②発病が早い ③飲み込めない ④粘膜が紅い ⑤呼吸が急促	①咽喉が渇いて痛む ②午後に激痛 ③粘膜は暗紅 ④よく飲みたがる ⑤のどの中に痰があるが、喀出できない ⑥午後の潮熱 ⑦盗汗 ⑧尿が黄色い ⑨便の乾燥 ⑩手掌と足底に熱
治療原則		疏風散寒	疏風清熱	清熱解毒利湿	滋陰降火	補陰
中医薬		六味湯	銀翹散	甘露飲加大青葉	丹梔宣痺湯（宣痺湯に牡丹皮、山梔子を加える）	①養陰清肺湯（膏） ②知柏地黄丸（肺腎）

【索引…経絡・経穴関連】

あ
足臨泣 *140*

い
彧中 *129*
維道 *127*
陰維脈 *118*
陰蹻脈 *118*
陰交 *134*

う
雲門 *134*

え
淵腋 *132*

お
横骨 *132*
温溜 *141*

か
外陵 *131*
華蓋 *129*
関元 *124*

き
気海 *138*
気穴 *128*
期門 *139*
鳩尾 *137*
玉堂 *133*
曲骨 *130*
帰来 *127*

け
京門 *132*
郄穴 *118*
厥陰兪 *135*
缺盆 *127*
建里 *133*

こ
膏肓 *125*
合谷 *126*
孔最 *126*
肓兪 *132*
巨闕 *138*
庫房 *127*
五臓穴 *116*

さ
三陰交 *141*

し
紫宮 *129*
日月 *130*
四満 *132*
尺沢 *126*
十五絡穴 *116*
十二原穴 *116*
十六郄穴 *116*
上脘 *138*
章門 *139*
次髎 *139*
神闕 *138*
神蔵 *131*
新大郄穴 *122*
神堂 *140*
神封 *131*
心兪 *125*
腎兪 *125*

す
水分 *134*

せ
石関 *130*
石門 *133*
璇璣 *129*

た
太乙 *126*
大横 *127*
大赫 *128*
大巨 *131*
帯脈 *127*
膻中 *137*

ち
中脘 *136*
中極 *133*
中注 *132*
中庭 *137*
中府 *134*

て
天応穴 *116*
天枢 *135*
天突 *129*

に
乳根 *128*

は
肺兪 *140*
腹通谷 *130*

ひ
脾兪 *139*

ふ
不容 *128*

ほ
募穴 *117*
歩廊 *130*

ゆ
幽門 *130*
兪穴 *116*
兪府 *129*

よ
陽維脈 *118*
陽蹻脈 *118*
膺窓 *128*
陽陵泉 *141*

り
梁門 *128*

209

索引…その他

あ
噯気	99, 106
噯腐	52
圧	144
按	144, 155
暗紫舌	65

い
胃陰虚証	46
胃火（熱）熾盛証	46
『医学綱目』	114
『医学実在易』	101
畏寒	44, 47
胃寒証	46
胃気不足証	46
胃気脈	151
痿証	30, 105
溢飲	42
痿軟	68
異病同治	6, 14
陰寒内盛	20
陰虚便秘	110
飲証	42
陰水	42
隠痛	104
飲停胸脇証	42
飲停胸肺証	42
陰陽弁証	39
飲留胃腸証	42

う
羽	96
『雲笈七籖』	123
瘟毒	86

え
栄	66
衛気	19
炎上性	23
厭食	108

お
黄滑苔	78
嘔逆	56
黄燥苔	79
黄濁苔	79
黄粘膩苔	79

か
横裂紋	xi
屋漏脈	155
瘀血内阻	40
瘀積脇下	40
瘀阻気機	40

か
歌	96
香	96
外因	18
解体	142
外感	3
外感熱病	68
外感病証	62
解索脈	155
角	96
革	179
角弓反張	23, 30, 57
滑	163
葛洪	123
滑精	48
滑泄	111
滑苔	72
花剝苔	74
蝦遊脈	155
緩	177
肝胃不和証	50
寒因寒用	7
肝陰虚証	45
肝鬱気滞証	45
肝鬱血阻	40
肝鬱脾虚証	50
肝火上炎証	45
肝火犯肺証	50
肝気挟痰	71
肝気犯胃	181
肝気犯胃証	50, 99
肝気犯脾	181
寒凝血瘀	113
寒凝血瘀型	114
寒凝胞宮	114
肝血虚証	45
眼識	12
カンジダ	73
巻縮舌	69
肝腎陰虚証	50
肝臓気滞証	50
緩則治本	13

寒滞肝脈証	45
寒痰	42
肝胆湿熱証	45
寒熱弁証	39
寒痞	145
寒痹	100
肝脾不調証	50
肝脾不和証	50
肝風阻絡	70
肝風内動証	19, 45
肝陽上亢証	45

き
気陰両虚証	xi
気陥証	41
気逆証	41
気虚血瘀証	41
気虚証	41
気虚便秘	110
気血津液弁証	40
気血同病弁証	41
気血両虚	16, 70
気血両虚型	114
気血両虚証	41
気随血脱証	41
気滞	15
気滞血瘀型	114
気滞血瘀証	41
気滞証	41
凝滞性	19
気脱証	41
気病弁証	41
気不統血証	41
気閉症	41
逆気上衝	31
瘧疾	56, 103
逆治	6
宮	96
久瀉	111
急則治標	13
挙	155
虚	167
脇下痞鞕	147
胸脇苦満	147
狂言	97
狹湿	22
狂躁	23
胸痞	145

210

胸痺	106
鏡面舌	68
虚実弁証	39
魚翔脈	155
虚痞	145
祛風	19
虚陽外越	180
緊	175
『金鏡録』	62

く

空痛	104

け

『景岳全書』	6, 101
軽揚	32
経絡弁証	51
結	191
血瘀証	41
血寒証	41
血虚	16
血虚証	41
血虚生風	71
月経後期	113
月経先期	113
月経不定期	113
血熱証	41
血病弁証	41
弦	178
言	96
懸飲	42, 107
原穴	15
見底	72
見微知著	198

こ

呼	96
枯	66
洪	172
哮	98
吼	164
光滑	68
光滑舌	68
硬強	68
口噤不開	30
紅絳乾燥舌	64
紅絳光瑩舌	64
紅絳湿潤舌	63
『敖氏傷寒金鏡録』	62
絳紫舌	65
垢膩苔	73
紅色	63
絳色	63
青舌黄苔	90
厚苔	72
絞痛	104
『黄帝内経』	2
後天の精	4

光剝苔	74
行痺	100
五官	12
哭	96
黒灰滑膩苔	80
五志化火	24
五識	12
五心煩熱	102
五蔵六府	3
骨蒸発熱	102
五軟	48
五味	5

さ

細	186
臍下悸	148
『彩図辨舌指南』	62
数	161
『察舌辨証新法』	62
散	184
酸痛	104
三部九候	153
三部診法	152

し

支飲	42
司外揣内	198
色心不二	24
直中	34
衄血	45
歯痕	67
耳識	12
紫色	65
四診合参	9
滋水涵木	19
四性	5
紫舌黄燥苔	89
紫舌焦苔	89
紫舌白膩苔	88
紫舌薄白苔	88
膩苔	73
七死脈	155
七情	3
七表八裏九道の脈	195
疾	195
実	169
刺痛	104
失音	97
湿邪	21
湿邪困脾証	42
湿痰	42
実熱便秘	111
湿痺	100
実痞	145
実用鍼灸指要	123
嗜眠	107
弱	183
雀啄脈	155

灼痛	104
尺膚	142
尺膚診法示意図	143
尺膚診病法	142
捨証従脈	9
捨脈従証	9
瀉利不禁	30
濡	182
渋	166
収引性	19
『重廣補注黄帝内経素問』	2
重濁性	21
従治	6
重痛	104
十問歌	101
縦裂紋	xi
主客	13
商	96
焦	96
傷寒	20
『傷寒観舌心法』	62
『傷寒舌鑑』	62
『傷寒舌心法』	62
少気	98
乗虚而入	19
小結胸	147
消穀善飢	46
上古天真論	61
傷暑	22
消長	71, 74
小腸実熱証	44
少腹急結	149
少腹拘急（弦急）	149
少腹鞭満	149
少腹満	149
小便淋癧	167
触	144
食積	99
濇滞	142
食滞胃脘証	46
暑湿証	22
所生病証	116
暑熱病	86
呻	96
尋	155
心陰虚証	44
腎陰虚証	48
津液不足証	42
津液弁証	42
真化	75
真仮	75
心下悸	148
心下急腹	148
心下支結	148
心火上炎	36
心火上炎証	44
『診家枢要』	155
心下軟（濡）	148

索引

心下痞	147
心下痞鞕	147
心下痞満	147
真寒仮熱	80
心肝血虚証	49
心悸	148
心気虚証	44
腎気虚証	48
腎気不固証	48
『鍼灸甲乙経』	116
『鍼灸聚英発揮』	15
『鍼灸大全』	114
心血虚証	44
身識	12
心腎不交証	36, 49, 107
心腎陽虚証	49, 174
腎精不足証	48
真苔	75
人中診察法	90
申斗垣	62
真熱仮寒	30, 80, 81
『神応経』	113
心肺気虚証	49
心脾気血両虚証	49
腎不納気証	48
心脈瘀阻	44
心陽虚証	44
腎陽虚証	48
心陽暴脱証	44

す

水液停聚証	42
水滑苔	72
水穀の精微	4
寸口	152
寸口診法	151

せ

腥	96
西医治標	13
青紫舌	65
青紫舌黄滑苔	88
青舌黒苔	90
青舌白厚苔	89
整体観念	3
正治	6
掣痛	104
赤淫	114
薛已	62
雪花苔	77
『舌鑑弁正』	62
『薛氏醫案』	62
舌識	12
泄瀉	111
舌縦	70
切診	2
舌戦	69
舌顫	69
舌麻痺	71
是動病証	116
喘	98
戦汗	104
疝気	57
『千金要方』	123
『千金翼方』	123
譫語	23, 96, 97
善行而数変	31, 32
全苔	74
顫動	69

そ

躁	96
燥咳	99
総刺	15
燥邪犯肺証	47, 73
燥苔	73
燥痰	42
壮熱	102
痩薄	67
蔵府相関図	43
蔵府弁証	43
曹炳章	62
促	190
塞因塞用	7
熄風	19
阻滞不通	20
疏風	19
祖脈	153
『素問』陰陽応象大論	6
『素問』挙痛論	25, 26
『素問玄機原病式』	28
『素問』三部九候論	151
『素問』至真要大論	7
『素問』生気通天論	25
『素問病機気宜保命集』	6
『素問』脈要精微論	142
孫思邈	123

た

代	193
大	196
大汗	104
大結胸	147
癲疝	181
太息	98
大腸虚寒証	47
大腸湿熱証	47
濁膩苔	73
短	171
痰飲	42
痰飲伏肺	106
淡黄苔	78
痰火擾心	23, 36, 70
痰火擾心証	44
但寒不熱	102
『丹渓心法』	9
淡紅舌	83
淡紫舌灰苔	89
痰湿阻肺証	47
短縮	69
短縮舌	69
痰証	42
弾石脈	155
痰濁阻絡	69
但熱不寒	102
痰熱壅肺証	47
淡白光瑩舌	65
淡白色	64
淡白舌	81
痰迷心竅証	19, 44

ち

遅	160
徴	96
知常達変	198
治病求本	6
着痺	22, 100
中医求本	13
中寒	20
長	169
癥瘕	45, 181
長期微熱	103
張君房	123
脹痛	104
張登	62
腸道湿熱証	47
潮熱	102
沈	158

つ

通因通用	7
痛痺	100

て

鄭声	97
『点点金』	62

と

動	189
盗汗	47
頭汗	104
陶弘景	123
溏泄	111
同病異治	6, 14
独語	97
杜清碧	62
吐弄舌	70
嫩	66
呑酸	52
嫩舌	64

な

内因	18
内火	36

212

内寒	18, 35
内湿	18, 35
内傷	3
内傷雑病	68
内傷病証	62
内生五邪	34
内燥	36
内熱	18, 36
内風	18, 34
濡	182
『難経』	60

に

日晡潮熱	102

ね

熱因熱用	7
熱結腸道	111
熱邪内結	67
熱邪壅肺	47
熱盛傷津	67
熱痰	42
熱痞	145
粘膩苔	73
粘滞性	21

の

納呆	108

は

肺陰虚証	47
梅核気	15
肺気虚証	47
肺腎陰虚証	49
苺苔	78
肺熱熾盛証	47
肺熱葉焦	30
霉腐苔	73
漠	144
薄灰黒苔	79
薄厥	25
白喉	99
白厚膩滑苔	76
白厚膩燥苔	77
白厚膩苔	76
白潤厚苔	76
白積粉苔	77
白糙に裂苔	77
薄苔	72
白苔黒刺	80
白苔黒点	80
白濁	114
白粘膩苔	77
薄白滑苔	75
薄白燥苔	76
薄白苔	75
白崩	114
白瀝	114

八綱弁証	18, 38
胖大	66
半截白苔	78
反治	6

ひ

微	173
脾胃湿熱証	46
脾陰虚証	46
脾気虚証	46
鼻識	12
痹証	18
脾腎陽虚証	50, 111
ヒステリー球	15
鼻煽気灼	47
泌別清濁	33
脾肺気虚証	49
標	13
病機十九条	28
脾陽虚証	46
標本	13
表裏弁証	39
ピラミッド弁証法	199
『瀕湖脉学』	195

ふ

浮	156
腐	96
風寒犯肺証	47
風邪中絡	70
風水相搏証	42
風痰	42
風熱犯肺証	47
風痞	100
伏	187
腹満	149
不見底	72
腐苔	73
不通則痛	104
不内外因	18
釜沸脈	155
聞診	2

へ

偏右苔	74
辺黄黒膩苔	80
偏外苔	74
偏左苔	74
遍診法	151
偏舌	70
偏苔	74
偏中苔	74
偏内苔	74
偏白苔	78

ほ

膀胱湿熱証	48
芒刺	67

暴瀉	111
望診	2
『抱朴子』	123
亡陽	104
本	13
『本草経集注』	123

み

『脈経』	155
脈差診	151
脈状診	151
『脈論口訣』	155

む

無根	75

も

木火刑金証	50
問診	2

ゆ

有根	75

よ

陽虚便秘	110
陽水	42
陽盛格陰	30
余瘟	48

ら

『礼記』月令篇	189
羅兆琚	123

り

裏急後重	33, 47
六淫	18
劉完素	28
劉恒瑞	62
梁玉瑜	62
『臨床指南医案』	24

る

類乾苔	84
類燥苔	84
類剥苔	74

れ

『霊枢』	3
『霊枢』本神論	25, 26
冷痛	104
癧節風	100
裂紋	67
蓮花掌心法	154

ろ

牢	181
老	66
弄舌	70

老痰結滞	193
肋下硬満	147
『呂氏春秋』	4
六気	18

わ

歪斜	70
歪斜舌	70
歪舌	70

【著者略歴】
王　財源
1979年　大阪医科大学麻酔学教室　初代教授　故・兵頭正義氏に師事
1981年　明治鍼灸柔道整復専門学校卒業（現 明治東洋医学院）
2003年　関西鍼灸大学　講師
2007年　関西医療大学講師，佛教大学大学院修士課程修了（中国文学）
2009年　関西医療大学　大学院・保健医療学部　准教授
2014年　大阪府立大学大学院博士課程修了　博士（人間科学）
2015年　関西医療大学　大学院・保健医療学部　教授

〔所属学会〕
1980年　全日本鍼灸学会
1985年　日本東洋医学会
1992年　日本良導絡自律神経学会
2011年　日本中医学会

〔主な著書〕
「わかりやすい臨床中医臓腑学」医歯薬出版
「わかりやすい臨床中医実践弁証トレーニング」医歯薬出版
「目でみる入門臨床中医診断学」医歯薬出版
「中医学に基づく実践美容鍼灸」医歯薬出版
〔分担執筆〕
「疾患別治療大百科・シリーズ5．耳鼻咽喉疾患」，「シリーズ6．アレルギー性疾患」
　医道の日本社
「国際統合医療元年」日本医療企画
「痛みのマネジメント」医歯薬出版
「美容と鍼灸」，「DVD 美容鍼灸の実践」医道の日本社
「健康美容鍼灸」BAB JAPAN
「図解・鍼灸療法技術ガイド」文光堂
「特殊鍼灸テキスト」医歯薬出版
〔分担邦訳〕
「中国刺絡療法」東洋学術出版社　ほか

わかりやすい
臨床中医診断学—第2版—　　ISBN 978-4-263-24069-4

2003年 7月20日　第1版第1刷発行
2010年10月20日　第1版第4刷発行
2016年 6月10日　第2版第1刷発行

著　者　王　　　財　源
発行者　大　畑　秀　穂
発行所　医歯薬出版株式会社

〒113-8612　東京都文京区本駒込1-7-10
TEL. (03)5395-7641(編集)・7616(販売)
FAX. (03)5395-7624(編集)・8563(販売)
http://www.ishiyaku.co.jp/
郵便振替番号　00190-5-13816

乱丁，落丁の際はお取り替えいたします　　印刷・第一印刷所／製本・榎本製本
© Ishiyaku Publishers, Inc., 2003, 2016. Printed in Japan

本書の複製権・翻訳権・翻案権・上映権・譲渡権・貸与権・公衆送信権（送信可能化権を含む）・口述権は，医歯薬出版(株)が保有します．
本書を無断で複製する行為（コピー，スキャン，デジタルデータ化など）は，「私的使用のための複製」などの著作権法上の限られた例外を除き禁じられています．また私的使用に該当する場合であっても，請負業者等の第三者に依頼し上記の行為を行うことは違法となります．

|JCOPY|＜(社)出版者著作権管理機構　委託出版物＞

本書をコピーやスキャン等により複製される場合は，そのつど事前に(社)出版者著作権管理機構（電話 03-3513-6969，FAX 03-3513-6979，e-mail：info@jcopy.or.jp）の許諾を得てください．

◆王 財源著　好評図書のご案内◆

わかりやすい 臨床中医診断学 第2版　最新刊
●B5判　242頁　定価(本体6,400円+税)　ISBN978-4-263-24069-4

●今改訂では新たに「弁証学」(第四章)を加え，巻末に「ピラミッド弁証法」と専用の弁証シートを追加するなど，初心者でも実際の診断ができるようバージョンアップ．

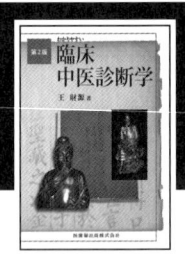

入門 目でみる 臨床中医診断学
●A4判　184頁　定価(本体3,500円+税)　ISBN978-4-263-24241-4

●中医学の初歩を学ぶために必要な知識を，懇切な図表を収載して解説した入門書．

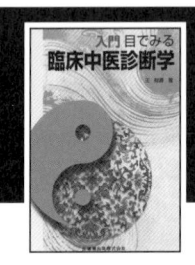

わかりやすい 臨床中医臓腑学 第3版
●B5判　288頁　定価(本体4,200円+税)　ISBN978-4-263-24288-9

●今改訂では初学者の習熟度をさらに深めるため，多くのイラストやチャート図を大幅増．中医学・東洋医学的な感性が高められる解説書と好評の本書がさらにバージョンアップ．

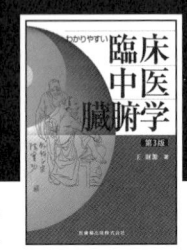

わかりやすい 臨床中医実践弁証トレーニング
●B5判　344頁　定価(本体4,800円+税)　ISBN978-4-263-24193-6

●弁証ができるための基礎知識を習得し，弁証の必要性と考え方について，初学者にも理解しやすいようやさしく解説．

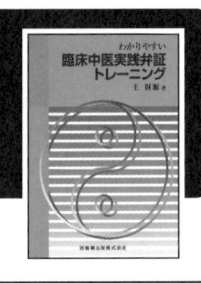

中医学に基づく 実践 美容鍼灸
●A4判　144頁　定価(本体3,600円+税)　ISBN978-4-263-24260-5

●「こころと肉体と美容との結びつき」，「健康に裏打ちされた美容」，「美容を乱す因子を探る」などを根幹とし，具体的な対策と実践方法を解説．

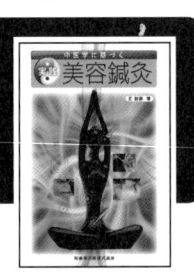

医歯薬出版株式会社　〒113-8612 東京都文京区本駒込1-7-10　TEL03-5395-7610　FAX03-5395-7611　http://www.ishiyaku.co.jp/